Hospitäler in Mittelalter und Früher Neuzeit
Hôpitaux au Moyen âge et aux Temps modernes

deutsches
historisches
institut
historique
allemand

paris

Pariser Historische Studien

herausgegeben vom
Deutschen Historischen Institut Paris

Band 75

R. Oldenbourg Verlag München 2007

Hospitäler in Mittelalter und Früher Neuzeit

Frankreich, Deutschland und Italien.
Eine vergleichende Geschichte

Hôpitaux au Moyen âge et au Temps modernes

France, Allemagne et Italie.
Une histoire comparée

herausgegeben von
Gisela Drossbach

R. Oldenbourg Verlag München 2007

Pariser Historische Studien

Herausgeber: Prof. Dr. Werner PARAVICINI

Redaktion: Veronika VOLLMER

Institutslogo: Heinrich PARAVICINI, unter Verwendung eines Motivs am Hôtel Duret-de-Chevry

Anschrift: Deutsches Historisches Institut (Institut historique allemand)

Hôtel Duret-de-Chevry, 8, rue du Parc-Royal, F-75003 Paris

Bibliografische Information der Deutschen Nationalbibliothek

Die Deutsche Nationalbibliothek verzeichnet diese Publikation in der Deutschen Nationalbibliografie; detaillierte bibliografische Daten sind im Internet über <http://dnb.d-nb.de> abrufbar.

Umschlaggestaltung: Dieter Vollendorf, München
Gedruckt auf säurefreiem, alterungsbeständigem Papier (chlorfrei gebleicht).
Gesamtherstellung. Druckhaus »Thomas Müntzer«, Bad Langensalza

ISBN 978-3-486-58026-6
ISSN 0479-5997

INHALT

PREFACE

Quand le voyageur se promène dans les villes et bourgs de France, il constate que tous possèdent l'église, la mairie (souvent de date récente), la fontaine, le lavoir – et l'hôtel-Dieu. Le plus souvent, c'est le bâtiment le plus vaste, remontant au XIIIe siècle, parfois encore habité, souvent tellement modernisé qu'il n'en reste que le porche d'entrée, ou bien complètement délaissé et muséalisé. Les membres de l'Institut historique allemand sont allés visiter l'hôtel-Dieu de Château-Thierry en Champagne où autrefois une communauté d'Augustines dispensait les soins et où, aujourd'hui, un groupe d'amateurs enthousiastes fait restaurer les splendeurs anciennes. L'hôtel-Dieu de Château-Thierry possède toujours les objets offerts et les fondations d'un commandant des Gardes suisses, Pietro Stoppa, de la Valtelline, époux d'une bâtarde des Gondi, à l'époque de Louis XIV. Il a effectivement réussi, par cette libéralité, à perpétuer sa mémoire.

Or ce constat, omniprésence, bonne conservation, continuité, on le rencontre partout, et pas seulement en France. Les hôpitaux ont été les seules institutions de l'Ancien Régime auxquelles la Révolution n'a pas touché. Les archives de l'Assistance publique-Hôpitaux de Paris ont gardé leurs papiers qui n'ont donc pas été versés aux archives départementales ou nationales. La raison en est évidente: les hôpitaux avaient une indéniable utilité à travers tous les régimes.

Reste à définir ce que c'est qu'un hôpital pendant l'Ancien Régime. Une auberge pour les pauvres? Un gîte pour voyageurs et pèlerins? Une maison de retraite pour les vieux? Une clinique médicale pour les malades? Le plus souvent les quatre à la fois et autre chose encore. Mais le mélange connaissait des degrés divers, selon les villes, selon les pays, selon l'époque. La dénomination des archives parisiennes en donne un avant-goût: pauvreté et maladie se trouvent institutionnellement accouplées. Il y a un type architectural d'hôpitaux d'Ancien Régime, dont Tonnerre fournit un bel exemple. Il est très différent à Rome, Sienne, Florence, Milan. Encore différent en Allemagne du Nord. Était-ce une institution ecclésiastique ou laïque? Ecclésiastique au début, municipale, princière par la suite? Quelle différence avec certains monastères, des institutions d'enfants trouvés et les orphelinats? Et le magnifique Hôtel des Invalides, ici à Paris, qu'est-ce que c'est?

Comment se justifiait l'institution de l'hôpital? Par le malade, figure du Christ? Par saint Julien le Pauvre, le saint de l'hospitalité? Par la renommée sociale (ou bien: le capital symbolique) de la bienfaisance, évidente par les portraits de groupe des régents, si nombreux aux Pays-Bas? Et quelle relation entre le médecin et le prêtre, toujours concurrents?

Le présent volume traite de tout cela. Gisela Drossbach a pris l'initiative de cet atelier que l'Institut historique allemand de Paris est heureux de soutenir, car il tient à promouvoir les initiatives des jeunes autant que des confirmés. Elle a réussi à intéresser de jeunes chercheurs français qui travaillent, eux aussi, sur ce vaste sujet authentiquement européen. Des collègues anglais et suisses nous ont rejoints, des membres de notre vénérée sœur aînée, l'Institut historique allemand de Rome, fort actifs dans ce domaine, sont venus nous épauler.

La fondation Gerda Henkel à Düsseldorf a soutenu ce projet, comme elle soutient beaucoup de recherches individuelles en sciences humaines et pas seulement des programmes concertés. J'adresse mes remerciements également à Agnès Masson, conservateur en chef des archives de l'Assistance publique-Hôpitaux de Paris, qui a organisé une petite exposition dans les locaux tout proches de notre Hôtel Duret de Chevry. Je remercie Peter Kurmann de Fribourg en Suisse d'avoir accepté la présidence de cette journée, avec Rolf Große, de notre maison. Je dois reconnaissance à Axel Hinrich Murken, directeur de l'Institut für Geschichte der Medizin und des Krankenhauswesens de l'université d'Aix-la-Chapelle et président de la Deutsche Gesellschaft für Krankenhausgeschichte qui, par sa présence, a encouragé nos efforts.

Que cet atelier permette donc d'établir des contacts entre les chercheurs; qu'il fasse avancer conceptions et connaissances, et que, enfin, il ne cesse de traiter des questions qui contribuent à une meilleure connaissance de l'homme et de ses institutions. Ce faisant, il ne peut manquer d'être utile.

Paris, le 28 juin 2006

Werner Paravicini

GISELA DROSSBACH,
FRANÇOIS-OLIVIER TOUATI, THOMAS FRANK

EINFÜHRUNG

Zur Perspektivität und Komplexität des mittelalterlichen Hospitals
Forschungsstand, Arbeitstechniken, Zielsetzungen

Deutsche Forschung

Nach einer mehr idealisierenden Beschreibung des mittelalterlichen Hospitals als »kirchliche Wohltätigkeitspflege« in den Jahren von ca. 1865 bis ca. 1925 durch Georg Ratzinger[1], Gerhard Uhlhorn[2], Franz Schaub[3], Wilhelm Liese[4], Franz Meffert[5] u.a. leistet die Rechtsgeschichte in den 1920er und 1930er Jahren die ersten wissenschaftlich fundierten Untersuchungen zu unserem Thema. Dabei behandelt Walther Schönfeld im Rahmen einer Stiftungsgeschichte die Hospitäler im frühen Mittelalter als eigene Rechtspersönlichkeit[6]. Wie Schönfeld ist auch Siegfried Reicke Schüler des Berliner Kirchenrechtshistorikers Ulrich Stutz. In seiner zweibändigen Verfassungsgeschichte zum deutschen Spital stellt Reicke im ersten Band eine Geschichte des deutschen mittelalterlichen Spitals auf der Quellenbasis gedruckter Urkunden dar, um davon im zweiten Band den »systematischen Aufbau des deutschen Spitalrechts« darzulegen[7]. Er klassifiziert die Hospitäler nach deren Gründern und den weiteren

[1] Georg RATZINGER, Geschichte der kirchlichen Armenpflege, Freiburg i. Br. 1868, 2. überarb. Aufl. Freiburg i. Br. 1884.
[2] Gerhard UHLHORN, Die christliche Liebesthätigkeit, Bd.1: In der alten Kirche; Bd. 2: Das Mittelalter; Bd. 3: Die Liebesthätigkeit seit der Reformation, Stuttgart 1882, 1884, 1890, 2. überarb. Aufl. Stuttgart 1895.
[3] Franz SCHAUB, Die katholische Caritas und ihre Gegner, Mönchen-Gladbach 1909.
[4] Geschichte der Caritas, Bd. 1: Allgemeine Geschichte der Caritas; Bd. 2: Geschichte der Träger der Caritas. Die Caritas des Auslandes, Freiburg i. Br. 1922.
[5] Franz MEFFERT, Caritas und Krankenwesen bis zum Ausgang des Mittelalters, Freiburg i. Br. 1927 (Schriften zur Caritaswissenschaft...).
[6] Walther SCHÖNFELD, Die Xenodochien in Italien und Frankreich im frühen Mittelalter, in: Zeitschrift der Savignystiftung für Rechtsgeschichte, Kan. Abt. 12 (1922) S. 1–54.
[7] Siegfried REICKE, Das deutsche Spital und sein Recht im Mittelalter, 1. Teil: Das deutsche Spital. Geschichte und Gestalt, 2. Teil: Das deutsche Spitalrecht, Stuttgart 1932, Nachdruck Amsterdam 1961 (Kirchenrechtliche Abhandlungen, 113 und 114).

Personen, die über das Hospital bestimmen. Dabei sieht er vor allem den »Kampf« zwischen Kirche und Kommunen, wobei letztere erfolgreich waren, was er mit dem Schlagwort der »Kommunalisierung« belegt. In Verteidigung der Sichtweise vom Hospital als einer dem kirchlichen Einfluß entzogenen Institution äußert er programmatisch: »Die Kommunalisierung bedeutete aber nicht Säkularisierung«[8] – und meint damit, daß sich die kirchlichen Funktionen im Spital nur noch auf Liturgie, Seelsorge etc. erstrecken würden.

In der Folgezeit war der Einfluß von Reickes Werk erheblich, wurde es doch als *die* mittelalterliche deutsche Spitalgeschichte interpretiert. Noch in den 1960er Jahren, als das Spital eine Domäne der Stadtgeschichtsforschung geworden war, wurde auf der 1963 zum Thema »Spital und Stadt« abgehaltenen Tagung des Arbeitskreises für südwestdeutsche Stadtgeschichtsforschung von Diskussionsteilnehmern die Auffassung vom Hospital als einer kirchlich strukturierten Institution abgelehnt und diesem nachreformatorischer »Gotteshauscharakter« zugewiesen[9]. Erst Jürgen Sydow gelingt unter Heranziehung des mittelalterlichen kanonischen Rechts eine Entschärfung der Debatte[10].

Völlig unberührt von diesen Auseinandersetzungen, macht in den 1960er Jahren eine kleine Gruppe von Medizinhistorikern auf sich aufmerksam. Darunter Heinrich Schipperges, der die Medizin der Mönche im frühen Mittelalter wie auch die naturgeschichtlichen Studien der Hildegard von Bingen medizintheoretisch untersucht[11]. Mit der Baugeschichte des Hospitals beschäftigt sich Ulrich Craemer[12]. Er geht davon aus, daß sich das Hospital im Laufe der Zeit bezüglich seines sozialen Kontextes wie auch hinsichtlich seiner Architektur in verschiedene »Typen« ausprägte. Die Vorstellung von den verschiedenen »Bautypen« des Hospitals als lineare Entwicklungsgeschichte setzt Dieter Jetter in seiner seit 1966 erschienenen vielbändigen »Geschichte des Hospitals« fort[13].

[8] Ibid., Teil 1, S. 198.

[9] Arbeitskreis für südwestdeutsche Stadtgeschichtsforschung, Protokoll über die 2. Arbeitstagung »Spital und Stadt«, Tübingen 23./24. November 1963, masch. Tübingen 1964, S. 30ff. Vgl. zu dieser Diskussion künftig bei Oliver AUGE, »Ne pauperes et debiles in … domo degentes divinis careant« – Sakral-religiöse Asekte der mittelalterlichen Hospitalgeschichte, in: Neithard BULST, Karl-Heinz SPIESS (Hg.), Sozialgeschichte mittelalterlicher Hospitäler (Vorträge und Forschungen). Im Druck.

[10] Vgl. auch Jürgen SYDOW, Kanonistische Fragen zur Geschichte des Spitals in Südwestdeutschland, in: Historisches Jahrbuch 83 (1963) S. 54–68, hier S. 57f.

[11] Heinrich SCHIPPERGES, Die Benediktiner in der Medizin des frühen Mittelalters, Leipzig 1964 (Erfurter theologische Schriften, 7).

[12] Ulrich CRAEMER, Das Hospital als Bautyp des Mittelalters, Köln 1963.

[13] Dieter JETTER, Geschichte des Hospitals, Bd. 1: Westdeutschland von den Anfängen bis 1850; Bd. 2: Zur Typologie des Irrenhauses in Frankreich und Deutschland (1780–1840); Bd. 3: Nordamerika (1600–1776); Bd. 4: Spanien von den Anfängen bis um 1500; Bd. 5: Wien von den Anfängen bis um 1900, Wiesbaden 1966, 1971, 1972, 1980, 1982. Vgl. auch

Nicht unbeeinflußt von der älteren Kirchengeschichte beschäftigt sich in den 1970er Jahren die Sozialgeschichtsforschung zum Thema Armut und Arme ebenso wie die gleichzeitige Forschung zum städtischen Fürsorgewesen mit den Hospitälern. Anhand spätmittelalterlicher Armenordnungen kommt Jesko von Steynitz zu dem Ergebnis, daß die Reformation negative Einwirkungen auf das ursprünglich besser funktionierende mittelalterliche Armenwesen hatte[14]. Grundlegende Studien folgen u.a. von Egon Boshof für das fränkische Reich[15] und von Thomas Fischer für die Neuzeit anhand der drei Städte Basel, Freiburg und Straßburg[16].

Bereits in den 1960er Jahren hat es einige Dissertationen gegeben, die einzelne Hospitäler untersuchen und noch wesentlich unter Einfluß von Reickes verfassungsgeschichtlichem Ansatz standen[17]. Doch nachdem nun das »Fürsorgesystem« einer Stadt insgesamt gewürdigt worden ist, erfolgt eine vermehrte Konzentration auf die einzelnen dafür verantwortlichen Institutionen, d.h. es findet ein Wandel in der institutionellen Wertschätzung des Spitals statt. In den damit einhergehenden zahlreichen Publikationen von Hospitalmonographien wird der obengenannte primär verfassungsgeschichtliche Ansatz Mitte der 70er Jahre zugunsten einer mehr wirtschaftsgeschichtlichen Auffassung des Hospitals zurückgedrängt. Bahnbrechend ist hier vor allem Klaus Militzers Wirtschaftsgeschichte zum Markgröninger Heilig-Geist-Spital[18].

Forschungen ab Mitte der 1980er Jahre werfen sodann neue Fragestellungen auf: Die Alltagsgeschichte des Spitals behandelt Ulrich Knefelkamp in seinen Werken zum Nürnberger Heilig-Geist-Spital, auf Stifter und Stiftungsverhalten geht Marlene Besold-Backmund ein, das Wiener Bürgerspital als städtischen Memorialort kennzeichnet Brigitte Pohl-Resl und eine umfassende pro-

sein Übersichtswerk: DERS., Grundzüge der Hospitalgeschichte, Darmstadt 1973 (Grundzüge, 22).

[14] Jesko VON STEYNITZ, Mittelalterliche Hospitäler der Orden und Städte als Einrichtungen der sozialen Sicherung, Diss. Köln 1970.

[15] Egon BOSHOF, Untersuchungen zur Armenfürsorge im fränkischen Reich des 9. Jahrhunderts, in Archiv für Kulturgeschichte 58 (1976) S. 265–339.

[16] Thomas FISCHER, Städtische Armut und Armenfürsorge im 15. und 16. Jahrhundert. Sozialgeschichtliche Untersuchungen am Beispiel der Städte Basel, Freiburg i. Br. und Straßburg, Freiburg 1979.

[17] Z.B. Wolfgang W. SCHÜRLE, Das Hospital zum Heiligen Geist in Konstanz. Ein Beitrag zur Rechtsgeschichte des Hospitals im Mittelalter, Sigmaringen 1970 (Konstanzer Geschichts- und Rechtsquellen, 17).

[18] Klaus MILITZER, Das Markgröninger Heilig-Geist-Spital im Mittelalter. Ein Beitrag zur Wirtschaftsgeschichte des 15. Jahrhunderts, Sigmaringen 1975 (Vorträge und Forschungen, Sonderband 19).

sopographische Studie zum Heilig-Geist-Spital in Soest leistet Beate Sophie Fleck[19].

Von großer Bedeutung für die Erforschung des Hospitals ist auch der Ansatz der modernen sozialhistorischen Forschung, die im Rahmen ihres Stiftungsbegriffes den Zusammenhang zwischen der Zuwendung und der Memoria betont[20].

Hingegen hat neuerdings Frank Theisen in seinem Werk »Stiftungsrecht« das Konzept der juristischen Person anhand des unselbständigen Hospitals des Fuldaer Benediktinerklosters erneut herausgestellt und damit die Position von Walther Schönfeld, Sigfried Reicke und Hans Liermann fortzusetzen versucht[21].

Einen Meilenstein in der Hospitalforschung stellen sodann zwei Tagungen der deutschen mediävistischen und frühneuzeitlichen Geschichtsforschung dar. Die von Michael Matheus geleitete Tagung im Jahre 1999 in Alzey mit dem Titel »Funktions- und Strukturwandel spätmittelalterlicher Hospitäler im europäischen Vergleich« konnte die Ausdifferenzierung von verschiedenen Spitaltypen für diesen Zeitraum belegen, was dazu führte, daß die Tragfähigkeit des Hospitalbegriffs intensiv diskutiert wurde.

Unter dem Aspekt der Sozialgeschichte des mittelalterlichen und frühneuzeitlichen Hospitals stand die Tagung des Konstanzer Arbeitskreises für Geschichte im Frühjahr 2002. Über den Ausgangspunkt war man sich einig: »das

[19] In Auswahl: Marlene BESOLD-BACKMUND, Stiftungen und Stiftungswirklichkeit. Studien zur Sozialgeschichte der beiden oberfränkischen Kleinstädte Forchheim und Weismain, Diss. phil. Neustadt an der Aisch 1986; Ulrich KNEFELKAMP, Das Heilig-Geist-Spital in Nürnberg vom 14.–17. Jahrhundert. Geschichte, Struktur, Alltag, Nürnberg 1989; Brigitte POHL-RESL, Rechnen mit der Ewigkeit. Das Wiener Bürgerspital im Mittelalter, Wien, München 1996 (Institut für Österreichische Geschichtsforschung, 33 = Mitteilungen des Instituts für Österreichische Geschichtsforschung. Ergänzungsband); Beate S. GROS, Das Hohe Hospital (ca. 1178 bis 1600). Eine prosopographische und sozialgeschichtliche Untersuchung, Diss. phil. Münster 1999.

[20] Michael BORGOLTE, Die mittelalterliche Kirche, München 1992 (Enzyklopädie Deutscher Geschichte 17), S. 122; DERS., Stiftungen des Mittelalters im Spannungsfeld von Herrschaft und Genossenschaft, in: Dieter GEUENICH, Otto G. OEXLE (Hg.), Memoria in der Gesellschaft des Mittelalters, Göttingen 1994, S. 267–285; Michael BORGOLTE, Die Stiftungen des Mittelalters in rechts- und sozialhistorischer Sicht, in: Zeitschrift der Savignystiftung für Rechtsgeschichte, Kan. Abt. 74 (1988) S. 71–94; DERS., »Totale Geschichte« des Mittelalters? Das Beispiel der Stiftungen; Antrittsvorlesung, 2. Juni 1992, Berlin 1993 (Universität: Öffentliche Vorlesungen, 4); DERS., Memoria. Zwischenbilanz eines Mittelalterprojekts, in: Zeitschrift für Geschichtswissenschaft 46 (1998) S. 197–210.

[21] Frank THEISEN, Mittelalterliches Stiftungsrecht. Eine Untersuchung zur Urkundenüberlieferung des Klosters Fulda im 12. Jahrhundert, Köln 2002 (Forschungen zur kirchlichen Rechtsgeschichte und zum Kirchenrecht, 26). Zur kritischen Besprechung des Werkes: Michael BORGOLTE, in: Zeitschrift der Savignystiftung für Rechtsgeschichte, Germ. Abt. 120 (2003) S. 573f. Gisela DROSSBACH, in: Zeitschrift der Savignystiftung für Rechtsgeschichte, Kan. Abt. 119 (2003) S. 665–668. Theo Kölzer, in: Deutsches Archiv 58 (2003) S. 774f.

Hospital« hat es im Mittelalter nicht gegeben – Zitat Karl-Heinz Spieß: »Zu unterschiedlich sind die Insassen der Hospitäler (Pilger, Arme, Alte, Kranke, Pfründner, Findelkinder), unterschiedlich auch die Träger (Orden, Bruderschaften, Kommunen) und schließlich die Funktionen (das Hospital als Altersheim, als Schule wie in Nürnberg, als Geldinstitut oder geselliger Treffpunkt, wie es bei dem Wiener Bürgerspital mit seinen Wein- und Bierkellern nachgewiesen wurde).« In seiner Zusammenfassung zur Tagung machte Neithard Bulst die Probleme einer konzisen Strukturierung deutlich: »Das Hospital, seine Gestalt und seine Gestaltung erscheinen wie in einem Spiegel der jeweiligen Gesellschaftsordnung.«

Französische Forschung

In Frankreich und im französischsprachigen Raum (Belgien, Schweiz) finden sich seit der frühen Neuzeit in Werken, die zum Lob der Lokal- oder Regionalgeschichte verfaßt wurden, nicht selten Kapitel, die dem Alter der wohltätigen Einrichtungen in den wichtigsten Städten oder der »Verteidigung« der karitativen Orden gewidmet sind[22].

Der entscheidende Schritt zu einer Hospitalgeschichtsschreibung erfolgte freilich erst in der zweiten Hälfte des 19. Jahrhunderts, und zwar durch die Arbeit von Gelehrten, die meist als Archivare tätig waren und die ihnen anvertrauten reichhaltigen Quellenbestände auswerten konnten: so zum Beispiel Augustin Fabre für Marseille, Paul Le Cacheux für Coutances, Henri d'Arbois de Jubainville für die Champagne, Célestin Port für das Anjou, Léon Maître für die Bretagne, Lucien Merlet für die Region Chartres, Henri Stein, Léon Le Grand, Léon Lallemand, Ernest Coyecque oder Léon Brièle für Stadt und Region Paris[23]. Die ersten Quelleneditionen (Chartulare, Urkundensammlungen,

[22] Aimar FALCO, Antonianae historiae compendium, Lyon 1534; Abbé de RECALDE, Abrégé historique des hôpitaux, Paris 1784, S. 160; P. E. GAUTIER de SIBERT, Histoire des ordres royaux, hospitaliers-militaires de Notre-Dame du Mont-Carmel et de Saint-Lazare de Jérusalem, Paris 1772, 2 Bde. Vgl. auch zum Beispiel F. LEMAIRE, Histoire de l'église et diocèse d'Orléans, Orléans 1648, S. 180 oder Jean BERNIER, Histoire de Blois, Paris 1682, S. 64–66.

[23] Augustin FABRE, Histoire des Hôpitaux et institutions de bienfaisance de Marseille, Marseille 1854–1855, 2 Bde.; Paul LE CACHEUX, Essai historique sur l'hôtel-Dieu de Coutances, Paris 1895–1899, 2 Bde.; Henri d'ARBOIS de JUBAINVILLE, Études sur les documents antérieurs à l'année 1285 conservés dans les archives des quatre petits hôpitaux de la ville de Troyes, Troyes 1857, VIII; Célestin PORT, Inventaire des archives anciennes de l'hôpital Saint-Jean d'Angers. Notice historique et cartulaire, Paris-Angers 1870, XXXII; Léon MAÎTRE, Histoire administrative des anciens hôpitaux de Nantes, Nantes 1875, Neudruck Marseille 1981; Henri STEIN (Hg.), Recueil des chartes de la maladrerie de Pontfraud, in: Anna-

Statuten) und die auf ihnen basierenden monographischen Untersuchungen fanden rasch Unterstützung durch das Engagement einer Reihe von gelehrten Gesellschaften, deren Mitglieder (wohlhabende Bildungsbürger, Juristen, Pfarrer oder Lehrer) in ihren Bulletins und Periodika zahlreiche, teilweise sehr quellennahe Beiträge publizierten. Zwar sind diese wegweisenden Untersuchungen sehr kurz gefaßt und – in Entsprechung zur kapillaren Verteilung der mittelalterlichen Hospitäler – weit verstreut, und oftmals begnügen sie sich mit einer einfachen chronologischen und anekdotischen Beschreibung der jeweils interessierenden lokalen Institution; doch sie haben wenige der bis heute bekannten mittelalterlichen Orte der Wohltätigkeit übersehen und können auch gegenwärtig noch als nützliche Basis dienen, um diese Einrichtungen zu lokalisieren und ihre Archivalien zu finden oder um Informationen über ihre Gründer und Wohltäter, aber auch über ihre historische Entwicklung oder ihren Wandel in der Gegenwart zu bekommen[24].

Die historische Aufarbeitung der Armensorge durch Analyse der Geschichte ihrer Institutionen verdankt ihre Expansion in der Nachkriegszeit und ihren unerhörten Aufschwung in den 1960er Jahren dem Werk einiger passionierter Pioniere: in Frankreich Jean Imbert und Michel Mollat du Jourdin, in Belgien Paul Bonenfant[25]. Ihre Ausstrahlung in den Universitäten und durch die von ihnen gegründeten Gesellschaften zeigt sich an der Zahl der Schüler und der

les de la Société historique et archéologique du Gâtinais 16 (1908) S. 37–109 ; Léon LE GRAND, Les Maisons-Dieu et léproseries du diocèse de Paris au milieu du XIVe siècle, Paris 1899; DERS., Comment composer l'histoire d'un établissement hospitalier, in: Revue d'Histoire de l'Église de France 16 (1930) S. 161–239; DERS., Pour composer l'histoire d'un établissement hospitalier. Sources et méthodes, in: Victor CARRIÈRE, Introduction aux études d'histoire ecclésiastique locale, Bd. 2, Paris 1934, S. 409–492; DERS., Les Maisons-Dieu. Leurs statuts au XIIIe siècle, in: Revue des Questions historiques 60 (1896) S. 95–134; DERS., Les Maisons-Dieu. Leur régime intérieur au Moyen Âge, ibid. 63 (1898) S. 99–147; DERS., Les Quinze-vingts depuis leur fondation jusqu'à leur translation au faubourg Saint-Antoine (XIIIe–XVIIIe s.), Paris 1887; DERS. (Hg.), Statuts d'hôtels-Dieu et de léproseries. Recueil de textes du XIIe au XIVe siècle, Paris 1901. Léon LALLEMAND, Histoire de la charité, 4 Bde., 3: Le Moyen Âge, Paris 1906; Ernest COYECQUE, L'Hôtel-Dieu de Paris au Moyen Âge. Histoire et documents, Paris 1891; Léon BRIÈLE, L'hôpital de Sainte-Catherine en la rue Saint-Denis (1184–1790), Paris 1890; DERS., Archives de l'Hôtel-Dieu de Paris, Paris 1894. Außerdem: Casimir TOLLET, De l'assistance publique et des hôpitaux jusqu'au XIXe siècle, Paris 1889.

[24] Zum Beispiel: Auguste de BELFORT (Hg.), Archives de la Maison-Dieu de Châteaudun (1101–1296), Paris 1881. Vgl. dazu die Übersicht bei François-Olivier TOUATI, Archives de la lèpre. Atlas des léproseries entre Loire et Marne au Moyen Âge, Paris 1996.

[25] Jean IMBERT, Les hôpitaux en droit canonique (du décret de Gratien à la sécularisation de l'administration de l'Hôtel-Dieu de Paris en 1505), Paris 1947 ; DERS. (Hg.), Histoire des hôpitaux en France, Toulouse 1982; Michel Mollat: s. die folgenden Anm.; Paul BONENFANT (Hg.), Cartulaire de l'hôpital Saint-Jean de Bruxelles, Bruxelles 1953; DERS., Hôpitaux et bienfaisance publique dans les anciens Pays-Bas des origines à la fin du XVIIIe siècle, in: Annales de la Société belge d'histoire des hôpitaux 3 (1965) S. 2–44.

Publikationen, die sie angeregt haben[26]. Schon zu dieser Zeit waren die Fragestellungen vielfältig und erfaßten die ganze Komplexität – das Interagieren oder die Interdependenz – der Phänomene, welche Aufklärung über das Thema versprachen. Die Forschungsansätze, zunächst rechtlicher oder kanonistischer Art und auf die normativen Quellen zentriert, näherten sich den Problemen der Sozialgeschichte, der Wirtschaft und der Demographie sowie der Geschichte der Wertvorstellungen, Mentalitäten und Empfindungen, aus der auch die Geschichte der Spiritualität nicht ausgeschlossen werden konnte. Man konzentrierte den Blick auf das Konzept der *Armut*[27]. Ein fruchtbarer Ansatz, aus dem zahlreiche Arbeiten hervorgegangen sind: die von Jacqueline Caille, Françoise Bériac, Annie Saunier, Noël Coulet, Nicole Gonthier, Jacques Chiffoleau, Alain Saint-Denis, Marie-Thérèse Lacroix und anderen, oder neuerdings die von Daniel Le Blévec[28]. Eines der wichtigsten Probleme, die bei der Nachzeichnung der mittelalterlichen Hospitalstrukturen in einer Stadt oder

[26] Gemeint sind die Société française d'histoire des hôpitaux, gegründet von Jean Imbert und Marcel Baudot, sowie die Société belge d'histoire des hôpitaux, die von Paul Bonenfant initiiert wurde; beide veröffentlichen ein eigenes Periodikum. Man kann sie mit ähnlichen Bemühungen in Italien vergleichen, wo Adalberto Pazzini seit 1956 als Initiator wichtiger Kongresse hervortritt (Congressi italiani di storia ospitaliera), sowie in Deutschland, wo seit 1962 die Deutsche Gesellschaft für Krankenhausgeschichte mit ihrer Zeitschrift *Historia Hospitalium* aktiv ist.

[27] Michel MOLLAT (Hg.), Études sur l'histoire de la pauvreté, Paris 1974, 2 Bde. (Fortsetzung der 1962 begonnenen Forschungen, über die jährlich die maschinell vervielfältigten *Cahiers d'histoire de la pauvreté* in gekürzter Form informierten); DERS., Les pauvres au Moyen Âge, Bruxelles 1984, (1. Aufl. Paris 1978); DERS., Hospitalité et assistance au début du XIIIe siècle, in: David FLOOD (Hg.), Poverty in the Middle Ages, Wehrl i. Westfalen 1975 (Franziskanische Forschungen, 27); DERS., L'hôpital dans la ville au Moyen Âge, in: Bulletin de la Société française d'histoire des hôpitaux 47 (1983) S. 6–17. André VAUCHEZ, Les pauvres et la pauvreté aux XIe et XIIe s. État des recherches en France, in: Povertà e ricchezza nella spiritualità dei secc. XI e XII, Todi 1969, p. 229–299; DERS., Assistance et charité en Occident, XIIIe–XVe siècles, in: Domande e consumi. Livelli e strutture (Prato 1974), Firenze 1978, S. 151–162.

[28] Jacqueline CAILLE, Hôpitaux et charité publique à Narbonne au Moyen Âge, Toulouse 1976. Françoise BÉRIAC, Des lépreux aux cagots, Bordeaux 1990. Annie SAUNIER, Les malades dans les hôpitaux du nord de la France à la fin du Moyen Âge. Vers 1200–vers 1500, thèse, Université de Paris IV 1982, teilweise gedruckt unter dem Titel: »Le pauvre malade« dans le cadre hospitalier médiéval. France du Nord, vers 1300–1500, Paris 1993. Nicole GONTHIER, Lyon et ses pauvres au Moyen Âge (1350–1500), Lyon 1978. Alain SAINT-DENIS, L'hôtel-Dieu de Laon, 1150–1300, Nancy 1983. Marie-Thérèse LACROIX, L'hôpital Saint-Nicolas du Bruille (Saint-André) à Tournai de sa fondation à sa mutation en cloître (1200–1611), Louvain 1977, 2 Bde. Wichtige Beiträge von Noël COULET, Jacques CHIFFOLEAU, Gérard GIORDANENGO, Daniel LE BLÉVEC und anderen in: Assistance et Charité, Toulouse 1978 (Cahiers de Fanjeaux, 13). Die *thèse de doctorat* von Daniel LE BLÉVEC (1995) ist erschienen unter dem Titel: La part du pauvre. L'Assistance dans les Pays du Bas-Rhône du XIIe au milieu du XVe siècle, 2 Bde., Rom 2000 (Collection de l'École française de Rome, 265).

einer Region aufgeworfen wurden, war das der Anpassung der Versorgung an die Nachfrage: näherhin das Problem der »Schwellen« des Eingreifens, also der Wahrnehmung von Typen materieller und körperlicher Insuffizienz; der Form und der Praxis der gewährten Hilfen (Almosen, Entwicklung der testamentarischen Legate, punktuelle oder permanente Verteilung von Lebensmitteln, vorübergehende oder dauerhafte Beherbergung); der Ideologie und der Mittel, auf die die Hospitäler sich stützten (»Entwicklung des Gefühls der Nächstenliebe«); der Zahl und Art der Hilfsempfänger (akut und chronisch Kranke, Alte, ausgesetzte Kinder, Pilger, Gefangene usw.). Das ist ein Komplex von Fragen, die darauf abzielten, die »Konjunktur der Armut« – um nicht zu sagen: die Konjunktur überhaupt – auszumessen[29].

Als im Zuge der Ereignisse von 1968 die Faszination der Randgruppen und des Schicksals der Ausgeschlossenen wiederentdeckt wurde, reicherte sich das Hospitalthema mit einem neuen Interesse für die emblematische Figur des Leprosen an, die zum historiographischen Paradigma avancierte; die Aufmerksamkeit richtete sich, ohne daß man sich weiter um die Historizität des Phänomens gekümmert hätte, vor allem auf die Einrichtungen, die die unterstellte »Einsperrung« der Kranken betrieben, auf die Leproserien[30].

Die zusammenfassende Darstellung, die Michel Mollat 1982 in der »Histoire des hôpitaux en France« gegeben hat, ist die klassische Formulierung dieses Deutungsschemas und präsentiert zugleich die Hauptergebnisse für das gesamte Forschungsgebiet: monastische Tradition der Armensorge, bischöfliche Initiative der Errichtung der ersten Hospitäler, Aufblühen ab 1130 durch die »Revolution der Nächstenliebe«, nach dem von André Vauchez geprägten Wort, Einfluß oder zeitliche Parallelität der neuen religiösen Bewegungen (insbesondere der Bettelorden), Institutionalisierung, Rolle der Laien und Hervortreten der Machthaber (Fürsten, stadtbürgerliche Eliten), Beziehung zur Entwicklung der Städte und Kommunalisierungsprozeß, wesentlich spirituelle

[29] Assistance et assistés jusqu'à 1610, Actes du 97e congrès national des Sociétés savantes (Nantes 1972), CTHS, Section de philologie et d'histoire, Paris 1979.

[30] Michel TRÉVIEN, Contribution à l'étude des léproseries et de la vie des lépreux en Bretagne, thèse de doctorat en médecine, Université de Rennes 1968. Albert BOURGEOIS, Psychologie collective et institutions charitables, lépreux et maladreries du Pas-de-Calais (X^{e}–XVIIIe siècles), Arras 1972. Guy-H. ALLARD (Hg.), Aspects de la marginalité au Moyen Âge, Montréal 1975. Les marginaux et les exclus dans l'histoire, Paris 1979 (Cahiers Jussieu, 5, Université Paris VII). Exclus et systèmes d'exclusion dans la littérature et la civilisation médiévales, Aix-en-Provence 1978 (Sénéfiance, 5). Der konzeptuelle Einfluß, den das Werk von Michel FOUCAULT (Histoire de la Folie, Paris 1961, und Naissance de la Clinique, Paris 1963) ausgeübt hat, muss hier hervorgehoben werden. Für Belgien sind die Arbeiten von Walter de KEYZER und André UYTTEBROUCK grundlegend, s. die Bibliographie in: Archives générales du royaume, La Lèpre dans les Pays-Bas (XIIe–XVIIIe siècles), Bruxelles 1989, S. 127–136.

Orientierung im Umgang mit dem Leid, Spezialisierung, schwierige Güterverwaltung bis hin zum Verfall, Reformversuche[31].

Nach einer Periode des Stillstands – alles oder beinahe alles schien nun gesagt – hat das vergangene Jahrzehnt grundlegende Neuerungen gebracht und neue Perspektiven eröffnet. Zunächst: Arbeiten von systematischerem Zuschnitt und breiterem geographischen Horizont. Das sind solche über die Hospitalorden, für die das Werk von Adalbert Mischlewski über die Antoniter – das zwar ursprünglich auf Deutsch verfaßt und dann ins Französische übersetzt wurde, sich aber weitgehend mit dem französischen Raum beschäftigt – tonangebend war; ihm folgten vertiefte Studien zu den Regionen in der Nähe des Antoniter-Mutterhauses[32]. Die Arbeiten über die Niederlassungen des Johanniter- und des Lazarusordens, für die die Verzeichnung der Quellen und die unbedingt erforderliche Editionsarbeit wieder aufgenommen wurden, führen derzeit zu einer Prüfung der wechselseitigen Einflüsse zwischen Orient und Okzident. Sie berühren dabei die Prozesse der Institutionalisierung, die Organisation der Gemeinschaften aus der Perspektive der Verbreitung und gegenseitigen Beeinflussung ihrer Regeln, die Besonderheit ihrer Spiritualität, die Prosopographie ihrer Wohltäter und gelangen auch zu einer Neubewertung ihrer medizinischen Leistungen[33]. Die Frage nach dem Engagement der Laien erhielt ihre politische Dimension zurück, und zwar im Zusammenhang mit einer genaueren Bestimmung der obersten politischen Gewalten und ihrer Organe mittels der Erforschung der königlichen, fürstlichen oder päpstlichen

[31] Michel MOLLAT, Les premiers hôpiteaux (VIe–XIe siècles), in: Jean IMBERT (Hg.), Histoire des hôpitaux en France, Toulouse 1982, S. 13–132.

[32] Adalbert MISCHLEWSKI, Un ordre hospitalier au Moyen Âge. Les chanoines réguliers de Saint-Antoine-en-Viennois, Grenoble 1995 (deutsch Köln 1976). Pierrette PARAVY, Le pèlerinage à Saint-Antoine, in: Provence historique 41 (1991) S. 475–484. Yves KINOSSIAN, Saint-Antoine de Viennois et ses prieurés dans les diocèses de Vienne et de Grenoble aux XIVe–XVe siècles, thèse de l'École des chartes, Paris 1994.

[33] René BORRICAND, Malte. Histoire de l'ordre souverain militaire et hospitalier de Saint-Jean de Jérusalem, Aix-en-Provence 1968. Alain BELTJENS, Aux origines de l'ordre de Malte, Bruxelles 1995. Daniel LE BLÉVEC, Alain VENTURINI (Hg.), Cartulaire du Prieuré de Saint-Gilles de l'Hôpital de Saint-Jean de Jérusalem (1129–1210), Paris 1997. Claude-France HOLLARD (Hg.), Cartulaire et chartes de la commanderie de Saint-Jean de Jérusalem d'Avignon. Le temps de la commune, Paris 2001. François-Olivier TOUATI, Entre Orient et Occident: les archives de Saint-Lazare de Jérusalem au Moyen Âge, in: La présence latine en Orient au Moyen Âge, Paris 2000 (Centre historique des Archives nationales), S. 95–129. DERS., Saint-Lazare de Jérusalem. Orient-Occident. XIIe–XIIIe siècles, Habilitation à diriger des recherches, Université de Paris I, 2001. DERS., Présentation et édition scientifique des sources: Actes et cartulaire de Saint-Lazare de Jérusalem (1124?–1291). DERS., De Fontevraud à Jérusalem: Saint-Lazare, une renaissance spirituelle et hospitalière à l'aube du XIIe siècle, in: Transversalités 80 (octobre-décembre 2001), S. 33–43. DERS., La Terre sainte: un laboratoire hospitalier au Moyen Âge, in: Neithard BULST, Karl-Heinz SPIESS (Hg.), Sozialgeschichte mittelalterlicher Hospitäler (Vorträge und Forschungen), im Druck.

Almosen-Behörden (*aumôneries*) und der Hospitäler als deren Nutznießer[34]. Zugleich wurde die Frage nach den Laien wieder in den allgemeinen Kontext der *sociabilité* eingebunden, denn die immer größere Zahl von Bruderschaften am Ende des Mittelalters war, wie Catherine Vincent gezeigt hat, sowohl ein wertvolles Zeugnis für eine »charité bien ordonnée« als auch eine immer stärkere Stütze für die Hospitäler[35]. Schließlich hat die Kenntnis der Eintrittsmodalitäten und Abhängigkeitsgrade sowie des oftmals unsicheren Status der verschiedenen Personen, die sich den Hospitalgemeinschaften verbanden, dazu beigetragen, die Organisation dieser Gruppen stärker im sich stets verschiebenden Fokus der Gesamtheit der Zielsetzungen gegebener Gesellschaften zu betrachten und als Antworten zu deuten, die sich den Bedürfnissen dieser Gesellschaften anpaßten und ständig veränderten[36]. Diese Fragestellungen, die insbesondere auf dem Congrès national des sociétés historiques et scientifiques 1996 in Nizza in Angriff genommen wurden, gaben Anlaß zu einer Bilanz der Armensorge im Mittelalter: Sie lädt dazu ein, die chronologischen Probleme und deren räumliche Geltung, die »Erfindung« und Ausbreitung der Hospitalformen, die gegenseitige Konkurrenz und Komplementarität der Hospitäler auf lokaler oder regionaler Ebene, die Akteure und Faktoren ihrer Entwicklung und ihre Abhängigkeit von der Umwelt neu zu untersuchen[37].

Neuerdings richtet sich die Aufmerksamkeit auch auf die Lebensbedingungen und die materielle Wirklichkeit der Hospitäler, also auf Themen, die von der historischen und archäologischen Forschung lange Zeit zu Gunsten von einigen sehr bekannten, aber außergewöhnlichen Fällen wie den Hospitälern von Beaune oder Tonnerre vernachlässigt worden waren. Auf mehreren Tagungen (1999 an der Université de Paris XII, im März 2002 in Namur, Gent

[34] Walter PREVENNIER, En marge de l'assistance aux pauvres: l'aumônerie des comtes de Flandre et des ducs de Bourgogne (XIIIe–début XVIe siècle), in: Recht en instellingen in de oude Nederlanden tijdens de middeleeuwen en de nieuwe tijd. Liber amicorum Jan Buntinx, Louvain 1981, S. 97–120. Xavier de la SELLE, Genèse du contrôle de l'État sur les maisons hospitalières: le rôle de l'aumônier des rois de France du XIIIe au XVe siècle, in: François-Olivier TOUATI (Hg.), Maladies, médecines et sociétés, 2, Paris 1993, S. 149–153; DERS., Le service des âmes à la cour: confesseurs et aumôniers des rois de France du XIIIe au XVe siècle, Paris 1995 (Mémoires et documents de l'École des chartes, 43). LE BLÉVEC, La part du pauvre (wie Anm. 28).

[35] Vgl. die auf Initiative der École française de Rome publizierten Beiträge in: Le mouvement confraternel au Moyen Âge. France, Italie, Suisse, Roma 1987. Catherine VINCENT, Des charités bien ordonnées: les confréries normandes de la fin du XIIIe siècle au début du XVIIe siècle, Paris 1988; DIES., Les confréries médiévales dans le royaume de France. XIIIe–XVe siècles, Paris 1994.

[36] François-Olivier TOUATI, Les groupes de laïcs dans les hôpitaux et léproseries au Moyen Âge, in: Les mouvances laïques des ordres religieux, Actes du troisième colloque international du CERCOR (Tournus 1992), Saint-Étienne 1996, S. 137–162.

[37] DERS., Un dossier à rouvrir: l'assistance au Moyen Âge, in: Fondations et œuvres charitables, congrès national des Sociétés savantes (Nice 1996), Paris 1999, S. 23–38.

und Brüssel und im November 2002 in Amiens) wurden die Ergebnisse und die Zielsetzungen der laufenden wissenschaftlichen Arbeiten vorgestellt[38]. Sie betreffen in erster Linie die räumliche Verteilung und Lage der Niederlassungen, deren Chronologie und Geographie in breiterem Maßstab auf europäischer Ebene noch auszuarbeiten bleibt; das ist ein Projekt, für das gerade ein Forschungsprogramm entwickelt wird. Sie betreffen ferner die Beziehung der Hospitäler zu Siedlungsstrukturen, Straßennetz und Bevölkerungsentwicklung; die Wirtschaft und die Verwaltung der karitativen Einrichtungen, ihre Funktion als Marktmotor durch Nachfrage nach Konsumgütern, die Umverteilung der Güter und die Verwertung der Überschüsse, von denen ihre Existenz abhing; die innere Gestaltung der Gebäude, die dem monastischen Modell verpflichtet war und bis zur späteren Umwidmung der normalen Bebauung ging, wie es von Meaux oder Montauban bekannt ist und noch später bei zahlreichen *aumôneries* beobachtet werden kann; die Bedeutung der Wasserversorgungssysteme und die Rolle der Wahrnehmung der Hygiene; die Einrichtung und Ausschmückung der Häuser; die medizinische Anthropologie und die Osteologie, welche – leider noch zu punktuell – die Hypothese, daß medizinische oder chirurgische Eingriffe vorkamen, sowie die Treffsicherheit der Diagnosen bestätigen, und zwar namentlich bei der Lepra, deren relativ geringe Häufigkeit den jüngsten Resultaten der historischen Forschung entspricht[39].

Diese Aufzählung verdeutlicht den umfassenden Charakter der Fragen, die an die Geschichte der wohltätigen Institutionen gerichtet werden können. Ich habe das am Beispiel der Leproserien zwischen Loire und Marne, also in einem von der Größe her repräsentativen Gebiet und über einen langen Zeit-

[38] DERS. (Hg.), Archéologie et architecture hospitalières de l'Antiquité tardive à l'aube des temps modernes, Actes du colloque de l'Université de Paris XII-Créteil (octobre 1999), Paris 2004. Weitere Kolloquien folgten: L'hôpital du Moyen Âge et des Temps modernes, colloque du 25ᵉ anniversaire d'Archaeologia Mediaevalis (15–16 mars 2002); Hôpitaux et maladreries au Moyen Âge: espace et environnement, colloque organisé par le laboratoire d'archéologie de l'Université de Picardie-Jules Verne (22–23 novembre 2002).

[39] Programm des Laboratoire Archéologie et territoires (UMR 6173 Citeres, Université de Tours/CNRS) in Zusammenarbeit mit dem International Network for the History of Hospitals (Cambridge). Von den derzeit laufenden innovativen Arbeiten seien genannt: die von Jean-Luc Fray über die Hospitäler in Lothringen und in der Auvergne, im Bourbonnais und im Velay; von Michel Pauly über die Verteilung der Hospitäler zwischen Rhein und Maas; die mit Karten versehenen Verzeichnisse der Leproserien, kürzlich publiziert von Damien Jeanne für die Diözese Bayeux und von François-Olivier Touati für die Diözesen Bourges, Tours, Angers und Le Mans, in: DERS. (Hg.), Archéologie et architecture hospitalières, S. 325–390 und 391–438. Marcel BAUDOT, La gestion d'une léproserie du XIVᵉ siècle: la maladrerie Saint-Lazare de Montpellier, in: Santé, médecine et assistance au Moyen Âge, Actes du 110ᵉ congrès national des Sociétés savantes (Montpellier 1985), Histoire médiévale et philologie, 1, Paris 1987, S. 411–426. Christine JÉHANNO, Alimentation et approvisionnement à la fin du Moyen Âge: l'exemple de l'Hôtel-Dieu de Paris, thèse de doctorat, Université de Paris I 2000.

raum, skizzieren können und dabei die Behauptung entkräftet, es gebe eine Kontinuität in der Einstellung gegenüber den Kranken und mithin eine Kontinuität der für die Krankheit gesuchten Lösungen[40]. Dieser umfassende Charakter des Gegenstands zwingt dazu, eine totale Geschichte anzustreben, in der die Daten vollständig gesammelt und miteinander verbunden werden müssen – von der Dekonstruktion der Historiographie, also der Analyse der Bedingungen, unter denen Hospitalgeschichte geschrieben wurde, bis hin zur ständigen Abgleichung mit Dokumenten aller Art[41].

Italienische Forschung

Die mittelalterlichen Hospitäler Italiens haben in den letzten zwanzig Jahren mehr und mehr Forschungsbemühungen auf sich gezogen. Geographisch gesehen sind die Energien allerdings nicht ganz gleich verteilt, denn zu Nord- und Zentralitalien wurde erheblich intensiver gearbeitet als zum Süden, was vor allem der weniger guten Quellenüberlieferung im Mezzogiorno geschuldet ist[42]: Schwerpunkt sind die Regionen Toskana, Lombardei, Emilia und die Stadt Venedig, in zweiter Linie auch Ligurien und die Mark Ancona. Die Publikationsform, in der die Resultate der italienischen Hospitalforschung am häufigsten präsentiert werden, ist die monographische Studie zu einer Stadt[43]

[40] François-Olivier TOUATI, Histoire des maladies, histoire totale? L'exemple de la lèpre et de la société au Moyen Âge, in: Sources. Travaux historiques 13 (1988), S. 3–14; DERS., Maladie et société au Moyen Âge. La lèpre, les lépreux et les léproseries dans la province ecclésiastique de Sens jusqu'au milieu du XIVe siècle, Bruxelles 1998 (Bibliothèque du Moyen Âge, 11).

[41] DERS., Les cartulaires de léproserie dans la France du Nord (XIIIe–XVe siècles), in: Olivier GUYOTJEANNIN, Laurent MORELLE (Hg.), Les Cartulaires. Actes de la Table ronde organisée par l'École nationale des chartes et le CNRS, Paris 1993 (Mémoires et documents, 39), S. 467–501.

[42] Vgl. die Bemerkungen zu süditalienischen Hospitälern in dem neuen Beitrag von Isabella AURORA, L'ospedale di S. Giacomo di Marsico Nuovo e la rete assistenzaile periferica fra XIV e XV secolo, in: Giancarlo ANDENNA, Hubert HOUBEN (Hg.), Mediterraneo, Mezzogiorno, Europa. Scritti in onore di Cosima Damiano Fonseca (im Druck). Siehe neuerdings aber: Medicina e ospedali. Memoria e futuro. Aspetti e problemi degli archivi sanitari, Atti del Convegno, Napoli 20–21 dicembre 1996, Rom 2001 (Pubblicazioni degli Archivi di Stato. Saggi, 69); Giovanni VITOLO, Rosalba DI MEGLIO, Napoli angioino-aragonese. Confraternite, ospedali, dinamiche politico-sociali, Salerno 2003.

[43] Z. B. Carlo MARCHESANI, Giorgio SPERATI, Ospedali genovesi nel medioevo, Genua 1981.

oder zu signifikanten Einzelfällen[44]; daneben liegt mittlerweile eine ansehnliche Reihe von Sammelbänden zu ausgewählten Regionen,[45] Hospitalorden[46] oder besonderen Problemfeldern[47] vor.

Die Grundtendenzen in der italienischen Forschung scheinen den in anderen Ländern, insbesondere in Frankreich, eingeschlagenen Wegen kongruent zu sein. Betrachtet man die hospitalgeschichtlichen Publikationen seit den 1950er Jahren, so konstatiert man, daß – abgesehen von den im engeren Sinne medizingeschichtlichen Studien – zunächst die Rechtsgeschichte der karitativen Institutionen einiges Interesse auf sich zog[48]. Bedeutender freilich als der rechtsgeschichtliche Ansatz war (und ist) die religiöse Perspektive, d. h. die in einer langen Forschungstradition stehende Entscheidung, mittelalterliche Hospitäler als Element der Kirchen- und Ordensgeschichte[49] oder als Ausdruck der religiösen Bewegung zu untersuchen. Was diesen zuletzt genannten Ansatz betrifft, so wirkte der Impuls, der in den 1960er Jahre zu verstärkter Beschäftigung mit den religiösen Laienbewegungen des 12. und 13. Jahrhunderts, mit Semireligiosen, Bruderschaften[50] und mit der Heiligkeit von Laien[51] führte, auch auf das Interesse an den Hospitälern[52] zurück; die beträchtliche quantitative Zunahme karitativer Institutionen im 12. und vor allem im 13 Jahrhundert war ja engstens mit dem Wandel der Rolle der Laien in der Kirche verbunden. Damit traten auch mehr und mehr die Personen und Perso-

[44] Gabriella PICCINNI, L'ospedale di S. Maria della Scala di Siena. Note sulle origini dell'assistenza sanitaria in Toscana (XIV–XV secolo), in: Città e servizi sociali nell'Italia dei secoli XII–XV, Pistoia 1990, S. 297–324; Luciano BELLOSO (Hg.), L'oro di Siena. Il Tesoro di Santa Maria della Scala, Catalogo della mostra, Siena dicembre 1996–febbraio 1997, Mailand 1996.

[45] Assistenza e ospitalità nella Marca medievale, Atti del XXVI Convegno di studi maceratesi, San Ginesio 17–18 novembre 1990, Macerata 1992.

[46] Pietro DE ANGELIS, L'Ospedale di Santo Spirito in Saxia, 2 Bde., Roma 1960–1962. Zur neueren Forschung zu S. Spirito vgl. den Beitrag von Andreas REHBERG in diesem Band.

[47] Allen J. GRIECO, Lucia SANDRI (Hg.), Ospedali e città: L'Italia del Centro-Nord, Atti del Convegno internazionale di studio, Firenze, Istituto degli Innocenti e Villa I Tatti, 27–28 aprile 1995, Florenz 1997.

[48] Emilio NASALLI ROCCA, Il diritto ospedaliero nei suoi lineamenti storici, Mailand 1956; Atti del primo Congresso italiano di storia ospitaliera, Reggio Emilia 1957.

[49] Antonino MARIELLA, Le origini degli ospedali bresciani, Brescia 1963; Vincenzo MONACHINO, Mariano D'ALATRI, Isidoro DA VILLAPADIERNA, La carità cristiana in Roma, Bologna 1968.

[50] Il movimento dei Disciplinati nel Settimo centenario del suo inizio (Perugia 1260), Spoleto 1962.

[51] André VAUCHEZ, Une nouveauté du XIIe siècle: les saints laïcs de l'Italie communale, in: L'Europa dei secoli XI e XII fra novità e tradizione: sviluppi di una cultura, Atti della decima Settimana internazionale di studio, Mendola 25–29 agosto 1986, Mailand 1989, S. 57–80.

[52] Piero CAMILLA, L'ospedale di Cuneo nei secoli XIV–XVI. Contributo alla ricerca sul movimento dei Disciplinati, Cuneo 1972.

nengruppen, die in den und um die mittelalterlichen Hospitäler agierten, in den Blick[53].

Ein neuer Aspekt kam ins Spiel, als sich die italienische Forschung, angeregt unter anderem durch die Arbeiten von Brian Pullan[54], Michel Mollat[55] und Charles de La Roncière[56], dem Thema Armut, Arme und Armensorge aus sozialgeschichtlicher Sicht zuwandte. Neben das von der Theologie entliehene Substantiv *carità*, das die religiös geprägte Hospitalforschung begleitet hatte, trat nun das neutralere und modernere Wort *assistenza*. Mit dem Konzept der *assistenza* lassen sich nicht nur Hospitäler, sondern ebenso alle anderen, auch weniger stark institutionalisierten Formen der Armenhilfe fassen[57]. Damit konnte zum einen die sozialgeschichtliche Analyse der spätmittelalterlichen Gesellschaften verfeinert werden, bieten doch gerade die Hospitalarchive gute Chancen, Aufschluß zu gewinnen über die Lebensbedingungen der Bedürftigen, über Mortalität und demographische Bewegungen, über Problemgruppen wie Kinder und Frauen, über geographische Mobilität und nicht zuletzt über die Wechselwirkungen von Krankheit, Gesellschaft und Politik[58].

Zum andern weckte die Frage, wie sich der mittelalterliche (theologische, politische) Diskurs über Armut beziehungsweise Bedürftigkeit entwickelte, vor dem Hintergrund einer nun genauer erforschten sozioökonomischen Realität der Armut neuen Diskussionsbedarf[59]. Und zum dritten beeinflußte das von den Historikern der frühen Neuzeit eingeführte Konzept der ›Sozialdisziplinierung‹ auch die mediävistische Sicht auf das Verhältnis zwischen Armensorge und Armenkontrolle[60].

Die Tatsache, daß die italienische Historiographie seit langem einen besonders kräftigen stadtgeschichtlichen Zweig hervorgebracht hat, hat sich, kaum überraschend, dahingehend ausgewirkt, daß das Thema Hospitäler – sei es aus

[53] Marina GAZZINI, Uomini e donne nella realtà ospedaliera monzese dei secoli XII–XIV, in: Uomini e donne in comunità, Verona 1994 (Quaderni di storia religiosa, 1), S. 127–144.

[54] Brian PULLAN, Rich and Poor in Renaissance Venice. The Social Institutions of a Catholic State, to 1620, Oxford 1971.

[55] Michel MOLLAT, Les pauvres au moyen âge. Étude sociale, Paris 1979.

[56] Charles DE LA RONCIÈRE, Pauvres et pauvreté à Florence au XIVe siècle, in: Michel MOLLAT (Hg.), Études sur l'histoire de la pauvreté, 2 Bde., Paris 1974, 2, S. 661–745.

[57] Giuliano PINTO (Hg.), La società del bisogno. Povertà e assistenza nella Toscana medievale, Firenze 1989; Città e servizi sociali nell'Italia dei secoli XII–XV, Pistoia 1990; Anna ESPOSITO, Accueil et assistance à Rome, in: Médiévales 40 (2001) S. 29–41.

[58] John HENDERSON, Epidemics in Renaissance Florence: Medical Theory and Government Response, in: Neithard BULST, Robert DELORT (Hg.), Maladies et sociétés (XIIe–XVIIIe siècles), Paris 1989, S. 165–186.

[59] John HENDERSON, Piety and Charity in Late Medieval Florence, Oxford 1994.

[60] Edoardo GRENDI, Ideologia della carità e società indisciplinata: la costruzione del sistema assistenziale genovese (1470–1670), in: Giorgio POLITI, Mario ROSA, Franco DELLA PERUTA (Hg.), Timore e carità. I poveri nell'Italia moderna, Cremona 1982, S. 59–75.

kirchengeschichtlicher, sei es aus sozialgeschichtlicher Perspektive – ganz überwiegend im Kontext der kommunalen Geschichte verortet wurde und wird. Doch haben sich hier in den letzten Jahren einige neue Gesichtspunkte ergeben. Zunächst ist darauf hinzuweisen, daß die Hospitalforschung kontinuierlich an der Erschließung der Archive gearbeitet hat und daher immer wieder neue oder bisher wenig beachtete Quellen heranziehen kann[61]. Neu ist auch eine gesteigerte Aufmerksamkeit für den Beitrag der Hospitäler zur Urbanistik der Städte[62]. Dieser topographische Aspekt kommt aber ebenfalls zum Tragen in Untersuchungen zum Verhältnis von städtischen und ländlichen Hospitälern und zu den historischen Straßen. Wenn das Land zwischen den Städten Kommunikationsraum war, dann nicht zuletzt deshalb, weil die Wegverbindungen, die es durchzogen, durch Einrichtungen wie Hospize und Hospitäler überhaupt erst praktikabel wurden[63]. Ein weiterer *chantier*, den die neue italienische Forschung eröffnet hat, sei zum Schluß wenigstens genannt: die Rolle der Hospitäler im *state-building* der Renaissancestaaten, ein Aspekt, der meist im Zusammenhang mit der Hospitalreform des 15. Jahrhunderts diskutiert wird[64]. Diese Untersuchungsperspektive ist auch deshalb besonders signifikant, weil sich an ihr zeigen läßt, daß die Position der mittelalterlichen und frühmodernen Hospitäler nicht ein für allemal festgelegt war, sondern zwischen kirchlichen und weltlichen Autoritäten, zwischen laikalem und religiösem Kompetenzbereich umstritten sein konnte und daher ein Problem darstellte. Von daher gewinnt auch die Frage neues Interesse, wie Hospitalgemeinschaften die Erinnerung an ihre Ursprünge konstruierten und wie ihre soziale Umgebung mit solchen Geschichtsbildern umging[65].

[61] Vgl. zum Beispiel die von der noch heute bestehenden Fraternita dei laici von Arezzo herausgegebene Zeitschrift *Annali Aretini 1* (1993ff.), eine Fundgrube für neues Material aus den lokalen Hospitalarchiven.

[62] Marina GAZZINI, La città, la strada, l'ospitalità: l'area di Capodiponte a Parma tra XII e XIV secolo, in: Un'area di strada. L'Emilia occidentale nel Medioevo. Ricerche storiche e riflessioni metodologiche, Bologna 2000, S. 307–331.

[63] Renato STOPANI, La Via Francigena in Toscana. Storia di una strada medievale, Firenze 1984; vgl. auch das Periodicum De strata Francigena 1 (1993ff.). Zu den ländlichen Besitzungen von S. Spirito in Sassia: Susanna PASSIGLI, Una strada, il suo ambiente, il suo uso. La via Aurelia fra XII e XVIII secolo, in: Irene FOSI, Antonia PASQUA RECCHIA (Hg.), Strade, paesaggio, territorio e missioni negli anni santi fra medioevo e età moderna, Rom 2001, S. 105–155.

[64] Giuliana ALBINI, Città e ospedali nella Lombardia medievale, Bologna 1993; Gian Maria VARANINI, Per la storia delle istituzioni ospedaliere nelle città della Terraferma veneta nel Quattrocento, in: GRIECO, SANDRI, Ospedali e città, S. 107–155.

[65] Marina GAZZINI, Memoria »religiosa« e memoria »laica«: sulle origini di ospedali di area padana (secoli XII–XIV), in: Mélanges de l'École française de Rome, Moyen Âge 115 (2003) S. 361–384.

Eine Forschungsgeschichte birgt die Versuchung, die Dinge in das Muster einer linearen Erzählung zu bringen. Dieser teleologischen Versuchung muß man im Fall der Hospitalforschung schon deshalb widerstehen, weil viele ältere Fragestellungen – zum Beispiel das Verhältnis von Hospitälern und Orden oder die Institutionengeschichte – nach wie vor interessante Arbeiten hervorbringen. Die wichtigsten Erträge der neuen Forschung zu italienischen Hospitälern liegen jedoch auf anderen Feldern, die hier abschließend noch einmal aufgezählt seien: Erschließung neuer Quellen, Interesse an den von Hospitälern absorbierten Personen, Rekonstruktion der historischen Kontexte der Hospitalgeschichte, Problematisierung der traditionellen Dichotomie von Kirchlichkeit versus Laizität (oder Kommunalisierung) der Hospitäler sowie Analyse der mittelalterlichen Einstellungen zum Hospital, also des »Hospital-Diskurses«.

In unmittelbarer Anbindung und Fortsetzung der bisher ergebnisreichen deutschen, französischen und italienischen Forschung bietet es sich nun an, die Heterogenität der Hospitäler erneut wahrzunehmen und deren institutionelle Vielfalt weiterhin zu erforschen. Dies erfordert, sich auf eine Vielzahl von Themen (Verfassung, Finanzen, Normen, Memoria, Medizin, Ernährung, Feste) einzulassen, was verschiedener methodischer Zugangsweisen bedarf. Dabei ist bereits von der Erkenntnis auszugehen, daß es nicht das mittelalterliche Hospital gegeben hat, sondern daß jedem Hospital viele verschiedene institutionelle Einzelmerkmale in unterschiedlichem Maße zukommen und damit jedes Hospital auch von einzigartiger Beschaffenheit ist. Aus dieser Perspektive ist der internationale Vergleich dringend erforderlich. Dies streben wir für Frankreich, Deutschland und Italien an.

BEATE SOPHIE FLECK

QUELLEN ZU INSASSEN WESTFÄLISCHER HOSPITÄLER IM 15. UND 16. JAHRHUNDERT

1. Überblick

Das Hospitalwesen Westfalens ist – wie es auch für viele andere Landschaften gilt – bisher nicht Gegenstand einer vergleichenden Untersuchung geworden. Wilhelm Liese hat zwar bereits 1919 in der Westfälischen Zeitschrift einen Beitrag über »Westfalens alte und neue Spitäler« bis zum Beginn des 20. Jahrhunderts veröffentlicht[1], doch zählt er fast ausschließlich die Namen der Hospitäler mit ihren Gründungsjahren und ihrer Kapazität auf – also immerhin eine Bestandsaufnahme. Um 1500 gab es demnach in Münster ca. neun, in Soest sechs, in Warendorf vier, in Beckum, Hamm und Warburg drei, in Coesfeld, Dortmund, Dülmen, Herford, Minden und Paderborn zwei sowie in 39 weiteren Städten bzw. Klöstern je ein Spital, Gasthaus, Elende oder Armenhaus[2]. Nicht mitgezählt und im folgenden auch nicht berücksichtigt sind die Sonderformen der Lepra- und Pesthäuser. Deren Erfassung wird in zwei Dissertationen nachgegangen, die aber nicht konkret auf die Bewohner eingehen[3]. Über einzelne Hospitäler liegen Untersuchungen vor, die überwiegend in der zweiten Hälfte des 19. bzw. ersten Hälfte des 20. Jahrhunderts entstanden und sich v.a. auf die Gründungs-, Verwaltungs- und Wirtschaftsgeschichte beziehen[4]. Während in diesen Abhandlungen nur einzelne Quellen veröffentlicht

[1] W[ilhelm] LIESE, Westfalens alte und neue Spitäler, in: Westfälische Zeitschrift 77 (1919) 2. Abteilung, S. 128–189.

[2] Es handelt sich um: Ahlen, Attendorn, Belecke, Bielefeld, Borken, Brakel, Brilon, Corvey, Dorsten, Ewich, Freckenhorst, Geseke, Herdecke, Höxter, Horstmar, Iserlohn, Kamen, Liesborn, Lippstadt, Marienfeld, Marienmünster, Menden, Niedermarsberg, Nieheim, Nottuln, Recklinghausen, Rheine, Rüthen, Schwelm, Schwerte, Siegen, Steinfurt, Telgte, Venne, Vreden, Wattenscheid, Werl, Werne und Witten.

[3] Elisabeth FRINGS, Aussatz und Aussatzhäuser in Westfalen, Diss. Münster 1944; Ute WEYAND, Neue Untersuchungen über Lepra- und Pesthäuser in Westfalen und Lippe. Versuch eines Katasters, Diss. Bochum 1983.

[4] Zu nennen wären hier neben den später behandelten Beispielen insbesondere: Wilhelm ENGBERDING, Armenanstalten und Wohlfahrtspflege der Stadt Dorsten bis zum Anfang des 19. Jahrhunderts, Diss. Münster 1936; Anton GEMMEKE, Geschichte der Armenhäuser und des Armenwesens der Stadt Paderborn bis zum Jahre 1866, Diss. Münster 1939; Ernst MÖHL, Die Geschichte der Karitas und des Armenwesens in Höxter unter besonderer Be-

sind, legte der aus dem Kreis Soest stammende und in Münster wirkende Archivar und Privatdozent Friedrich von Klocke für die Soester Wohlfahrtsanstalten in den fünfziger und sechziger Jahren des 20. Jahrhunderts ein mehrbändiges Regestenwerk vor[5], das einen beträchtlichen Anteil der einschlägigen Quellen, allerdings ohne die wichtigen Rechnungsbücher und Akten, vorstellt. In meiner Dissertation konnte ich davon in erster Linie die Archivalien auswerten, die sich auf das größte und bedeutendste Soester Hospital beziehen[6]. Dieses ist das um 1178 auf Initiative der Soester Bürgerschaft gegründete Heilig-Geist-Hospital. In ihm wurden zunächst unter der Leitung einer Bruderschaft, seit den fünfziger oder sechziger Jahren des 13. Jahrhunderts unter der des Rates, arme und kranke Frauen sowie Männer versorgt. Mit der Gründung des speziell für Kranke eingerichteten »Neuen Hospitals« im Jahre 1304 und verstärkt mit dessen Verlegung in den »Großen Mariengarten« um 1320 trat ein Funktionswandel ein. Das nun Altes Hospital genannte Haus verlor mit der Zeit seine Zuständigkeit für Kranke und auch für männliche Bewohner. Seit 1397 wurden zunächst Jungfern, im darauffolgenden Jahr auch Meisterinnen erwähnt[7], die – von Ausnahmen abgesehen – auf Dauer im Hospital lebten, das vermutlich erst seit Einführung der Reformation mit dem heute üblichen Namen »Hohes Hospital« bezeichnet wurde. Neben den beiden schon erwähnten Wohlfahrtsanstalten gab es in Soest den »Kleinen Mariengarten« (gegründet Ende des 13. Jahrhunderts), das Leprosenhaus zur Marbecke (kurz vor Mitte des 13. Jahrhunderts), das Pilgrimshaus am Jakobitor (Ende des 13. Jahrhunderts), das Gasthaus im Osthofen (gestiftet Anfang des 15. Jahrhunderts)

rücksichtigung der Geschichte des Heilig-Geist-Hospitals, in: Westfälische Zeitschrift 94 (1938) 2. Abteilung, S. 205–296; Wilhelm ZUHORN, Zur Geschichte der Wohltätigkeits-Anstalten in der Stadt Warendorf, in: ibid. 53 (1895) 1. Abteilung, S. 245–258; ibid. 54 (1896) 1. Abteilung, S. 30–56; ibid. 55 (1897) 1. Abteilung, S. 115–135. Als neue, aber nicht sehr ausführliche Zusammenfassung sei noch aufgeführt: Fredy NIKLOWITZ, Armenfürsorge in der Stadt Lünen vom Mittelalter bis zur Gründung einer Städtischen Armenpflegekommission 1836, Lünen 1994.

[5] Friedrich von KLOCKE (Bearb.), Urkunden-Regesten der Soester Wohlfahrtsanstalten (Veröffentlichungen der Historischen Kommission Westfalens, 25), Bd. I: Urkunden des Hohen Hospitals bis 1600, Münster, Soest 1964; Bd. II: Urkunden des Hohen Hospitals von 1601–1807, Münster, Soest 1963. Bd. III,1: Urkunden des Großen und des Kleinen Mariengartens und des Leprosenhauses zur Marbecke, Münster, Soest 1953; Bd. III,2: Urkunden des Leprosenhauses zur Marbecke, des Pilgrimshauses am Jakobitor und des Gasthauses im Osthofen, Münster, Soest 1963; Bd. III,3: Urkunden der Beginenhäuser und Armeneinrichtungen, Münster, Soest 1964; Bd. IV: Wilhelm KOHL (Bearb.), Register, Münster 1973.

[6] Vgl. Beate Sophie GROS, Das Hohe Hospital in Soest (ca. 1178 bis 1600). Eine prosopographische und sozialgeschichtliche Untersuchung, Münster 1999 (Urkunden-Regesten der Soester Wohlfahrtsanstalten, 5. Veröffentlichungen der Historischen Kommission für Westfalen, 25).

[7] Vgl. Urkunden-Regesten der Soester Wohlfahrtsanstalten I, 1964, Nr. 93/Stadtarchiv Soest A 8481 (1397 IV 5); ibid. Nr. 94/A 8482 (1398 I 2).

sowie verschiedene Beginenhäuser und Armeneinrichtungen[8]. Das Hospitalwesen war somit in der bedeutenden Hansestadt am Hellweg vielseitig und ausgeprägt. Die Quellen des Soester Hohen Hospitals werden die Ausgangsbasis für die vergleichende Untersuchung bilden. Sie kann nicht das gesamte westfälische Hospitalwesen behandeln, sondern nur anhand einiger Beispiele erste Erkenntnisse, aber v.a. Forschungsdesiderate aufzeigen.

Neben Soest soll auch die Hansestadt Dortmund, die einzige Reichsstadt Westfalens, ebenfalls am Hellweg, der bedeutenden Ost-West-Handelsstraße gelegen, betrachtet werden. Hier gab es das im ausgehenden 12. Jahrhundert gegründete Heilig-Geist-Hospital und das 1358 gestiftete Neue Hospital, das später meist Gasthaus genannt wurde. Der erste Dortmunder Stadtarchivdirektor Karl Rübel stellte 1911 diese Häuser in einer längeren Abhandlung mit dem Abdruck wichtiger Quellen vor[9]. Über das Gasthaus erschien zudem eine Dissertation, welche als Quellen-Schwerpunkt das zu Beginn des 17. Jahrhunderts geführte Gastbuch auswertete[10]. Darüber hinaus sind mehrere kurze Beiträge zu Einzelaspekten beider Häuser erschienen[11].

Als drittes Exempel sei das Hospitalwesen in der Bischofs- und Hansestadt Münster herangezogen. Im Gegensatz zu den meisten Städten hat sich die Armenfürsorge dort dezentral entwickelt[12]. Um 1550 gab es in Münster 13 Ar-

[8] Vgl. auch Antje SANDER-BERKE, Armut und Armenfürsorge im Spätmittelalter und in der frühen Neuzeit, in: Heinz-Dieter HEIMANN in Verbindung mit Wilfried EHBRECHT und Gerhard KÖHN (Hg.), Soest. Geschichte der Stadt 2: Die Welt der Bürger. Politik, Gesellschaft und Kultur im spätmittelalterlichen Soest, Soest 1996 (Soester Beiträge, 53), S. 315–335.

[9] Karl RÜBEL, Die Armen- und Wohltätigkeitsanstalten der freien Reichsstadt Dortmund, in: Beiträge zur Geschichte Dortmunds und der Grafschaft Mark 20 (1911) S. 127–249. Schon 1887 waren Quellen zum Neuen Hospital, darunter die Gründungsurkunde veröffentlicht worden. Vgl. J[oseph] HANSEN, Nachträge zum Dortmunder Urkundenbuch, in: ibid. 5 (1887) S. 1–27, hier S. 14–27.

[10] Albrecht STENGER, Das Gasthaus zu Dortmund und sein Gästebuch 1600–1614, Diss. Münster 1926.

[11] Vgl. Walter FRITZSCH, Die Hospitäler des Mittelalters, in: Heimat Dortmund. Stadtgeschichte in Bildern und Berichten (2/1994) S. 19–23; Beate Sophie GROS, *Das Nie hospital* oder *das gasthuse to Dortmunde*. Eine spätmittelalterliche Armeneinrichtung am Westenhellweg, in: ibid. (2/1997) S. 32–35; Thomas KONIETZNY, Stiftung des Dortmunder Patriziers Arnd Kalf an das Heiliggeist-Hospital und die Nikolaikirche (1410), in: Thomas SCHILP (Hg.), Himmel, Hölle, Fegefeuer. Jenseitsvorstellungen und Sozialgeschichte im spätmittelalterlichen Dortmund, Essen 1996 (Veröffentlichungen des Stadtarchivs Dortmund, 12), S. 105–110; Michael SIEDLING, Das Dortmunder Leprosenhaus. Stadtgesellschaft und Aussätzige im Mittelalter, in: ibid. S. 124–128; Thorsten LANGELÜDDECKE, Das Dortmunder Gasthaus – eine spätmittelalterliche Armeneinrichtung, in: ibid. S. 129–134; Jasmin KLEEMANN, Die Neuordnung des Heiliggeist-Hospitals im Jahre 1502, in: ibid. S 135–141.

[12] Das dezentrale System ist in einer eigenen Reihe des Stadtarchives gut dokumentiert: Franz-Josef JAKOBI u. a. (Hg.), Stiftungen und Armenfürsorge in Münster vor 1800, Münster 1996 (Studien zur Geschichte der Armenfürsorge und der Sozialpolitik in Münster, 1); Thomas KÜSTER, Alte Armut und neues Bürgertum. Öffentliche und private Fürsorge in Münster

menhäuser. Zwei von ihnen standen als Zwölfmännerhäuser unter der Aufsicht des Domkapitels. In ihnen wurden Diener und Knechte der Domherren bzw. der Höfe des Domkapitels aufgenommen[13]. Die anderen Häuser, unter ihnen das erstmals 1176 erwähnte Magdalenenhospital[14] und das nach 1350 gegründete Armenhaus »Zur Aa«[15], die jeweils 33 Personen aufnehmen konnten, hatten insgesamt eine Aufnahmekapazität von ca. 190 Personen, die nicht (mehr) arbeitsfähig waren. Bis zum Ende des 16. Jahrhunderts wurden noch sieben weitere Armenhäuser gestiftet, die Platz für jeweils drei bis zwölf Personen boten[16]. Daneben gab es die offene Armenfürsorge (»Almosenkörbe«, »Speckpfründen«) in den einzelnen Kirchspielen[17], das Gasthaus für durchreisende Fremde[18], das vor der Stadt gelegene Leprosenhaus »Kinderhaus«[19] sowie vier Elenden, die im Bedarfsfall für an der Pest erkrankte Münsteraner Einwohner sowie Durchreisende geöffnet wurden[20].

Als Beispiele für die kleineren Städte Westfalens werden hier Hospitäler in Rheine und Vreden vorgestellt. Diese stehen für eine Vielzahl weiterer Einrichtungen, die hier nicht näher vorgestellt werden können. In Rheine, nördlich von Münster an der Ems gelegen, war das Alte Heilig-Geist-Spital als Versorgungshaus für 13 arme alte Leute des Bürgerstandes in den letzten Jahrzehnten des 14. Jahrhunderts gegründet worden[21]. Es wird aber erst durch eine quasi Neustiftung 1448 und den damit einhergehenden Statuten näher

von der Ära Fürstenbergs bis zum Ersten Weltkrieg (1756–1914), Münster 1995 (ibid., 2); Ralf KLÖTZER, Kleiden, Speisen, Beherbergen. Armenfürsorge und soziale Stiftungen in Münster im 16. Jahrhundert (1535–1588), Münster 1997 (ibid., 3); Franz-Josef JAKOBI, Ralf KLÖTZER, Hannes LAMBACHER (Hg.), Strukturwandel der Armenfürsorge und der Stiftungswirklichkeiten in Münster im Laufe der Jahrhunderte, Münster 2002 (ibid., 4).

[13] Vgl. KLÖTZER, Kleiden (wie Anm. 12), S. 72–77.

[14] [DUCORNU], Das Magdalenen-Hospital in Münster, in: Westfälische Zeitschrift 18 (1857) S. 65–130; Paul GÄRTNER, Das Magdalenenhospital zu Münster i. W. im Mittelalter. Ein Beitrag zur Geschichte des Armenwesens, Diss. masch. Münster 1922; Barbara KRUG-RICHTER, Alltag und Fest. Nahrungsgewohnheiten im Magdalenenhospital in Münster 1558 bis 1635, in: Trude EHLERT (Hg.), Haushalt und Familie in Mittelalter und früher Neuzeit. Vorträge eines interdisziplinären Symposiums vom 6.–9. Juni 1990 an der Rheinischen Friedrich-Wilhelms-Universität Bonn, Sigmaringen 1991, S. 71–90; DIES., Zwischen Fasten und Festmahl. Hospitalverpflegung in Münster 1540–1650, Stuttgart 1994 (Studien zur Geschichte des Alltags, 11), zur Geschichte insbesondere S. 43–73.

[15] Vgl. Christine SCHEDENSACK, Die Anfänge des Armenhauses Zur Aa. Zur Frühphase der »Kommunalisierung« der Armenfürsorge in Münster, in: JAKOBI (Hg.), Stiftungen (wie Anm. 12), S. 169–239.

[16] Vgl. KLÖTZER, Kleiden (wie Anm. 12), S. 229–237.

[17] Vgl. ibid. S. 17–71.

[18] Vgl. ibid. S. 125–128.

[19] Vgl. ibid. S. 84–93.

[20] Vgl. ibid. S. 128–134.

[21] Josef RÖCKEN, Die Armenanstalten der Stadt Rheine bis zum Anfang des 19. Jahrhunderts. Ein Beitrag zur Geschichte der Caritas in Rheine Münster 1935 (Münstersche Beiträge zur Geschichtsforschung, 3. Folge 9. Heft).

faßbar[22]. Die im Westen des Fürstbistums Münster, an der heutigen niederländischen Grenze gelegene Landstadt Vreden hatte um 1500 ca. 1100 Kommunikanten. Das Hospital oder Gasthaus zum Heiligen Geist wurde zuerst 1460 genannt[23].

2. Quellen zu den Insassen

Die Insassen von Hospitälern sind natürlich so different wie die Hospitaltypen und – wie allgemein bekannt – konnten auch in einem Haus ganz unterschiedliche Personengruppen angetroffen werden. Anhand einiger uns heute interessierender Fragestellungen soll im Folgenden die Vielfalt der ganz verschieden überlieferten Quellen vorgestellt werden.

2.1. Quellen zu Namensnachweisen

Anno xv^c qwam ich Jasper van der Borch in Soest, und up Sunt Pauwels avend conversionis wart ich Boiger und dede mynen Eydt dan so und vort up den dinst der Secretarien als dat woentlich ist. Item do langede my mester Johan Konynck de taiffeldeyner desen hyr be gestecken zedell und sachte my ich solde de selven int bock schryven dat geboite my und so ich geyn besonder boeck dair to en vant. So makede ich dyt und heb dese geschreven als volget[24]. Mit diesen in niederdeutscher Sprache verfaßten Einführungsworten beginnt das Hospitalpräbendenverzeichnis des 30 Jahre in Soest wirkenden Stadtsekretärs. In dem Buch liegt noch heute der zugesteckte Zettel, der Anlaß der Aufzeichnungen war. Das Verzeichnis enthält sieben Aufnahmelisten aus dem Zeitraum zwischen 1499 und 1531. Acht weitere Listen in den Ratsprotokollbüchern von 1495 und aus dem Zeitraum zwischen 1551 und 1582 ergeben einen guten Überblick der Frauen, welche in der Regel durch Angabe ihres Vaters oder Onkels näher zu identifizieren sind, und eine der frei werdenden Stellen bekamen bzw. auf eine spezielle Warteliste gesetzt wurden, weil der Andrang auf die insgesamt 46 Präbenden durchweg sehr groß war. Außerdem hat sich

[22] Siehe den Abdruck der »Stiftungsurkunde«, ibid. S. 209–212.

[23] Volker TSCHUSCHKE, Studien zur Geschichte der Fürsorge in Vreden. Das Gasthaus zum Heiligen Geist, das Leprosenhaus, das Waisenhaus, das St. Marien-Hospital und das Alten- und Pflegeheim St. Ludger, Vreden 1994 (Beiträge des Heimatvereins Vreden zur Landes- und Volkskunde, 44). Kommunikantenzahl nach Art. Vreden, in: Erich KEYSER (Hg.), Westfälisches Städtebuch, Stuttgart 1954 (Deutsches Städtebuch. Handbuch städtischer Geschichte, 3; Nordwest-Deutschland, 2: Westfalen), S. 356–358, hier S. 357.

[24] Stadtarchiv Soest A 7254, S. 3 (wahrscheinlich 1500).

für 1506 ein Gesamtverzeichnis aller als Jungfern bezeichneten Präbendeninhaberinnen erhalten, das von der Hand des gleichen Stadtsekretärs Jasper von der Borg auf der Jahresrechnung von 1506 notiert ist und für die nächste Zeit noch korrigiert worden ist[25]. Weitere Jungfernverzeichnisse stehen in den Jahresrechnungen von 1544, 1582 und 1586[26].

Natürlich ist es nicht immer so leicht, die Namen von Hospitalinsassen aufzufinden, und im obigen Beispiel erfaßt man damit zwar einen großen Teil, aber nicht alle Bewohnerinnen, so daß man sich weiteren Quellen zuwenden muß. Aus den schon erwähnten Soester Ratsprotokollbüchern erfährt man weitere Namen durch die eingetragenen Bittgesuche um Aufnahme, wobei jeweils angegeben ist, ob der Rat dem konkreten Eintritt zustimmte. Ebenso haben sich einzelne Suppliken um Präbendenverleihungen erhalten[27].

Während der Jahre im Spital, die sich z.B. bei der Jungfer Elisabeth Berchmann immerhin auf über 70 Jahre erstreckten, kam eine Namensnennung bei einfachen Jungfern außerhalb der genannten Listen nur selten vor. Aktenkundig wurde ein Name bei Auseinandersetzungen um die Präbende, wie sie z.B. bei Katharina Kleine über ein Jahr im Briefwechsel zwischen ihrem Vater, den Meisterinnen und dem Rat verfolgt werden kann. Anlaß war übrigens die Weigerung der Jungfer, bei einem bestimmten Pfarrer in der benachbarten Petrikirche das Abendmahl zu empfangen, da er ihrer Meinung nach die Rechtfertigungslehre Luthers nicht richtig auslege[28]. Daneben taucht der Name einer Jungfer auf, wenn sie persönlich ein Rechtsgeschäft tätigt, z.B. beim Rentenkauf[29]. Eine Namensnennung konnte auch beim Freiwerden einer Präbende – sei es durch Tod, Resignation oder Entzug – erfolgen. Einige Jungfern wurden auch nur durch ihre Memorienfeiern bekannt, die immerhin bis 1693 in den Rechnungsbüchern verfolgt werden können[30]. Am besten dokumentiert sind die Namen der Meisterinnen, insbesondere der zwei Kornmeisterinnen, da sie sowohl in den Rechnungsbüchern sowie in fast sämtlichen Kauf-, Pacht-, Rentenurkunden etc. vorkommen[31]. Die Meisterinnen sind übrigens eine wichtige frauengeschichtliche Komponente der Hospitalgeschichte, die hier nicht näher verfolgt werden kann.

Dagegen findet man im Dortmunder Neuen Hospital oder Gasthaus bis 1600 keine Namensnennungen zu den *armen elenden wandernden pilgrim*, also den Gästen, die meist nur eine Nacht blieben. In den nächsten 15 Jahren wird je-

[25] Vgl. Urkunden-Regesten der Soester Wohlfahrtsanstalten I 1964, Nr. 243/Stadtarchiv Soest A 8453, fol. 6r–v (1506).
[26] Vgl. Stadtarchiv Soest A 8768, fol. 11v–12v (1544), A 8772, fol. 11v, 12r (1582), A 8773, fol. 11v, 12r (1586).
[27] Vgl. GROS, Hohe Hospital (wie Anm. 6), S. 153–165.
[28] Vgl. ibid. S. 181–186.
[29] Vgl. ibid. S. 282f.
[30] Vgl. ibid. S. 329–334.
[31] Vgl. ibid. S. 221–234.

doch genau Buch geführt, wer übernachtet (Name, Heimatort, Beruf), aus welchem Grunde er dieses tat (z.B. Pilger, Flüchtling), was für ein Almosen er auf welche vorgetragene Bitte bekam und welche Legitimationen er vorweisen konnte[32]. Von den im Gasthaus aufgenommenen Pfründnern sind einzelne aufgrund ihrer Einkaufsverträge bekannt[33]. Ebenso ist man im Magdalenenhospital in Münster, das im 16. Jahrhundert bis zu 33 Personen aufnehmen konnte, auf Einzelnennungen angewiesen. Namen werden genannt beim Eintritt ebenso wie bei der Regelung des Nachlasses. Die Angaben sind überwiegend in den Jahresrechnungen zu finden[34]. Auch die Bewohnerinnen des ebenfalls für 33 Plätze ausgerichteten Armenhauses »Zur Aa« in Münster lassen sich nicht durch Namensverzeichnisse fassen; lediglich zwei Frauen sind in Rentenbriefen nachweisbar. Die eine kann aufgrund eines Rentekaufes für eine Zusatzversorgung eigentlich kaum arm gewesen sein, die andere wird als Magd bezeichnet[35]. Im Münsteraner Armenhaus Jodefeld sind von 1573 bis 1588 immerhin 13 Namen durch Pfründenkäufe belegt[36]. Dagegen haben sich für die offene Armenfürsorge in Münster zwischen 1536 und 1620 Namenslisten in den Rechnungsbüchern der sogenannten Speckpfründe Lamberti erhalten. Hier werden sowohl einzelne Hausarme aufgezählt, wie auch Einzelne bedacht, die schon in einem der Armenhäuser lebten, aber auch Personen, die nur vorübergehend, z.B. durch eine Krankheit, Unterstützung benötigten[37]. Für die Speckpfründe Ludgeri lassen sich zwischen 1565 und 1570 sechs Empfänger namentlich nachweisen[38].

Im alten Heilig-Geist-Spital in Rheine sind vermutlich keine Namensverzeichnisse geführt worden. Namen tauchen hier im allgemeinen erst auf, wenn der Betreffende bereits verstorben ist und Begräbniskosten und Nachlaßverkauf dokumentiert werden. Der erste namentlich bekannte Herrenpfründner ist erst für 1616 auszumachen[39]. Auch in Vreden kann man nicht auf Listen zurückgreifen.

[32] Vgl. STENGER, Gasthaus (wie Anm. 10).
[33] Vgl. GROS, *Das Nie hospital* (wie Anm. 11), S. 35.
[34] Vgl. KLÖTZER, Kleiden (wie Anm. 12), S. 78f., 83. Allgemein zu den beiden dort aufgenommenen Gruppen der Einkaufspfründner und der bedürftigen Armen vgl. KRUG-RICHTER, Zwischen Fasten und Festmahl (wie 14). Sie nimmt an, daß zumindest seit der zweiten Hälfte des 16. Jahrhunderts eine Rekonstruktion der Sozialstrukturen anhand noch nicht ausgewerteter Quellen, insbesondere der Nachlaßsachen und der Aufnahmegesuche in den Ratsprotokollen, möglich sei. Vgl. ibid. 91, Anm. 237.
[35] Vgl. SCHEDENSACK, Anfänge des Armenhauses (wie Anm. 15), S. 198–200.
[36] Vgl. KLÖTZER, Kleiden (wie Anm. 12), S. 103.
[37] Vgl. Mechthild BLACK, Die Speckpfründe Lamberti – Zentrum der Armenfürsorge in Münster während des Mittelalters und der Frühen Neuzeit, in: JAKOBI (Hg.), Stiftungen (wie Anm. 12), S. 26–159; insbesondere den prosopographischen Anhang S. 114–158. Dazu Korrekturen bei KLÖTZER, Kleiden (wie Anm. 12), S. 352.
[38] Vgl. BLACK, Speckpfründe (wie Anm. 37), S. 323.
[39] Vgl. RÖCKEN, Armenanstalten (wie Anm. 21), S. 48–50.

Neben den eher klassischen Quellenarten sind für Soest auch zwei satirische Schriften des katholischen Kontroverstheologen Patroklus Boeckmann heranzuziehen, einem Minoriten, der diese unter dem Pseudonym Daniel von Soest als Reaktion auf den in Soest größtenteils stattgefundenen Wechsel zum Protestantismus schrieb. Dort wird in einigen Abschnitten der angeblich unwürdige Lebenswandel einiger namentlich genannter Jungfern geschildert, die nur auf männliche Bekanntschaften warten würden[40].

2. 2. Quellen zur Aufnahmepraxis

Die Aufnahmelisten in den Soester Ratsprotokollbüchern bzw. im Hospitalpräbendenverzeichnis des Stadtsekretärs geben jedoch nicht nur die Namen wieder, sondern berichten auch über die Aufnahmepraxis. So erfährt man z.B., daß bei der Vergabe im Jahre 1515 die Ratsherren sich bei einigen Kandidatinnen nicht einigen konnten und durch Würfeln entschieden wurde, welche Jungfer aufgenommen wurde[41]. Aus den insgesamt 15 erhaltenen Listen aus knapp 90 Jahren ergibt sich, daß meist zwischen vier und sieben Stellen neu vergeben wurden. Die Besetzung scheint nicht regelmäßig erfolgt zu sein, sondern nur, wenn eine gewisse Zahl von *Pröven*, so der mittelniederdeutsche Ausdruck für Präbenden, vakant war. Die Ausgewählte mußte sich dem Rat präsentieren und ihr Einzug ins Hospital wurde feierlich begangen[42]. Aufnahmekriterien waren Zugehörigkeit zur Soester Bürgerschaft, eheliche Geburt, würdiger Lebenswandel und ein Mindestalter, das vermutlich bei 21 Jahren lag. Ein Eintrittsgeld nennt hingegen keine der Quellen.

Die in den Ratsprotokollbüchern notierten Bittgesuche bzw. die Suppliken nennen meist auch die Gründe, die eine Aufnahme bewirken sollten. Diese waren u. a. die Familiensituation (arme Witwe, Waise, kinderreiche Familie), Krankheit, aber auch die besondere Bedeutung der Familie oder die Verdienste der Aufgenommenen selbst. So wird z.B. eine Magd des Pilgrimshauses wegen ihrer dortigen treuen Dienste aufgenommen, die aber – das wird ausdrücklich betont – seit zwei Jahren Soester Bürgerin ist[43]. Bis zur Soester Fehde (1444–1449) stand den Erzbischöfen von Köln, danach den Herzögen von Kleve als jeweiligen Landesherren anläßlich ihrer Huldigung in Soest das

[40] Vgl. GROS, Hohe Hospital (wie Anm. 6), S. 293–298.

[41] *Ind de weren so vele, de gebeden hatten, dattet twemayl qwam to gelyken stymmen. So leyt de rait de groite dobbelsteyn van dem kemener langen, ind de twe taiffeldeynre, na geheysch der boigermestere warp de eyne vor dese, ind de andere vor dey ten meysten ougen, ind woirden so twe ten meysten ougen gehalden.* Urkunden-Regesten der Soester Wohlfahrtsanstalten I 1964, Nr. 263/Stadtarchiv Soest A 7254, S. 9 (1515 II 7).

[42] Vgl. GROS, Hohe Hospital (wie Anm. 6), S. 170.

[43] Vgl. ibid. S. 163.

Vorschlagrecht einer Präbende zu[44]. Auch ein Bürgermeister, der das erste Mal in das Amt gewählt wurde, genoß dieses Recht[45].

So ein Besetzungsrecht stand auch oft den Stiftern zu. Besonders augenfällig wird dieses im Dortmunder Heilig-Geist-Hospital. Detmar Berswordt, der dem Hospital reiche Zustiftungen gemacht hatte, bestimmte, daß jeweils der älteste männliche Erbe der Familie drei im Hospital nebeneinander liegende Wohnstellen für Arme vergeben dürfe, wobei dort zum plakativen Gedächtnis drei Familienwappen der Berswordt angebracht wurden, welche so die Verstorbenen, für die gebetet werden sollte, präsent machten[46].

Im Dortmunder Gasthaus bestanden neben der Übernachtungsmöglichkeit für Durchreisende vier Arten von Eintrittsmöglichkeiten[47]. Eine unentgeltliche Aufnahme auf Lebenszeit konnte durch eigene Verdienste erlangt werden, die sich z.B. Alheid Monks wegen ihrer treuen Dienste für ihre Heimatstadt erwarb. Allerdings mußte sie nach Kräften im Hause helfen und ihren Nachlaß dem Hospital zu ihrem Seelenheil hinterlassen. Eine zweite Aufnahmeform war die allgemein bekannte Verpfründung, bei der ein eingezahlter Betrag Kammer und Verpflegung bis zum Tode sicherte. Eine dritte Möglichkeit bestand darin, zunächst als Gastmeister zu arbeiten, eine Summe einzuzahlen und danach zu entscheiden, ob man im Hause wohnen bleiben wolle. Zog man aus, so erhielt man eine Rente. Zudem war viertens eine vorübergehende Aufnahme nachweisbar, die mit einer gestifteten Erbrente abgegolten wurde.

Auch in Rheine brauchte die Hospitalfähigkeit nicht durch eine bestimmte Abgabe erworben zu werden; ein Einkaufspreis war nicht festgesetzt, jedoch sollte das Hab und Gut mit ins Hospital eingebracht werden[48].

Das Magdalenenhospital in Münster war zweigeteilt: zwölf Personen besaßen eine »Oberpfründe«. Für das Wohnrecht in einer eigenen Kammer im oberen Stockwerk bzw. in einer der vier Kammern auf dem Hof sowie für eine reichhaltigere Verpflegung mußten sie sich einkaufen, was in der zweiten Hälfte des 16. Jahrhunderts in der Regel 100 Reichstaler kostete. Die bis zu 21 weiteren dort lebenden Personen waren Arme, die unentgeltlich aufgenommen wurden, aber eine Grundausstattung an Mobiliar, Gebrauchsgegenständen und Wäsche mitzubringen hatten[49].

[44] Vgl. ibid. S. 153–156.

[45] Vgl. ibid. S. 156–158.

[46] Vgl. die Edition der Neuordnung von 1502, in: RÜBEL, Armen- und Wohltätigkeitsanstalten (wie Anm. 9), S. 212–218, hier S. 215 sowie KLEEMANN, Neuordnung (wie Anm. 11), S. 140.

[47] Vgl. im folgenden GROS, *Das Nie hospital* (wie Anm. 7), S. 35.

[48] Vgl. RÖCKEN, Armenanstalten (wie Anm. 21), S. 47.

[49] Vgl. KLÖTZER, Kleiden (wie Anm. 12), S. 78f.

2.3. Quellen zur sozialen Herkunft

Fragt man nach der sozialen Herkunft der Soester Hospitalinsassinnen so sind vor allem zwei Quellengruppen ausschlaggebend: die Bürgerbücher und die Ratswahlbücher. Anhand der dortigen Einträge konnten die insgesamt 288 nachgewiesenen Jungfern sowie die drei mit Präbenden bedachten, aber nicht aufgenommenen Männer, zum weitaus größten Teil der oberen Mittelschicht zugeordnet werden. Nur in Einzelfällen kamen verdienstvolle Mägde, wie z.B. die des eingangs erwähnten Stadtsekretärs, nachdem sie das Bürgerrecht erlangt hatten, in den Genuß der Aufnahme. Aus Ratsherrenfamilien stammten ca. 110 Jungfern, weitere gehörten den Kur- und Zwölfherrenfamilien, dem Soester Patriziat, dem Honoratiorentum oder dem Sassendorfer Sälzertum an, also insgesamt besonders bedeutenden Familien[50]. Aber auch die berufliche Einbindung der Familien wird zumeist aus diesen Quellen ersichtlich[51].

Da in den anderen Hospitälern keine ausreichende Anzahl von Personen zu prosopographischen Untersuchungen zur Verfügung stehen, kann der sozialen Stellung der Insassen in den anderen Hospitälern nicht nachgegangen werden. Je nach Funktion konnten es Arme, Kranke, Alte, Pfründner, Durchreisende oder meistens eine Mischung aus verschiedenen Gruppen sein, so daß durchaus Bewohner mit ganz unterschiedlicher Herkunft mehr oder weniger getrennt zusammenlebten.

2.4. Quellen zum Alltagsleben

2.4.1. Normative Quellen

Die erste hier vorzustellende Quellengruppe umfaßt normative Quellen. Sie sollen in erster Linie Aufnahme und Zusammenleben der Hospitalinsassen regeln und sind in manchen Fällen die einzigen Zeugnisse, die hierüber etwas aussagen. Als Beispiel soll hier ein Resümee der Soester und Münsterischen Ordnungen, der Neuordnung des Dortmunder Heilig-Geist-Hospitals von 1502 und der Vredener Statuten von 1480 gegeben werden.

Die in Soest erlassenen Ordnungen stammen zum größten Teil schon aus dem 13. und 14. Jahrhundert. Sie sind aber nachweislich mit kleinen Modifikationen über Jahrhunderte gültig geblieben. In ihnen wird z.B. die Zahl der Präbendeninhaber auf 46 festgelegt, was noch 1506 besonders konstatiert wurde, die Zahl der Wartenden auf vier beschränkt sowie die Präsentationspflicht vor dem Rat vorgeschrieben[52]. Die Statuten enthalten im einzelnen

[50] Zu den Begriffen siehe GROS, Hohe Hospital (wie Anm. 6), S. 125–130.
[51] Vgl. ibid. S. 194–208.
[52] Vgl. ibid. S. 79f.

Anweisungen über die Teilnahme und das Verhalten beim Kapitel, das Betragen bei Tisch, das Benehmen gegenüber den anderen Bewohnern, die den Meisterinnen geschuldete Gehorsamspflicht, den Kontakt zur ›Außenwelt‹, die Kleidung, die Verpflichtung zur Amtsübernahme sowie die Maßnahmen bei schweren Vergehen[53]. Im 16. Jahrhundert erließ der Rat Ordnungen, die vor allem das Sichern bzw. Wiederherstellen des inneren Friedens und die Einbindung des Hospitals in die Stadt regeln sollten. Hierzu gehörten Hospitalordnungen (insbesondere 1569 als Ergänzung der 1293 erlassenen), Weisungen etwa anläßlich der Einführung der Reformation sowie Kleidervorschriften (1533 und 1584)[54].

Weil das Dortmunder Heilig-Geist-Hospital durch Mißwirtschaft heruntergekommen war, hatte der aus der bedeutenden Patrizierfamilie Berswordt stammende Pfarrer der Reinoldikirche, der Hauptkirche, 1502 umfangreiche Stiftungen vorgenommen und damit den Rat zu einer neuen Ordnung des Hospitals bewogen. Außerdem wäre gegen die Bestimmung, daß nur *Pröve-ner*, die so krank wären, daß man sie auf einer Tragbahre hineintragen müsse[55] verstoßen worden. So wurde erneut der »Aufnahmekreis" definiert: allein bedürftige arme Leute, die sich nicht mit ihrer Arbeit ernähren können, keinen anderen Trost haben und so krank sind, daß sie nur mit Krücken an den Türen guter Leute um Brot betteln könnten[56]. Der Empfang der insgesamt 16 Präbenden erfolgte vor dem Altar in der Hospitalkapelle, welches das – da selbstverständliche – Beten für den Stifter einschloß. Die Armen hatten dem Provisor Gehorsam und Friedfertigkeit zu schwören. Bei Gesundung sowie bei ungebührlichem Verhalten mußten sie das Hospital verlassen. Außerdem sollten die Bediensteten des Hauses Einlaß finden, wenn sie aufgrund von Alter oder Krankheit dem Hospital nicht mehr dienen konnten sowie ihr Vermögen dem Hospital übertrugen[57].

Eingehend sind auch verschiedene Hausordnungen von Münsterischen Armenhäusern untersucht worden, die mehr oder weniger ausführlich vier Kernbestimmungen haben: Wahrung des friedlichen Zusammenlebens, Anfallsrecht des Hospitals auf den Nachlaß der verstorbenen Armen, Bestimmungen

[53] Vgl. ibid. S. 83–90. In den frühen Ordnungen wird das Gehorsam noch dem Spitalmeister gegenüber versprochen.

[54] Vgl. ibid. S. 287–293.

[55] *Dat in dem hospitaile des Hilgen Geists allene provene solden heben, de so kranck weren, dat men se op ener drageberen dar inne moste dragen.* Edition der Neuordnung von 1502, in: RÜBEL, Armen- und Wohltätigkeitsanstalten (wie Anm. 9), S. 212–218, hier S. 216.

[56] *Dan allene berven armen luden, de sich oirs arbeitz nicht erneren konnen und anders gheynen troist enhebben und so kranck syn, dat se by warhafftiger kunde vor guder lude doere sunder krucken broit to bidden nicht gaen konnen.* Edition der Neuordnung von 1502, in: ibid. S. 216. Vgl. dazu auch KLEEMANN, Neuordnung (wie Anm. 11), S. 136.

[57] Vgl. Edition der Neuordnung von 1502, in: RÜBEL, Armen- und Wohltätigkeitsanstalten (Anm. 9), S. 212–218, hier S. 214f.

zum religiösen Leben und die Festsetzung der Strafen für Vergehen gegen die Hausordnung[58]. Beispielhaft sei auf die vermutlich Ende der 1360er Jahre aufgestellte Hausordnung des Armenhauses »Zur Aa«[59] hingewiesen sowie auf die vom Domkellner erlassene 21 Artikel umfassende Ordnung des Zwölfmännerhauses Ludgeri, die 1589 modifiziert wurde[60].

In Vreden sind laut den 1480 erlassenen Statuten acht Plätze für unverheiratete, verarmte Personen beiderlei Geschlechts vorgesehen, die Bürger oder Bürgerin sind, bzw. Einwohner, die sich ohne im Besitz der Bürgerrechte zu sein an den bürgerlichen Lasten beteiligt hatten[61]. Rat und Achtleute schlugen die Aufzunehmenden vor, die vom Provisor abgelehnt werden konnten. Der Eintretende hatte dem Haus und dem Provisor Gehorsam zu versprechen. Mitzubringen hatte er alle seine Habe, sowohl an beweglichen wie unbeweglichen Gütern, die dem Hospital zufielen. Die Aufgenommenen sollten ein Gott wohlgefälliges Leben führen, insbesondere an den vier Hochzeiten des Kirchenjahres zur Beichte gehen, nach dem Rate ihres Beichtvaters die Kommunion empfangen, jeden Morgen kniend vor dem Hausaltar vier Vaterunser und fünf Ave Maria für alle die beten, die dem Hause Gutes getan hatten. Die Provisoren mußten die Almosen den Armen zum milden Gedächtnis der Spender austeilen. Die acht Insassen sollten friedlich zusammenleben, allen Haß und Neid vergessen und konnten, wenn es zu Verstößen kam, entlassen werden. Beispiele für Aufnahme und Verweilen im Vredener Hospital können jedoch aufgrund der Quellenlage erst für das 17. und 18. Jahrhundert angeführt werden. Bei den Vredener Statuten handelt es sich jedoch um ganz typische Bestimmungen, die in ähnlicher Form auch für viele andere Hospitäler galten.

2.4.2. Quellen zu den Nahrungsgewohnheiten

Die früher oft unterschätzten Rechnungsunterlagen geben Einblicke in das tägliche Leben im Hospital, wie z.B. zur Wohnsituation sowie zur Versorgungspraxis. In der Regel ernährten sich die Soester Insassinnen selbst mittels der ihnen ausgezahlten großen Präbenden, der Geldgaben anläßlich kirchlicher Feste und Memorienfeiern. Hinzu kamen einzelne Lebensmittelzuwendungen. Es gab jedoch auch gemeinsame gestiftete Mahlzeiten. Insgesamt war ihnen ein guter Unterhalt gesichert.

[58] Vgl. SCHEDENSACK, Anfänge des Armenhauses (wie Anm. 15), S. 194–198.

[59] Vgl. ibid. mit zahlreichen Vergleichen zu den normativen Quellen der anderen Münsteraner Häuser sowie den Abdruck S. 237.

[60] Vgl. Kay Peter JANKRIFT, »damit auch friedt und einigkeit erhalten« – Das Zwölfmännerhaus Ludgeri im Spiegel seiner Hausordnung (1589–1819), in: JAKOBI (Hg.), Stiftungen (wie Anm. 12), S. 326–337.

[61] Vgl. die Edition der Statuten von 1480 XII 21 bei TSCHUSCHKE, Studien zur Geschichte der Fürsorge in Vreden 1994, S. 156–159 sowie S. 66.

Das Rheiner Spital gab Naturalien an seine Bewohner aus, wie es bereits in der besagten Urkunde vorgesehen ist und die im wesentlichen aus Brot, Butter und Bier, daneben Fleisch, Fisch und Käse bestanden. An den Hochfesten sowie an bestimmten Feiertagen, auch bei manchem Naturaleingang, wurde die Kost verbessert und mehrmals im Jahr, z.B. am Patronatsfest, gemeinsam gespeist[62].

Ausführlichst hat Barbara Krug-Richter in ihrer Dissertation den Lebensstandard und die Nahrungsgewohnheiten im Magdalenenhospital in Münster im 16. und in der ersten Hälfte des 17. Jahrhunderts untersucht[63]. So entsteht ein anschauliches Bild des Verbrauches an Fleisch und Fisch, Brot, Kuchen und Getreidebreien, Milchprodukten, Eiern und Fetten sowie Getränken an gewöhnlichen Tagen wie auch an Fast- oder Festtagen. Als Hauptquellen dienten ihr dazu die Küchen- und die Rechnungsbücher. Die Hospitalinsassen aßen dabei in der Regel zusammen die von einem angestellten Koch zubereiteten Mahlzeiten. In den meisten Armenhäusern in Münster bereiteten sich die Insassen jedoch ihr Essen selber zu[64].

2.4.3. Quellen zur Alltagsgestaltung

Im Gegensatz zur früheren Forschung wird heute oft danach gefragt, wie die nicht bettlägerigen Hospitalinsassen den Tag verbrachten. Neben den allgemein üblichen und auch an Beispielen zu belegenen religiösen Pflichten können das – gerade für Arme – auch Arbeitsverrichtungen für das Hospital sein. In Münster wurden im Magdalenenhospital z.B. Schlachten, Brauen und Gartenarbeiten von Hospitalinsassen erledigt[65]. Im Armenhaus Jodefeld am Buddenturm[66] sowie im Armenhaus »Zur Aa«[67] waren die Pfründner angehalten, leichte Arbeiten im Haus zu übernehmen. Im Armenhaus bei der Antoniuskapelle in Münster wurden Arme für leichte Feld- und Gartenarbeiten herangezogen[68]. Auch die Zwölfmänner gingen üblicherweise einer täglichen Beschäftigung nach[69]. Aus dem Armenhaus »Zum Busch« in Münster ist bekannt, daß die Hausbewohnerinnen mit der Herstellung von Kerzen für den Bedarf der

[62] Vgl. RÖCKEN, Armenanstalten (wie Anm. 21), S. 52–55.

[63] Vgl. KRUG-RICHTER, Zwischen Fasten und Festmahl (wie Anm. 14). Vgl. auch DIES., Alltag und Fest 1991.

[64] Vgl. KLÖTZER, Kleiden (wie Anm. 12), S. 116. Im Armenhaus »Zur Aa« wird das Essen jedoch vermutlich zusammen eingenommen worden sein. Vgl. SCHEDENSACK, Anfänge des Armenhauses (wie Anm. 15), S. 201.

[65] Vgl. GÄRTNER, Magdalenenhospital (Anm. 14), S. 102

[66] Vgl. KLÖTZER, Kleiden (wie Anm. 12), S. 102.

[67] Vgl. SCHEDENSACK, Anfänge des Armenhauses (wie Anm. 15), S. 194, 201, 237.

[68] Vgl. KLÖTZER, Kleiden (wie Anm. 12), S. 121.

[69] Vgl. JANKRIFT, Zwölfmännerhaus Ludgeri (wie Anm. 60), S. 329.

benachbarten Martinikirche beschäftigt waren[70]. Ebenso konnten leichte Arbeitseinsätze für das Gasthaus in Dortmund nachgewiesen werden[71].

2.4.4. Quellen zur Frömmigkeitspraxis

Hinsichtlich des religiösen Lebens der Soester Frauen fließen die Quellen spärlich. Zum Hospital gehörte die Kapelle St. Vincentius, der ein Rektor vorstand. Eine Jungfer hatte dort 1517 eine Altarstiftung vorgenommen, über deren Besetzung es lange Rechtsstreitigkeiten gab. Es war selbstverständlich, daß die Jungfern täglich in der Hospitalkapelle der Messe beiwohnten bzw. später die evangelischen den Gottesdienst in der benachbarten Petrikirche besuchten. Zudem waren sie auch zu bestimmten Gebetsleistungen verpflichtet. So bestimmte der Schenker einer Braupfanne 1470, daß zu Mittwinter und Pfingsten die Jungfern zum Seelentrost für ihn, seine Eltern und alle Gläubigen *lesen des morgens eyn juwelich syne seven psalme und des avendes syne vigilie*[72]. Die Ungebildeten sollten hingegen ihre Gebete zu denselben Zeiten halten, wie sie es üblicherweise taten. Auch regelmäßige Gebetsleistungen anläßlich Memorienstiftungen konnten nachgewiesen werden. Somit zeigt sich hier die typische Vergleichbarkeit zu geistlichen Gemeinschaften der Zeit. Das Gebet für die Stifter war eine Selbstverständlichkeit für die Empfangenden. So waren die Bewohner des Armenhauses Jodefeld in Münster z.B. verpflichtet, in der täglichen Messe sowie bei den jeden Nachmittag zu betenden 25 Vater Unser und Ave Maria ihren Wohltätern zu gedenken[73]. Im Armenhaus »Zur Aa« waren es jeweils 15 Vater Unser und Ave Maria. Hinzu kamen drei im Lagerbuch festgehaltene Jahrgedächtnisfeiern, wobei in einem Fall die Bewohner neben der Meßfeier zum Beten von 50 Pater Noster verpflichtet waren, dafür aber auch eine Fleischspeise erhielten[74]. Die Pfründnerinnen des Armenhauses Speckpfründe Ludgeri waren bei Androhung des zeitweiligen Verlustes ihrer Pfründe verpflichtet, sonn- und feiertags die Messe in der Ludgerikirche zu besuchen sowie täglich dort zu beten[75]. Laut der Hausordnung des Zwölfmännerhauses Ludgeri waren die Bewohner zum werktäglichen Besuch der Messe im Dom, zum sonntäglichen dagegen in ihrer Kirchspielskir-

[70] Vgl. KLÖTZER, Kleiden (wie Anm. 12), S. 115.
[71] Vgl. GROS, *Das Nie hospital* (wie Anm. 11), S. 35.
[72] Vgl. Urkunden-Regesten der Soester Wohlfahrtsanstalten I 1964, Nr. 195/Stadtarchiv Soest A 8495 (1470 XII 13).
[73] Vgl. KLÖTZER, Kleiden (wie Anm. 12), S. 100.
[74] Vgl. SCHEDENSACK, Anfänge des Armenhauses (wie Anm. 15), S. 200 sowie den Abdruck bei Eduard SCHULTE, Die ältesten Quellen zur Geschichte des Armenhauses Elisabeth zur Aa, in: DERS. (Hg.), Quellen und Forschungen zur Geschichte der Stadt Münster i. W., Münster 1924–1926 (Veröffentlichungen der Historischen Kommission für die Provinz Westfalen, 2), S. 1–24, hier S. 23f.
[75] Vgl. BLACK, Speckpfründe (wie Anm. 37), S. 302.

che St. Ludgeri angehalten sowie während der Fastenzeit zur täglichen Prozession auf dem Domplatz verpflichtet. Der jüngste der Gemeinschaft sollte, wenn er nicht zu schwach dafür sei, dabei das Kreuz tragen[76].

Als Dortmund aufgrund von Zahlungsschwierigkeiten anläßlich der großen Fehde mit dem Interdikt belegt war, erlangte das Heilig-Geist-Hospital 1401 von Papst Bonifaz IX. das Recht, trotzdem für die Rektoren und ca. 35 Armen bei geschlossenen Türen unter Ausschluß der Exkommunizierten Messe zu lesen und andere gottesdienstliche Handlungen zu verrichten[77]. Hier zeigt sich zum einen die religiöse Sonderstellung eines Hospitals im Stadtgefüge, zum anderen die Wichtigkeit und Selbstverständlichkeit, mit der die religiösen Pflichten auch in Ausnahmesituationen begangen wurden. So wird im ersten Punkt der 1502 erlassenen Ordnung für die regelmäßige Feier der Messe gesorgt, indem der Rektor der Kapelle keine anderen Benefizien ausüben durfte und sich somit ganz in den Dienst der Armen stellen sollte[78].

Aus Rheine sind z.B. die Aktivitäten beim Tode eines *Pröveners* überliefert. Seine Mitbewohner beteten und wachten die ganze Nacht hindurch, wobei sie sich mit Bier und Wecken stärkten[79]. Somit ersetzte die Hospitalgemeinschaft für ihr Hausmitglied die sonst von der Familie durchgeführte Totenwache.

Insgesamt zeigt sich anhand der Beispiele ein Bild des westfälischen Hospitalwesens, welches in erster Linie nicht landschaftlich geprägt ist, sondern das durchaus vergleichbar ist mit den charakteristischen Hospitaltypen im deutschsprachigen Raum und den angrenzenden Gebieten. Die Quellenlage zu den jeweiligen Hospitälern ist in vielen Punkten vergleichbar, in anderen unterschiedlich. Sie hängt jeweils von den Gepflogenheiten der Stadt, des Hospitals und natürlich auch von der konkreten Überlieferungssituation ab.

[76] JANKRIFT, Zwölfmännerhaus Ludgeri 1996, S. 330f.

[77] Vgl. RÜBEL, Armen- und Wohltätigkeitsanstalten (wie Anm. 9), S. 143f.

[78] Edition der Neuordnung von 1502, in: ibid. S. 213. Vgl. auch S. 145.

[79] Vgl. RÖCKEN, Armenanstalten (wie Anm. 21), S. 55.

Gisela Drossbach

Hospitalstatuten im Spiegel von Norm und Wirklichkeit

1. Einleitung

Im folgenden soll der Versuch unternommen werden, die komplexen Bestimmungen für ein Hospital, wie sie als Regeln (*regulae*), Statuten (*statuta*) oder Ordnungen (*ordonnances*) vorzufinden sind, als eigenständige Quellengattung zu verorten[1]. Dazu wurden im Laufe der Jahre eine Reihe von Spitalregeln bzw. Statuten aus der Zeit des Spätmittelalters und frühen Neuzeit gesammelt, wovon später einmal eine Auswahl in einer kritischen Edition herausgegeben werden soll. Bei der Beschäftigung mit den Statuten tauchte immer wieder die Frage auf, um was für eine Art Texte es sich hierbei handelt, was sie inhaltlich leisten und leisten sollen. D.h. wie verhalten sich Norm und Wirklichkeit zueinander bzw. was wird schriftlich fixiert und was nicht, und stehen diese inhaltlichen Schwerpunkte im Zusammenhang mit regionalen Einflüssen?

Insgesamt soll untersucht werden, inwiefern Spitalstatuten das »ganze Hospital« widerspiegeln, d.h. auf die institutionelle und auch verfassungsmäßige Wirklichkeit des Hospitals eingehen oder eben nur Teilbereiche ansprechen. Überspitzt formuliert: Können Spitalstatuten eventuell sogar als »Verfassungsinstrumente« bezeichnet werden, oder sind sie eher als eine Art Hausordnung einzuschätzen?

Diesen Fragen wird anhand von fünf Spitalregeln exemplarisch nachzugehen sein. Die Auswahl von fünf Regeln aus den mir bisher bekannten ca. 100 habe ich zum einen nach der Herkunft – also aus dem heutigen französischen, deutschen und italienischen Raum – getroffen, und zum anderen nach dem jeweils unterschiedlichen »Typus« des Spitals zu wählen versucht. Daraus werden Regeln aus dem 13. und vor allem 14. Jahrhundert vorgestellt, nämlich

[1] Diese Bestimmungen werden im folgenden vereinheitlichend als »Statuten« bzw. »Spitalstatuten« bezeichnet.

1. Das Hospital von Altopascio, ein in der Toscana gelegenes Haupthaus eines Spitalordens und worüber ausführlich Andreas Meyer in seinem Beitrag handelt[2].

2. Das Hôpital du Saint-Esprit-en-Grêve in Paris. Es wurde von einer *confrérie*, Bruderschaft, gegründet und stellt eine exemte Einrichtung dar.

3. Das St. Katharinenspital in Regensburg, eine maßgeblich bischöfliche Einrichtung.

4. Das Heilig-Geist-Spital in Nürnberg, das von dem Nürnberger Patrizier Konrad Groß gestiftet wurde, ein sogenanntes »Bürgerspital«.

5. Das Ritterspital im Kloster Ettal, von dem zwar die Stiftungsurkunde Kaiser Ludwigs des Bayern existiert, das aber niemals realisiert wurde – ein sozusagen »ideales« oder »virtuelles« Spital.

Unberücksichtigt müssen die Spitäler jener Bruderschaften bleiben, deren primäre Zielsetzung nicht die Einrichtung und der Erhalt eines Spitales ist[3]. Denn die Statuten dieser Bruderschaften enthalten nur wenige explizit das Spital betreffende Bestimmungen.

Um also die Bedeutung und Funktion der Spitalregeln im Verhältnis zur ganzen Institution Hospital feststellen zu können, sollen die fünf Regeln der obengenannten Spitäler auf folgende Inhalte untersucht werden:

1. Normen des Zusammenlebens sowohl für die im Hospital Dienst Leistenden wie auch für die Spitalinsassen.

2. Geistliche Leistungen – Memoria, die von der Spitalbruderschaft erbracht werden sollen.

3. Organisations- und Verfassungsstruktur des Spitals.

Die fünf obengenannten Regeln sind im folgenden die Textgrundlage; deshalb sollen diese sowie die mit ihnen im Zusammenhang stehenden Institutionen kurz beschrieben werden:

2. Präsentation der Statuten

1. Das Sankt-Jakob-Hospital in Altopascio/Toscana bestand bereits im 11. Jahrhundert und diente Pilgern, Armen und Kranken. In Verbindung mit dem Jakobus-Kult war es bereits zum Zeitpunkt der Approbation der Regel und Bestätigung seiner bisheriger Privilegien durch Papst Gregor IX. am

[2] S. u. den Beitrag von Andreas Meyer zum Hospital von Altopascio.

[3] Pietro PAVAN, La confraternita del Salvatore nella socità romana del Tre-Quattrocento, in: Ricerche per la storia religiosa di Roma 5 (1984) S. 81–91. Giuseppe CREMASCOLI, Mauro DONNINI, Gli statuti dell'ospedale di Lodi (1466), Lodi 1998.

5. April 1239 ein weitreichender Spitälerverband, der seit dem päpstlichen Schreiben auch als Ordensverband angesehen werden darf[4]. Die italienische Fassung der Ordensregel aus dem 13. Jahrhundert wird im Staatsarchiv Lucca aufbewahrt[5]. Fedor Schneider hat einen Auszug daraus abgedruckt und Pietro Fanfani hat sie vollständig wiedergegeben[6]. Schneider wie Fanfani sind der Auffassung, daß der Spitalleiter Galligus am 31. März 1239 diese Regelfassung in lateinischer Sprache verfaßt hatte, die Gregor IX. in jenem Schreiben approbiert hat. Die lateinische Fassung habe ich in den Archives nationales in Paris wiederaufgefunden[7]. Lateinische und italienische Fassung stimmen überein. Soweit bisher festgestellt werden konnte, besteht der Regeltext aus drei Teilen: 1. Regel des Raimund von Puy; 2. Regel des Roger du Molin; 3. weitere Bestimmungen verschiedener Provenienz. Tatsächlich hatte Gregor IX. der Spitalgemeinschaft von Altopascio die Annahme explizit der Johanniterregel im oben genannten Schreiben vom 5. April 1239 auferlegt[8], was wohl durch die Wiedergabe der zwei Regelfassungen in den ersten beiden Textteilen erfüllt wurde. Ob es sich beim dritten Textteil um eigene Konstitutionen der Spitalgemeinschaft von Altopascio handelt, wäre erst noch zu untersuchen.

2. Das Hôpital du Saint-Esprit-en-Grêve in Paris wurde zu Beginn des Jahres 1363 gegründet. Aus den Regesten zu den 1875 verbrannten Urkunden geht hervor, daß Jean de Meulant, Bischof von Paris, mit einem Schreiben vom Februar 1363 eine Bruderschaft gründete, die arme Kinder und Waisen beiderlei Geschlechts aufnehmen, für diese sorgen und sie einen Beruf erler-

[4] Les Registres de Grégoire IX (1227–1241). Recueil des bulles de ce pape publiées ou analysées d'après les manuscrits originaux du Vatican par Lucien AUVRAY, 4 Bde., Paris 1896–1955, Nr. 4799; Ed. J. DELAVILLE LE ROULX, Cartulaire général de l'ordre des Hospitaliers de St. Jean de Jérusalem, 4 Bde, Paris 1894–1906 (Neudruck München 1980), Bd. 2, S. 566 Nr. 2225.

[5] Lucca, Archivio di Stato, Altopascio, n. 2 (Folioangaben fehlen; die Seitenzählung wurde von späterer Hand nachgetragen). Vgl. Salvatore BONGI, Inventario del Regio Archivio di Stato in Lucca, 4 Bde., Lucca 1888, Bd. 1, S. 188.

[6] Pietro FANFANI, Regola dei fratri di Santo Jacopo (Scelta di curiosità letterarie 54), Bologna 1868. Hiernach abgedruckt: Ludovico BIAGIOTTI, Bollettino della Parrocchia di Altopascio, April/Mai 1930 bis März/April 1932. Hiernach abgedruckt: Lino BERTELLI, Regola degli Ospitalieri del Tau di Altopscio. A.D. 1239, Altopascio 1995.

[7] Paris, A.N. L 453 Nr. 25.

[8] Ed. DELAVILLE LE ROULX, Bd. 2, S. 566 Nr. 2225: *regulam fratrum hospitalis Sancti Johannis Jerosolmitani vobis et sucessoribus vestris auctoritate presentium duximus concedendam, statuentes ut ea in hospitali vestro de Alto Passu et universis domibus sibi subiectis perpetuis temporibus observetur, privilegiis eidem hospitali vestro ab apostolica sede concessis in suo robore duraturis. Nolumus tamen quod ex hoc magister et frater hospitalis Jerosolimitani predicti in vos et hospitale vestrum ac eius domus iussant iurisdictionem aliquam valenat vendicare.*

nen lassen sollte[9]. Am 20. Juli 1363 bestätigte Papst Urban V. (1362–1370) die Bruderschaft, genehmigte dem Hospital die Gründung einer Kapelle sowie die Einsetzung eines Priesters, der die Messe lesen und den Kranken die Sakramente spenden sollte[10]. Auch erließ Urban V. weitere Privilegien, darunter wohl auch die Exemtion des Hospitals von der bischöflichen Gewalt[11]. Die erste Regelfassung ist nicht mehr erhalten, doch habe ich in Paris in der Bibliotèque nationale eine Neufassung der Regel aus dem 14. Jahrhundert aufgefunden[12]. Sie wurde 1384 von Papst Clemens VII. approbiert und stellt ein Kompendium von 238 Folia dar. Die Verwaltung des Hôpital du Saint-Esprit-en-Grêve wurde am 23. März 1680 mit jener des Hôtel-Dieu fusioniert[13].

3. Zum Katharinenspital in Regensburg: Bischof Konrad IV. war seit 1213 alleiniger Stadtherr und erwarb um 1213/14 zusammen mit den Bürgern das frühere Spital am nördlichen Ufer der Brücke, das alte Brückenspital. Zwischen 1217 und 1224 verlegte er an diese strategisch wichtige Stelle das Dom-

[9] Léon BRIÈLE, Administration générale de l'assistance publique à Paris (Collection d'inventaire-sommaire des archives hospitalières antérieures à 1790), réimp. par ordre de M. Michel MÖRING et rédigé par BRIÈLE, 2 vol., Paris 1884–86, vol. 2, Nr. 2 S. 185. In derselben Urkunde werden die Bruderschaftsmitglieder namentlich benannt sowie weitere Bestimmungen festgelegt: *Vidimus* [...] *de lettres patentes de Jean de Meulant, évêque de Paris* (février 1363), *par lesquelles ce prélat autorise frère Amand, de l'ordre des Mineurs, Jacques de Arenci, de l'ordre des Ermites, Guillaume Bouquin, de l'ordre des Prêcheurs, maîtres en théologie, Laurent Gadet, Pierre de Villeneuil, Pierre Maréchal, Guillaume Basin, bourgeois de Paris, à fonder une confrérie pour recueillir les enfants pauvres des deux sexes et les orphelins, et leur faire apprendre un métier ou les mettre en condition.* [...] Im selben Jahr erließ der Bischof weitere Bestimmungen für die Bruderschaft: ibid. Nr. 6 S. 185f.: *Lettres patentes de Charles, duc de Normandie et dauphin de Viennois* (plus tard Charles V), *régent de France, portant confirmation des lettres de l'évêque Jean de Meulant, et autorisation aux membres de la confrérie du Saint-Esprit de nommer leurs maîtres, leurs procureurs, – un ou plusieurs – et plusieurs d'entre eux pour ouïr les comptes et des se réunir aussi souvent qu'il sera nécessaire* (Paris, mars 1363).

[10] Ibid. Nr. 9 S. 186.

[11] Ibid. Nr. 13 S. 186.

[12] Paris, BNF, français 11778 (Abschrift aus dem 16. Jahrhundert).

[13] BRIÈLE, Administration (wie Anm. 9) Nr. 432 S. 218f.: Déclaration du roi, du 23 mars 1680, portant union de l'administration des biens de l'hôpital du Saint-Esprit à celle de l'Hôpital général: *a ces causes* [...] *nous avons joint et uny joignons et unissons par ces présentes l'administration et gouvernement des biens de l'hôpital du Saint-Esprit à celle de l'Hôpital géneral de notre bonne ville de Paris, voulons qu'ils les puissent gouverner, et disposer du fond et des revenus d'iceux ainsi et en la même manière qu'il leur est permis de ceux du dit Hôpital général; à la charge qu'ils feront acquitter toutes les fondations des services et autres qui pourraient avoir été faites en la même manière qu'elles l'ont été jusqu'à cette heure et qu'il sera réglé si besoin est, par notre très cher et bien aimé cousin l'archevêque de Paris et d'entretenir toujours et faire instruire dans ledit Hôpital général au moins quatre cens orphelins de père et de mère de cette ville de Paris, lesquels porteront un bonnet rouge, pour marque qu'ils y sont nourris des revenus du dit hôpital du Saint-Esprit.*

spital[14]. 1226 gestand er den Bürgen im Fall der Bedrohung der bischöflichen Rechte ein Eingriffsrecht an dem nun sogenannten Katharinenspital zu – eine Klausel, die unter Berücksichtigung der damaligen Machtverhältnisse in Regensburg erkennen läßt, daß sie nur gegen den bayerischen Herzog gerichtet sein konnte. Die Verwaltung des Spitals führte eine Laienbruderschaft, an deren Spitze ein von den Brüdern gewählter Spitalmeister (*magister hospitalis*) stand. Sie lebten nach der Augustinusregel und nach vom Bischof erlassenen Konstitutionen. Erhalten sind die lateinische Fassung von 1230 sowie eine mittelhochdeutsche Übersetzung aus der 2. Hälfte des 15. Jahrhunderts, die von Ralf Dirlmeier in seiner Regensburger Dissertation ediert wurden[15].

4. Im Jahre 1331 gründete Konrad Groß, Bürger von Nürnberg sowie Finanzier und Ratgeber am Hofe Ludwigs des Bayern, das Heilig-Geist-Spital in Nürnberg. Die ersten Hospitalstatuten sind Teil der Stiftungsurkunde aus dem Jahre 1339, die als Originalurkunde im Nürnberger Stadtarchiv aufbewahrt wird[16]. Bereits im 14. Jahrhundert wuchs das Hospital zu einer bedeutenden Institution mit umfangreichem Grundbesitz heran – dank einer klugen Politik sowie weitsichtigen Verwaltung durch die Stifterfamilie Groß. Die wechselhafte Geschichte des Hospitals war sehr eng mit dem Rat der Stadt verbunden, bis in der Mitte des 15. Jahrhunderts die Kommune die Leitung des Hospitals übernahm, das hiermit eine städtische Einrichtung wurde und neue Statuten erhielt[17].

[14] Zum Regensburger Katharinenspital: Artur DIRMEIER, Das St. Katharinenspital zu Regensburg von der Stauferzeit bis zum Westfälsichen Frieden, masch.schr. Diss. Regensburg 1988. DERS., Armenfürsorge, Totengedenken und Machtpolitik im mittelalterlichen Regensburg. Vom *hospitale pauperum* zum Almosenamt, in: Regensburg im Mittelalter, hg. v. Martin ANGERER, Heinrich WANDERWITZ, Regensburg 1995, S. 217–236, bes. S. 219f.

[15] DIRMEIER, St. Katharinenspital (wie Anm. 14), S. 842–854 (lat. Text), S. 855–870 (mhdt. Übersetzung).

[16] Eine fehlerhafte Edition leistete: Christoph Gottlieb von MURR (Ed.), Charta fundationis novi hospitalis ad Spiritum sanctum Norimbergae (13. Januarii 1339) cum confirmatione senatus Norib. (5. Februarii 1341) et corroboratione imperatoris Ludovici IV Bavari (24 Februarii 1341), 1801. Eine nicht weniger fehlerhafte Übersetzung bietet: Georg LÖHLEIN (Ed.), Die Gründungsurkunde des Nürnberger Heilig-Geist-Spitals von 1339, in: Mitteilungen des Vereins für die Geschichte Nürnbergs 52 (1963/64) S. 65–79. Die erste Nachricht von der Absicht einer Spitalgründung stammt aus dem Jahr 1331 (Kn, 1989, 32), 1339 wurde der umfangreiche Stiftungsbrief, 1341 die Bestätigungen (Kn, 36) sowohl durch den Rat als auch durch Kaiser Ludwig ausgestellt. Auf dem Stiftungsbrief werden hochrangige Zeugen genannt, zu denen der päpstliche Legat Arnold von Vendola und Vertreter des Erzbischofs von Mainz sowie der Bischöfe von Béziers und Saint-Papoul (Nä. Carcassonne) gehörten. Da die erste Zustiftung von Eiern und Käse für die Siechen im Neuen Spital (Kn. 33) aus dem Jahr 1334 stammt, kann man annehmen, daß der Spitalbetrieb in dieser Zeit begann.

[17] Diese neue Fassung der Statuten finden sich in den sogenannten »Leitbüchern«, die in vier Exemplaren erhalten sind: Nürnberg, Stadtarchiv, D.2.II.4, 5 und 6. Nürnberg, Germanisches Nationalmuseum, Hs. 5904, Archiv Rst. Nbg. XIV/2/3. Neu sind hierin vor allem Bestimmungen zum Umgang mit den Sterbenden.

5. Ludwig der Bayer gründete 1330 das Benediktinerkloster Ettal. Die älteste Urkunde für diese Stiftung stammt vom 17. August 1332 und ist als Originalurkunde im Bayerischen Hauptstaatsarchiv München, Kaiser-Ludwig-Selekt 520, aufbewahrt[18]. Sie ist als älteste erhaltene Urkunde der einzige Nachweis zu Gründungsgeschichte und -absicht des Klosters. In ihr stiftete der Kaiser eine Einrichtung für zwanzig Benediktinermönche sowie für zwölf Ritter und deren Frauen unter der Leitung eines weiteren Ritters, der Meister genannt wird. Während die Mönche der nicht weiter erwähnten Benediktregel verpflichtet waren, folgen in der Urkunde eine Reihe von Bestimmungen für das Leben der Ritter und Frauen. Die Forschung ist sich nicht einig darüber, ob diese Form der Koexistenz von Mönchen und Rittern als eine Art Spital für »alte ausgediente und wehruntüchtige Ritter«[19] aus seinem Heer oder als Gralsrittertum der Parsivalsage mit einem Gralstempel als Kirche und einer Gralsburg als Kloster[20] zu werten sei. Nach dem Tod Ludwigs im Jahre 1347 zogen seine Söhne einen großen Teil der Güter wieder ein, was den Niedergang des Ritterstiftes, nicht aber der ganzen Einrichtung zur Folge hatte. Denn als Benediktinerkloster erhielt sie 1368 die päpstliche Bestätigung und besteht als solches bis heute fort.

Wie soweit zu erkennen ist, sind die Spitalstatuten in vielerlei Hinsicht von völlig unterschiedlicher Qualität:

1. bezüglich der Überlieferung: Originale sind meist nicht mehr erhalten (Ausnahmen sind Nürnberg und Ettal), viele sind nicht ediert oder nur in einem älteren, mangelhaften Druck zugänglich, moderne kritische Editionen fehlen weitgehend. Volkssprachige Übersetzungen sind nicht die Regel, kommen jedoch vor.

2. bezüglich der Genese: Die Spitalstatuten sind zumeist von der Spitalgemeinschaft selbst gesetzte Normen, die aber auch von außen, das heißt einer geistlichen oder weltlichen Obrigkeit, erlassen oder zumindest auch konfirmiert oder approbiert sein konnten. Es darf aber nicht übersehen werden, daß auch viele kleine und unbedeutende Spitäler gar keine Statuten hatten.

[18] München, Bay.HStA Kaiser-Ludwig-Selekt 520. Druck: Hyazinth HOLLAND (Hg.), Kaiser Ludwig der Bayer und sein Stift zu Ettal. Ein Beitrag zur Kunst- und Sagengeschichte des Mittelalters, München 1860. Vgl. Bayerns Kirche in mittelalterlichen Handschriften und Urkunden, Ausstellungskatalog, München 1960, S. 16.

[19] Josef MASS, Das Bistum Freising im Mittelalter, München 1986, S. 255.

[20] Diese These wurde seit Sulpiz BOISSERÉE, 1835, immer wieder angeführt. Pius FISCHER, Gründungsidee, in: Festschrift zum 600jährigen Weihejubiläum der Klosterkirche Ettal, Ettal 1970, S. 5–63, hier S. 32, sieht ein Ritterstift im Rahmen der Spitaltradition. Ferdinand SEIBT, 1980, S. 68, Ludwig der Bayer habe sich mit der Gründungsurkunde seinen selbst geschaffenen Orden (*ordo approbatus*) approbiert.

3. Normen

Was sagen die Regeln nun aus? Wie bereits oben angekündigt, wird im folgenden auf die drei Bereiche Normen, Memoria sowie Organisations- und Verfassungsstruktur einzugehen sein.

Die normativen Bestimmungen machen natürlich in allen fünf Regeln den größten Umfang aus. Sie regeln

1. die Lebensformen der Spitalmitglieder nach monastischer Tradition;
2. die Umgang der Spitalmitglieder miteinander;
3. das hierarchisch bedingte Verhältnis zwischen Spitalmitgliedern und ihren Vorgesetzten aus eigener Reihe, beispielsweise dem Spitalmeister oder von außen, beispielsweise dem Verwalter, Stifter, Stadtherrn, Papst etc.
4. ihre Umgang mit den Kranken;
5. Verhaltensweisen der Spitalinsassen selbst.

Somit betreffen die *normae vitae* im einzelnen Kleidungs- und Fastenvorschriften sowie Alltag, Krankheit, Tod. Beispielsweise enthält jede Regel religiöser Gemeinschaften, und somit auch die von Spitalgemeinschaften, die Verpflichtung auf eine enthaltsame Lebensweise. So auch als Teil des Gelübdes die Konstitutionen des Regensburger Katharinenspitals, wo es heißt[21]: »Zuerst bestimmen wir, daß alle Brüder und Schwestern, die in dieses Spital zum Dienst an den Armen kommen, nach dem Gehorsam des Meisters, ohne Eigentum und in Enthaltsamkeit leben«.

Wie aber steht es um die Keuschheit der Spitalinsassen, die ja zumeist kein Gelübde abgelegt haben? Zur religiösen, d.h. sündenfreien, Lebensweise der Hospitalinsassen sei ein Ausschnitt aus der Stiftungsurkunde für Ettal wiedergegeben[22]:

Geschech ouch, das Got niht en welle, daz sich ein Ritter vergäzz an der Ee mit einer aussern Frauen, ausserhalb des Klosters, den sol der Maister bezzern, endsezen, in offen scheinige Puzz ze Kirchen und ze Tische, also daz er in der Essestuben vor andern Rittern ab der Erd, Wazzer und Brot ezzen sol, als lang, als den Maister und die Ritter dunche, daz er wol gebezzert hab. Gevellet er aber uf der Hofstat mit einer andern Frawn, dann mit eines Ritters Frauen, so sol man in legen in einen Turn, und in darin mit Wazzer und Brot als lang halten, als den Maister und die Ritter guet dunchet, geviell aber ein Ritter auf der Hofstat mit eines Ritters Frawn, oder eines Ritters fraw mit einem Ritter, die sullen die Hofstat raumen.

[21] DIRMEIER, St. Katharinenspital (wie Anm. 14), S. 842: *Inprimis iubemus, ut omnes fratres et sorores ad idem hospitale ad serviendum pauperibus venientes sub obedientia magistri sine proprio et in castitate vivant.*

[22] HOLLAND, Kaiser Ludwig der Bayer (wie Anm. 18), S. 11.

Zugegeben, hier handelt es sich um eine außergewöhnliche Regel – wie soeben erwähnt, ist sich die bayerische Lokalforschung nicht einig darüber, wer mit *Ritter und frawen* gemeint ist – altersschwache Kämpfer oder sagenhafte Ritter.

Doch darüber hinaus macht diese Textstelle die Strafen bei Zuwiderhandlungen deutlich, wie sie in allen Regeln vorkommen[23]. Die für die meisten Vergehen angedrohte Sanktion ist ein Jahr Kerkerstrafe bei Wasser und Brot. Schwerwiegendere Vergehen können wie in den Bestimmungen für Ettal zum Ausschluß aus der Gemeinschaft der zu Versorgenden bzw. aus der religiösen Gemeinschaft führen; letzteres bedeutet Entsozialisation, denn sicherlich ist es nach dem unfreiwilligen Abgang aus dem Kloster nur schwer möglich, sich ein neues weltliches Leben aufzubauen. Soweit nur ein Beispiel aus dem umfangreichen Komplex der Normierungen in Spitalstatuten.

4. Geistliche Leistungen und Memoria

Das Thema der »Geistlichen Leistungen und Memoria« wurde hier gewählt, um der Frage nachzugehen, ob Spitalstatuten mehr sind als nur normativer Verhaltenskodex. Denn es fällt auf, daß in den Regeln der stärker kirchlich gebundenen Spitäler, nämlich jenen von Altopascio, Paris und Regensburg, das Kapitel »De modo recipiendi infirmos« wörtlich oder in wörtlicher Anlehnung nach der Johanniterregel wiedergegeben wird, die den Modus der Aufnahme der Kranken ins Spital festlegt – Beichte, Kommunion und erste seelsorgerische Betreuung[24].

[23] Beispielsweise auch die Regel des Hospitals von Santo Spirito in Sassia, Liber Regulae c. 93: *Si quis fratrum vel si qua soror deprehendatur in fornicatione, volumus includi in carcerem et per annum ibi habitet omni occasione remota et vita sua sit talis: Sexta feria in pane et aqua ieiunet et per totum annum non presumat carnes manducare nec vinum potare. Et post annum si inventus fuerit castigatus et bonis moribus ornatus, secundum arbitrium presidentis in conventum cum ceteris fratribus reddeat. Ita fiat in prima vice et si secunda deprehendatur, per duos annos fiat sicut superius est relatum. Et si forte, quod Deus avertat, in tali facinore fuerit iterum deprehensus, omni vita sua absque remedio ibi habitet.Feria sexta infra octavas natalis Domini licentiam habeat bibendi vinum, et si opus fuerit, infra octavas pasce similiter*. Zitiert nach: Gisela DROSSBACH, Christliche *caritas* als Rechtsinstitut. Hospital und Orden von Santo Spirito in Sassia (1198–1378), Paderborn 2005 (Kirchen- und Staatskirchenrecht 2), S. 488f.

[24] Johanniter-Regel, ed. Gerhard J. LAGLEDER, Die Ordensregel der Johanniter/Malteser: die geistlichen Grundlagen des Johanniter-/Malteserordens, mit Ed. u. Übers. der ältesten Regelhandschriften, St. Ottilien 1983, S. 84, c. 16,1–4: *Et in ea obedientia ubi magister hospitalis concesserit, cum venerit ibi infirmus, ita recipiatur, primum peccata sua presbitero confesus religiose, communicetur, et postea ad lectum deportetur, et ibi quasi dominus secundum*

Die weiteren liturgischen Dienste und Aufgaben werden durch weitere Bestimmungen festgelegt. Dazu gehören: Feier des Stundengebetes, Prozession durch das Spital, Verlesung des Evangeliums in der Kirche[25] etc. Die Anzahl dieser Bestimmungen in den Regeln von Altopascio und des Regensburger Katharinenspitals übersteigt bei weitem die Anzahl der betreffenden Kapitel in den anderen drei Regeln von Paris, Nürnberg und Ettal.

Die Bestattung wird in nahezu allen Regeln thematisiert. Doch während in den Bestimmungen von Altopascio und Regensburg die Beerdigung der Brüder im ausschließlich für diese vorgesehenen Friedhof beinhalten, betonen die Regeln von Paris und Nürnberg gerade an dieser Stelle ihre Parochialrechte. In der Pariser Regel heißt es sinngemäß: Der Priester solle den gesunden Armen und den Kranken, aber auch den Dienst Leistenden im Hospital die Sakramente der Buße, Eucharistie und letzten Ölung spenden. Dasselbe soll er auch den Freien, die außerhalb des Spitals leben, zukommen lassen, und wenn sie die Beerdigung auf dem Hospitalfriedhof wünschen, soll dies geschehen aufgrund des allgemeinen Sepulkralrechtes einer Pfarrei (*iuxta iura communi funeralium debitorum parochiali ecclesie*)[26]. Während also das Spital von Paris Pfar-

posse domus omni die, antequam fratres eant pransum, caritative reficiantur, et in cunctis dominicis diebus epistola et evangelium in ea domo cantetur, et cum processione aqua benedicta aspergatur. Vgl. die Regel des St. Katharinenspitals in Regensburg, ed. DIRMEIER, St. Katharinenspital (wie Anm. 14), S. 844 c. 5.

[25] Vgl. den Stiftungsbrief für Ettal, hg. v. HOLLAND (wie Anm. 18), S. 10: *Ez sullen ouch Ritter und Frawn, alle Jar fünf Stund unsers Hern Leichnamen enpfachen, ze Weihnachten, an dem Antlaztag, an dem Ostertag, zo Pfingsten, und an unser Frawntag in der Vasten. Ez sol ouch iglich Fraw an irm stuel ze Kirchen stan, ez sei dann, ob si vor Krancheit hinuf niht kommen müg, und sullen ouch all, die Maisterinn und die Frawn ainen Peichtiger ahben, und ob si ze Krieg wurden, so sol in der Abbt einen (anderen) geben nach des Maisters und der Ritter Rat. Ez sol ouch der Maister vor den Rittern, und die Maisterin vor den Frawen, diesen Brief alle Monad vor dem Tische, ze ainem mal heizzen lesen, und sol der Maister mit den Rittern, und die Maisterin mit den Frawen, alle Fritag Capitel haben, und die frawen sullen allezit vor Tische zwen Pater noster sprechen, und hinach drei in der Kirchen. Ez sullen ouch Ritter und Frawen alle Fritag, und ander Vasttag, die der Kristenheit gesezt sind, vasten und ern, si en mügen dann vor Krancheiten, so sullen si ezzen, mit des Maisters oder der Maisterin Urloub, und dieselben Vasttag sulln ir Diener und Dienerinn ouch halten.*

[26] Paris, BNF, français 11778. Vgl. auch die Stiftungsurkunde für Kloster Ettal, hg. v. HOLLAND, (wie Anm. 18), S. 10: *Et nichilominus presbiter ipsis pauperibus sanis et infirmis in dicto hospitali iacentibus nec non ministris et servitoribus hospitalis predictis ad communes expensas ipsius hospitalis viventibus, sacramenta penitentie, sacre eucharistie et extrem[e] unctionis administrare, ac etiam tam predictos liberos, quam quoscumque alios sepulturam in cimiterio dicti hospitalis eligentes absque alio preiudicio iuxta iura communi funeralium* [illegible]*um parochiali ecclesie unde assumentur, ibidem tradere valeant et teneantur eccle-sias*[illegible]*re*. Vgl. auch die Statuten des Florentiner Hospitals Santa Maria Nuova (um 1500). Übers. [illegible] Textes: Keith PARK, John HENDERSON, The First Hospital Among Christians: the Ospe[illegible]ta Maria nuova in early 16th-century Florence, in: Medical History 35 (1991), p. 180 c. [illegible] *sick receive the sacraments. We put up a board in a*

reirechte und damit einen vom Diözesan bestätigten Priester hatte, der die Menschen innerhalb und außerhalb des Spitals seelsorgerisch betreute, blieben die geistlichen Leistungen von Altopascio, Regensburg, Nürnberg und Ettal weitgehend auf die *familia hospitalis* beschränkt.

Die geistlichen Leistungen für einen Stifter, eine sogenannte Stiftermemoria, kommen nur in denjenigen Regeln zum Ausdruck, deren Institutionen auf eine singuläre Stifterpersönlichkeit zurückzuführen sind. Das betrifft Ettal und Nürnberg. So legte Konrad Groß in seiner Nürnberger Stiftungsurkunde fest, daß sechs Priester und zwölf Kleriker oder zwölf arme Scholaren im Hospital unterkommen und versorgt werden sollen. Deren Dienst in der Spitalkapelle in Form von Messfeiern und weiteren liturgischen Diensten zugunsten des Seelenheils von Konrad selbst sowie seiner Eltern wird exakt festgelegt. Außerdem soll es ihre künftige Aufgabe sein, dem Stifter auf dem Spitalfriedhof eine feierliche Beerdigung zu zelebrieren[27]. Extremer ist die Situation in Ettal, das heute in der Forschung u.a. als »Denkmal einer ganz persönlichen Frömmigkeit« Ludwigs des Bayern gesehen wird[28]. Denn Ludwig gründete Ettal, als er gerade mit einem weiteren päpstlichen Bann belegt aus Rom zurückkehrte, wobei er eine Marmorskulptur der Gottesmutter Maria mitbrachte. Gemäß dem Prolog seiner Stiftungsurkunde ist nun diese Maria die *Frau Stifterin*, womit Ludwig eine Bestätigung der Stiftung durch den Papst umgeht, die er als Gebannter sowieso nicht erhalten hätte.

Soweit läßt sich zu diesem Kapitel zusammenfassen: Die fünf exemplarisch ausgewählten Spitalstatuten sind mehr als nur normative Verhaltenskodices. Denn sie umfassen ein reiches Programm an geistlichen Leistungen: Fürbitte, Bestattung, Memoria, Liturgie in der Hospitalkapelle, religiöses Leben der Hospitalgemeinschaft – jedoch in den verschiedenen Regeln mit unterschiedlicher Qualität. Beispielsweise hatte nicht jedes Hospital Pfarreirechte oder eine verfassungsbezogene Memoria aufgrund der Einbringung der Stifterpersönlichkeit. Diese unterschiedlichen Aussagen in den Regeln reflektieren die Un-

visible place divided by ruled lines into four sections. In one section we write the names of those patients making confession; in the second we record those about to receive Eucharist; in the third, those commending their souls to God; and in the fourth, those receiving extreme unction. This board is looked after by the chaplains and priests responsible for the sick.

[27] Stiftungsurkunde für das Nürnberger Heilig-Geist-Spital, ed. von MURR (wie Anm. 16), S. 4: *Volens et ordinans, ac stabiliter institutens in capella hospitalis predicti ad divini cultus augmentum et ad consolationem Christi pauperum ibidem convenientium, quod sex presbiteri et duodecim clerici seu scolares pauperes, ali et nutriri et esse in dicto hospitali et eius capella debeant, qui perpetuis temporibus missas solempnes et privatas ac septem horas canonicas tam de die quam de nocte pro anima ipsius Chunradi, parentum ac benefactorum suorum et predicit et aliorum in cimiterio ipsius hospitals sepultorum et sepeliendorum solempniter celebrent et cum cantu.*

[28] MASS, Das Bistum Freising (wie Anm. 19), S. 242

terschiedlichkeit der Spitaltypen, denen die Regeln dienen. Insofern spiegeln die Regeln Teilbereiche der Verfassungswirklichkeit des jeweiligen Hospitaltyps wider. Allerdings konnte ich hierbei keine regionalen Unterschiede feststellen.

Um nun die Frage nach den *verfassungsrelevanten* Gehalt von Spitalregeln vorantreiben zu können, möchte ich im folgenden auf die Organisations- und Verfassungsstrukturen des Spitals eingehen, indem ich der Frage nachgehe, ob diese den Hospitaltyp bestimmenden Strukturen überhaupt, und wenn ja, wie, in den Spitalstatuten zum Ausdruck kommen.

5. Organisations- und Verfassungsstruktur

Dabei soll hier unter der Verfassungsstruktur des Hospitals der Stifter, die Träger, die Prokuratoren und die Vermögensmasse des Hospitals, sozusagen dessen »äußere« Verwaltung, verstanden werden. Im engeren Sinne schließt die Verfassungsstruktur des Hospitals auch dessen Organisationsstruktur mit ein. Unter der Organisationsstruktur des Hospitals ist seine innere Verwaltung, wie beispielsweise durch den Spitalmeister, das Kapitel etc., zu verstehen. Auf seine Organisations- und Verfassungsstruktur hin sei nun eine jede der gewählten Regeln im einzelnen betrachtet.

Die Regel des Hospitals von Altopascio ragt insofern als Besonderheit unter den Spitalstatuten hervor, als sie zugleich auch Ordensregel ist und damit nach Forschungen zur Institutionalität mittelalterlicher Orden ein »Verfassungsdokument« darstelle[29]. Der erste Teil der Altopascio-Regel, eine Abschrift der Johanniterregel, ist jedoch verfassungsrechtlich irrelevant, da sie als Hausordnung für das Sankt-Johannes-Spital in Jerusalem konzipiert wurde[30]. Der umfangreichere zweite Teil bestimmt größtenteils ebenfalls das Leben der Brüder untereinander sowie deren Verhältnis zu den einfachen *servientes*, sowie das Leben der einfachen Diener untereinander[31]. Erst im letzten Drittel wird es interessanter, stellt dieses doch eine umfangreiche Ordnung zur Einberufung und Verlauf des Generalkapitels dar[32]. Darauf folgen Bestimmungen zur Neu-

[29] Gerd MELVILLE, Zur Funktion der Schriftlichkeit im institutionellen Gefüge mittelalterlicher Orden, in: Frühmittelalterliche Studien 25 (1991) S. 391–417. DERS., Ordensstatuten und allgemeines Kirchenrecht. Eine Skizze zum 12./13. Jahrhundert, in: Peter LANDAU, Jörg MÜLLER (Hg.), Proceedings of the Ninth International Congress of Medieval Canon Law, Citta del Vaticano 1997 (Monumenta Iuris Canonici C, 11), S. 691–712.

[30] Lucca, Archivio di Stato, Altopascio, n. 2, S. 1–5.

[31] Ibid. S. 5–15.

[32] Ibid. S. 15f.

wahl des Ordensoberhauptes[33]. Zwar stellt das Generalkapitel ein wichtiges Organisations- und Verfassungselement mittelalterlicher Orden dar, doch reicht dies nicht aus, um von der Altopascio-Regel als von einem Verfassungsdokument zu sprechen sowie die These, Ordensregeln seien »Verfassungsdokumente«, verifizieren zu können.

Anders als das Hospital von Altopascio entstand das Hôpital du Saint-Esprit-en-Grêve durch einen bruderschaftlichen Gründungsakt. Im März 1363 gestand Papst Urban V. dieser Bruderschaft das Recht zu, ihren Meister und ihre Prokuratoren zu wählen, sowie mit diesen und eigenen ausgewählten Bruderschaftsmitgliedern ein Gremium zu bilden, das das Rechnungswesen des Hospitals übernimmt[34]. Inwiefern erwähnen nun die umfangreichen Statuten die weitreichenden Rechte des Papstes, dessen Jurisdiktionsgewalt das Hospital als exemte Einrichtung direkt unterstand, und geben Auskunft über Stifter (Bruderschaft), päpstlichen Einfluß, Prokuratoren und die eigentliche Finanzverwaltung? Zwar werden eingehend die Ämter und administratorischen Aufgaben der Prokuratoren und damit die »innere« Verwaltung des Hospitals beschrieben, doch fehlen Angaben zur »äußeren« Verwaltung. Ursache hierfür dürfte sein, daß die *plenituto potestatis* des Papstes für das spätmittelalterliche Verständnis selbstverständlich war, das Finanzwesen in gesonderten Rechnungsbüchern erfolgte sowie der Besitzstand durch das Aufbewahren von Stiftungs-, Kauf- und Verkaufsurkunden festgehalten wurde.

Ganz auf die monastische Praxis spezialisierte Konstitutionen stellen jene des Regensburger St. Katharinenspitals dar. Dies darf auf den bischöflichen Einfluß zurückgeführt werden. Dessen Herrschaftsrechte am Spital wird als *principalis potestas* bezeichnet, die des Domkapitels als *potestas et dominium* und die der Bürger als *dominium*. Sie finden in den Konstitutionen keine Erwähnung, vielmehr beziehen sie sich auf eine religiöse Laienbruderschaft, an deren Spitze ein von den Brüdern gewählter Spitalmeister (*magister hospitalis*) stand. Somit stellen die Konstitutionen keinen verfassungsrelevanten Text dar. Auch als sich um 1380 die Bruderschaft auflöste, ein Schwesternkonvent bis zur Reformation die Pflege von Alten und Kranken übernahm und die Stadt de facto die hohe Gerichtsbarkeit ausübte, wurden keine neuen Konstitutionen erlassen, sondern lediglich die bestehenden in die Volkssprache übersetzt. Das bedeutet, daß der Verfassungswandel des St. Katharinenspitals im 14. und 15. Jahrhundert in den Statuten ebenfalls nicht zum Ausdruck kam.

Desweiteren soll der Stiftungsbrief des Nürnberger Heilig-Geist-Spitals von 1339 auf seine Verfassungsrelevanz hin untersucht werden: Darin kann man drei Gruppen des zahlreichen Personals feststellen. Die überwiegende Anzahl

[33] Ibid. S. 16f. Im Anschluss folgen wieder Bestimmungen für die Brüder und das letzte Kapitel lautet: »Del capitulo di Santo Jacobo d'Alto Pascio«.

[34] S.o. Anm. 11.

an Personen war erforderlich, um den Großhaushalt zu führen, zu dem auch Garten-, Vieh- und Landwirtschaft gehörten. Die zweite Gruppe sind die bereits erwähnten sechs Priester und zwölf Kleriker oder zwölf armen Scholaren mit Schulmeister. Die dritte Gruppe war für den pflegerischen Dienst an den armen Kranken zuständig, darunter wird ein Bader genannt. An der Spitze aller stand eine Spitalmeisterin. Darüber hinaus macht der Stifter in seiner Urkunde weitreichende Rechte an seiner Stiftung geltend, die als verfassungsrelevant gelten können. Erstens behält sich der Stifter das *ius patronatus* vor, d.h. er reserviert sich die Verwaltungsaufsicht an seiner Stiftung und bleibt finanzielle Kontrollinstanz, und zweitens bestimmte er, daß nach dem Tod seiner Nachkommen die Verwaltung der Stiftung an den Rat von Nürnberg übergehen sollte – was in der zweiten Hälfte des 15. Jahrhunderts eintrat.

Somit kann vergleichend festgestellt werden, daß im Unterschied zu den Regeln der drei kirchlichen Institutionen von Altopascio, Paris und Regensburg die Nürnberger Stiftungsurkunde in Bezug auf die Rechte des Stifters und des Trägers sowie bezüglich der Finanzverwaltung klare, verfassungsrelevante Aussagen trifft.

Um den Themenkomplex »Verfassungsrelevanz« abzuschließen, ist noch auf den Stiftungsbrief Ludwigs des Bayern einzugehen. Demnach sollte das Spital von Ettal von einem Meister und einer Meisterin geleitet werden, die freitags getrennt mit den Rittern bzw. den Frauen Kapitel halten. Als weitreichendste organisatorische Maßnahme kann die Bestimmung für die Ab- und Einsetzung des Meisters gewertet werden[35]. Beides ist an das Haus Wittelsbach gebunden, denn der Landesherr hatte zu entscheiden, ob ein Meister im Amt bleibe oder nicht, und im Falle der Neuwahl müssen die Ritter *des Landesherren Rat, Gunst und Willen* einholen. Doch kann wohl kaum die Verfassungswirklichkeit eines Spitals zum Tragen kommen, das als solches niemals existiert hat.

Soweit läßt sich die Antwort auf die Frage nach dem verfassungsrelevanten Gehalt von Spitalregeln wie folgt klären: Alle Regeln gehen auf die innere Verfassung, d.h. die Organisationsstruktur des Spitals ein, deren hierarchische Spitze zumeist der Spitalleiter darstellt, ansonsten finden sich Aussagen zur äußeren Verfassung, wie dem Stifter, dem Träger und der Finanzverwaltung, nur vereinzelt.

[35] Ed. HOLLAND (wie Anm. 18), S. 15: *allezampt mügen die Ritter einen Maister niht entsezen, so sullen si es bringen an den, der dann Herr ist vom Lande und der sol sich dann ervarn, ob der Maister recht oder unrecht hab. Ist dann, daz der Maister gerechter stetet vor dem Landsherren, so sol er bi sinem Ampt beliben, als vor, stet er aber ungerechter, so mügen dann die Ritter einen andern Maister setzen nach des Landsherren Rat, Gunst und Willen, und die Ritter sollen ouch dheinen ausern Ritter nehmen ze Maister.*

6. Resümee

Hospitalregeln sind wichtige Quellen für die verschiedensten Bereiche des mittelalterlichen und frühneuzeitlichen Lebens. Neben Recht, Rechtsetzungs- und Normierungsprozessen werden mittelalterliche Sozialgeschichte, Mentalitäts-, Liturgiegeschichte etc. angesprochen. Die Spitalstatuten können als selbständige Quellengattung gesehen werden, die es weiter zu entdecken gilt und in Zukunft mehr genutzt werden sollten. Die Ergebnisse der vorliegenden Untersuchung lassen sich in fünf Punkten zusammenfassen:

1. Zur Genese oder: Wie entstanden Spitalstatuten? Sie sind entweder von der Spitalgemeinschaft selbstgesetzte Normen oder von einem geistlichen oder weltlichen Stifter, einer geistlichen oder weltlichen Obrigkeit oder einer mit der Spitalgemeinschaft nicht identischen Bruderschaft erlassen worden. Da die Spitäler als *loca pia* der kirchlichen Macht unterstanden, mußten sie von der Diözesangewalt oder im Falle von exemten Spitälern bzw. Spitalorden vom Papst approbiert werden.

2. Was regeln sie? Hier zeigt sich in fast allen Statuten ein deutlicher Praxisbezug. Von dieser Sicht aus sind die Spitalstatuten meiner Ansicht nach mit der Form *consuetudines*/Konstitutionen als Affirmationen praktizierter Lebensweisen vergleichbar, die in einem Kloster die Ordensregel als vorwegbestimmende Normierung der Lebensführung ergänzen[36]. Jedoch gehen die Hospitalstatuten insofern über klösterliche Konstitutionen hinaus, als sie präziser als diese Bestimmungen zur inneren Organisation sowie verfassungsrelevante Normen enthalten.

3. Besteht ein regionaler Einfluß auf die Spitalstatuten? Bereits das Beispiel der Hospitalstatuten aus dem süddeutschen Raum zeigt, daß die räumliche Nähe der Institutionen zueinander keinen Einfluß auf die Regeln haben muß.

4. Können Spitalstatuten als Verfassungsinstrumente bezeichnet werden? Was enthalten sie und was nicht – sind sie homogen oder heterogen?

Die Normativität von Hospitalregeln ist, wie gezeigt werden konnte, kein vollständiges wirklichkeitsgetreues Spiegelbild der Verfassungswirklichkeit der Institution Hospital. Gleichwohl: Hospitalstatuten können meiner Meinung nach sowohl normative wie auch verfassungsrelevante Autorität besitzen. Sie sind vielseitig, wie es eine Vielzahl von »Hospitaltypen« gibt und das macht eine Kategorisierung von Hospitalregeln äußert schwierig.

[36] *Regula als norma recte vivendi* zu deuten, mit *recte ducere* oder mit *regere* und *rectula* in Verbindung zu bringen, geht auf Isidors »Etymologien« zurück. In Anlehnung an Isidor betont auch Bonaventura, *regula* sei mit *norma* identisch und komme von *regulare*. In Bezug auf Spitalregeln kann man sagen, daß diejenigen, die sich der *regula* unterwerfen, in ihrem Verhältnis zu Gott, zu sich selbst und vor allem zu ihren klösterlichen Mitbrüdern gelenkt werden.

ANDREAS MEYER

ORGANISIERTER BETTEL UND ANDERE FINANZGESCHÄFTE DES HOSPITALS VON ALTOPASCIO IM 13. JAHRHUNDERT

An der im Mittelalter wohl wichtigsten Straße nach Rom – an der Via Francigena – entstand unweit von Lucca am Rand der bewaldeten Anhöhe der Cerbaia, zwischen dem heute ausgetrockneten See von Sesto, den Sümpfen bei Fucecchio und dem Tal des Arno, *in loco et finibus ubi dicitur Teupascio* um das Jahr 1080 ein Hospital[1], dessen ursprüngliche Aufgabe der Schutz der Reisenden in dieser von Wölfen und Wildschweinen bewohnten und von Räubern heimgesuchten Einöde war. Bevor im 16. Jahrhundert die unmittelbar benachbarten Ortschaften Montecarlo, Castelfranco und Santa Croce den riesigen Wald durch Urbarisierungen weit zurückdrängten, wurde Altopascio denn auch als *timorosis circumdata nemoribus* beschrieben. Wie zeitgenössische Quellen bezeugen, waren die den Reisenden drohenden Gefahren durchaus real[2].

Das Hospital von Altopascio genoß seit Eugen III. päpstlichen und seit Friedrich I. auch kaiserlichen Schutz[3]. Das Privileg Papst Anastasius' IV. von

Folgende Abkürzungen werden verwendet: AAL = Archivio Arcivescovile di Lucca, ACL = Archivio Capitolare di Lucca, ASL = Archivio di Stato di Lucca.

[1] Raoul MANSELLI, Altopascio, in: Lexikon des Mittelalters 1, München 1980, Sp. 486f. Das Toponym *Teupascio* ist seit 942 belegt, Fedor SCHNEIDER, Nachlese in Toscana, in: Qellen und Forschungen aus italienischen Archiven und Bibliotheken 22 (1931/31) S. 31–86, nachgedruckt in DERS., Toskanische Studien, Aalen 1974, S. 399–454, hier S. 405f. (S. 37f.).

[2] Ibid. S. 399–402 (S. 31–34); Sergio NELLI, Nozizie circa l'ospedale nuovo di Cerbaia, Actum Luce, in: Rivista di studi lucchesi 24 (1995) S. 89–114, hier S. 90. Zum Straßenverlauf vgl. Alberto MALVOLTI, Andrea VANNI DESIDERI, La strada Romea e la viabilità fucecchiese nel Medioevo, Fuceccio 1995.

[3] Paul Fridolin KEHR, Italia Pontificia 3, Berlin 1908, S. 471 Nr. 2*: Eugen urkundete vom 9. bis 11. Februar 1147 in Lucca, vgl. Philipp JAFFÉ, Simon LÖWENFELD, Regesta pontificum romanorum ab condita ecclesia ad annum post Christum natum MCXCVIII, 2 Bde., Leipzig 1885–1888, Nr. 9004f.; Die Urkunden der deutschen Könige und Kaiser. 10: Die Urkunden Friedrichs I., 5 Bde., Hannover 1975–1990 (MGH Diplomata regum et imperatorum Germaniae, 10), hier Bd. 4 Nr. *1213; Regesta Imperii 4: Dritte Abteilung: Die Regesten des Kaiserreichs unter Heinrich VI. 1165 (1190)–1197, bearbeitet von Gerhard BAAKEN, Köln 1972, Nr. 653; J.-L.-A. HUILLARD-BRÉHOLLES, Historia diplomatica Frederici secundi, 6 Bde., Paris 1859–1861, hier Bd. 6 Nr. 178 = Regesta Imperii 5: Die Regesten des Kaiserreichs unter Philipp, Otto IV., Friedrich II., Heinrich (VII.), Conrad IV., Heinrich Raspe, Wilhelm und Richard 1198–1272, 1. Band: Kaiser und Könige, hg. von

1154 läßt schon verschiedene Güterkomplexe des Spitals erkennen: Zehntrechte, die Bischof Anselm (II.) von Lucca dem Hospital überlassen hatte, und Grundbesitz im unteren Tal des Arno, in der Ebene von Lucca (Capannori, Tassignano, Picciorana und Rughi) sowie in dem zwischen Altopascio und dem Arno gelegenen Valle Cava (bei Massa Piscatoria, heute Massarella)[4]. Das Privileg Papst Alexanders III. von 1169 erwähnt unter den Besitzungen zum ersten Mal die Brücke über den Arno bei Fucecchio, deren Bau und Unterhalt in der Folge zur eigentlichen Aufgabe von Altopascio wird[5]. Wir lesen in diesem Dokument aber auch von weiter entfernt gelegenen Besitzungen des Hospitals in Volterra[6], in Prato[7] und im Bistum Pisa[8]. Im Jahre 1180 überließ sodann Bischof Wilhelm von Lucca dem Spital weitere Zehntrechte im Valdinievole (San Pietro in Campo, Pescia, Montecatini) und im Valdarno (Cappiano, Santa Maria a Monte)[9]. Und Papst Gregor VIII. stiftete bei Rieti ein *hospitale ad receptaculum et quietem infirmorum et pauperum in honorem beati Leonardi*, das er in der Folge dem Magister und den Brüdern von Altopascio

Julius FICKER, Innsbruck 1881–1882; 2. Band: Päpste und Reichssachen, hg. von Julius FICKER und Eduard WINKELMANN, Innsbruck 1892–1894; 4. Band: Nachträge und Ergänzungen, bearbeitet von Paul ZINSMAIER, Köln 1983, hier Bd. 1 Nr. 3426.

4 Domenico BERTINI, Raccolta di documenti per servire alla storia ecclesiastica lucchese, 2 Bde., Lucca 1836, Neudruck Lucca 1994 (Memorie e documenti per servire all'istoria di Lucca 4/1 [mit eigener Paginierung] und 4/2 [inkl. Appendice mit eigener Paginierung]), hier Bd. 1 S. 25ff. Nr. 19; KEHR, Italia Pontificia (wie Anm. 3), S. 471 Nr. 4, JAFFÉ-LÖWENFELD, Regesta pontificum (wie Anm. 3), Nr. 9922; vgl. zur Besitzgeschichte Alberto MALVOLTI, P. MORELLI, L'ospedale di S. Iacopo di Altopascio e il Valdarno inferiore nel medioevo: dipendenze e proprietà, in: Altopascio, un grande centro ospitaliero nell'Europa medievale, Altopascio 1992, S. 73–110; Amleto SPICCIANI, La formazione e la gestione del patrimonio fondiario dell'ospedale di Altopascio tra l'XI e la fine del XII secolo, ibid. S. 149–172; DERS., L'ospedale di Altopascio nella Lucchesia del secolo XII. Donazioni, acquisti e prestiti, in: Gli spazi economici della chiesa nell'occidente mediterraneo (secoli XII – metà XIV), Pistoia 1999, S. 509–528; Andrea SANTORO, I livelli del Codice Altopascio 2 e i precedenti estimi dell'Altopascio 1 relativi alla contrada lucchese di S. Michele in Borghicciolo, Actum Luce, in: Rivista di studi lucchesi 24 (1995) S. 115–139.

5 ASL Dipl. Altopascio 1169.04.24 = Julius von PFLUGK-HARTTUNG, Acta pontificum romanorum inedita, 3 Bde., Tübingen 1881, Stuttgart 1884–1886, S. 269 = JAFFÉ-LÖWENFELD, Regesta pontificum (wie Anm. 3), Bd. 2 Nr. 11616.

6 Vgl. dazu auch Regestum volaterranum. Regesten der Urkunden von Volterra (778–1303), bearbeitet von Fedor SCHNEIDER, Rom 1907 (Regesta chartarum Italiae, 1), Nr. 689 und 746.

7 Rationes decimarum Italiae nei secoli XIII e XIV, Tuscia II: Le decime degli anni 1295–1304, hg. von Martino GIUSTI und Pietro GUIDI, Vatikanstadt 1942, Nr. 1515.

8 Rationes decimarum (wie Anm. 7), Nr. 3439 Anm.

9 AAL Dipl. ††J 13, Teildruck bei Domenico BARSOCCHINI, Raccolta di documenti per servire alla storia ecclesiastica lucchese, Lucca 1837–1841, Neudruck Lucca 1971 (Memorie e documenti per servire all'istoria del Ducato di Lucca, 5/2-3), hier Bd. 5/3 Nr. 1827. Auf ihn beziehen sich Innozenz III. und Honorius III., vgl. SCHNEIDER, Nachlese (wie Anm. 1), S. 407 (S. 39) Anm. 1.

unterstellte[10]. Bis zum Ende des 12. Jahrhunderts kamen weitere Besitztümer in den Erzbistümern von Capua[11] und Neapel, in den sardischen Judikaten von Cagliari und Turritano sowie auf Sizilien hinzu, wie aus dem Privileg Innozenz' III. hervorgeht[12]. Im Jahr 1200 hören wir von einem Haus in Pistoia[13], 1229 von einem Spital bei Cecina[14], 1280/90 von einer Brücke mit Kapelle bei Castelfiorentino[15] und 1302 schließlich von einem Hospiz in Rom[16], die allesamt Altopascio unterstanden. Schon im frühen 13. Jahrhundert war es Altopascio zudem gelungen, die in unmittelbarer Nähe existierenden Konkurrenten

[10] Les Registres d'Innocent IV (1243–1254) publiés ou analysés d'après les manuscrits originaux du Vatican et de la Bibliothèque nationale par Elie BERGER, 4 Bde., Paris 1881–1921, Nr. 6173f.

[11] Friedrich II. tauschte 1244 die Güter des Hospitals in Capua (eine Kirche und ein Haus *usibus pauperum et infirmorum deputatis*) gegen das neue Hospital von S. Maria *in Cerbaria*, SCHNEIDER, Nachlese (wie Anm. 1), S. 448–450 (S. 80–82) = Regesta Imperii (wie Anm. 3), 5/4 Nr. 441; dieser Tausch wurde 1250 vom Luccheser Bischof bestritten, der Rechte an dem um 1197 aus einer Eremitei hervorgegangenen Hospital von Cerbaia geltend machte, AAL Dipl. † 55 (gedruckt bei ANDREUCCI [wie folgt] S. 27f. Nr. 1), Registres d'Innocent IV (wie Anm. 10), Nr. 5508 = Regesta Imperii (wie Anm. 3), 5/2 Nr. 8432 = August POTTHAST, Regesta pontificum romanorum inde ab anno post Christum natum MCXCVIII ad annum MCCCIV, 2 Bde., Berlin 1874–1875, hier Bd. 2 Nr. 14422; vgl. NELLI, Nozizie (wie Anm. 2) und Salvatore ANDREUCCI, Una lite fra il vescovo di Lucca e i frati di Altopascio per l'ospedale di Cerbaia, Giornale storico della Lunigiana e del territorio lucense N. S. 21 (1971) S. 20–38; MALVOLTI, MORELLI, L'ospedale (wie Anm. 4), S. 85f.; zur Lage des Spitals Andrea MALVOLTI, Gli ospedali medievali fucecchiesi lungo la Via Francigena, in: MALVOLTI, VANNI DESIDERI, La strada (wie Anm. 2), S. 30 und 32.

[12] ASL Dipl. Altopascio 1198.04.22 (und eine zeitgenössische Kopie ASL Dipl. Tarpea 1198.04.22): *Quoniam xenodochium*, fehlt bei POTTHAST. In Lucca besaß Altopascio seit 1186 ein Haus *prope ecclesiam S. Iulie*, heute Vicolo d'Altopascio genannt, F. MUCIACCIA, I cavalieri dell'Altopascio (con documenti inediti), in: Studi storici di A. Crivellucci 6 (1897) S. 33–92, hier S. 55. Weitere Häuser lagen in Pozzo (seit 1177) und in Oltrario (seit 1230), MALVOLTI, MORELLI, L'ospedale (wie Anm. 4), S. 84, SPICCIANI, Formazione (wie Anm. 4), S. 152, Andreas MEYER, Felix et inclitus notarius. Studien zum italienischen Notariat vom 7. bis zum 13. Jahrhundert, Tübingen 2000, S. 479 mit Anm. 617. Außerdem hatte Altopascio Grundbesitz und bald auch ein Haus in Cerreto Guidi, vgl. ASL Dipl. Altopascio 1213.07.25, ASL Dipl. Altopascio 1225.08.18 (2 Perg., nach heutiger Datierung 1224.08.18), ASL Dipl. Altopascio 1229.07.09, ASL Dipl. Altopascio 1236.10.18, wo auch das *Hospitale pontis* von Fucecchio begütert war, ASL Dipl. Altopascio 1202.03.12.

[13] Liber censuum comunis Pistorii. Regesto, hg. von Quinto SANTOLI, Pistoia 1915 (Fonti storiche pistoiesi 1), Nr. 9; Rationes decimarum (wie Anm. 7), Nr. 1513.

[14] Regestum Volaterranum (wie Anm. 6), Nr. 470: *in claustro ante ecclesiam hospitalis S. Johannis de Altopassu ad Cecinam.*

[15] SCHNEIDER, Nachlese (wie Anm. 1), S. 420 Anm.; Emanuele REPETTI, Dizionario geografico fisico storico della Toscana, 6 Bde., Florenz 1833–1846, hier Bd. 1 S. 535.

[16] Les Registres de Boniface VIII (1294–1303). Recueil des bulles de ce pape publiées ou analysées d'après les manuscrits originaux des Archives du Vatican par Georges DIGARD u. a., 4 Bde., Paris 1884–1939, Nr. 4501. Grundbesitz in Rom ist schon seit 1255 belegt, vgl. Les Registres d'Alexandre IV (1254–1261). Recueil des bulles de ce pape publiées et analysées d'après les manuscrits originaux des Archives du Vatican par Charles BOUREL DE LA RONCIÈRE u. a., 3 Bde., Paris 1895–1959, Nr. 993.

– das Hospital von Rosaia bei Fucecchio, das eigentlich ein Leprosarium war, und das *Hospitale novum de Cerbaria* – unter seine Kontrolle zu bringen[17]. Von großer wirtschaftlicher Bedeutung für das Hospital waren aber auch Fisch- und Wasserrechte in den umliegenden Bächen und Flüssen[18] sowie Weide- und Durchzugsrechte in der Toskana für seine Ziegen- und Schafherden[19].

Da Altopascio auf Grund und Boden gegründet wurde, der dem 1113 ausgestorbenen Grafenhaus der Kadolinger als Amtsgut oder Lehen gehört hatte, nahm sich Friedrich Barbarossa im Rahmen seiner Rekuperationen von Reichsrechten des Hospizes an. Auch sein Sohn Heinrich VI. und sein Enkel Friedrich II. ließen Altopascio ihren Schutz angedeihen[20]. Schließlich nahm Karl I. von Anjou das Hospital in den Jahren 1272 und 1276 unter seine Obhut[21].

Die Brüder von Altopascio lebten nach einer eigenen Regel, die Gregor IX. im Jahre 1234 auf das 1208 gegründete Spital des hl. Ascentius bei Anagni übertrug[22]. Doch fünf Jahre später entschied der Papst, daß Altopascio und

[17] ASL Dipl. Altopascio 1234.11.04: der Verkauf eines Grundstückes *in confinibus Ficecli prope domum leprosorum, cui (!) sunt fines, ab una parte strata publica, ab alia parte via publica, ab alia parte terra et domus leprosorum de Rosaia, ab alia parte terra, quam detinent Diotisalvi Magnani et Scolarius notarius*; SCHNEIDER, Nachlese (wie Anm. 1), S. 419–421 (S. 51–53) über Rosaia und S. 423–428 (S. 55–69) über Cerbaia; vgl. zu Cerbaia auch oben Anm. 11; Enrico COTURRI, Dell'ospedale di Rosaio e di una lite per la sua giurisdizione sostenuta nel XIII secolo dal vescovato pistoiese, in: Bullettino storico pisano 72 (1970) S. 143–148; MALVOLTI, MORELLI, L'ospedale (wie Anm. 4), S. 77–81; Chris WICKHAM, Legge, pratiche e conflitti. Tribunali e risoluzione delle dispute nella Toscana del XII secolo, Rom 2000, S. 169–173; zur Lage von Rosaia vgl. MALVOLTI, Gli ospedali (wie Anm. 11), S. 30f. In den ersten Jahrzehnten des 13. Jahrhunderts war Locterius *medicus* Rektor des Hospitals, ASL Dipl. Altopascio secolo XIII Nr. 2. Das Hospital kaufte 1234 ein Grundstück *in confinibus Ficecli apud domum leprosorum de Rosaia*, ASL Dipl. Altopascio 1234.11.04.

[18] SPICCIANI, Formazione (wie Anm. 4), S. 165f., SPICCIANI, Ospedale (wie Anm. 4), S. 520.

[19] SCHNEIDER, Nachlese (wie Anm. 1), S. 422f.; NELLI, Nozizie (wie Anm. 2), S. 101f. (1211); Regestum Volaterranum (wie Anm. 6), Nr. 301 (1185–1212); Regesta Imperii (wie Anm. 3), Bd. 1 Nr. 3417 (1244.03.10); I Registri della Cancelleria angioina ricostruitti da Riccardo Filangeri con la collaborazione degli archivisti napoletani [= RCA], Neapel 1950ff., Bd. 8 S. 219f. Nr. 622 = Documenti delle relazioni tra Carlo d'Angiò e la Toscana, hg. von Sergio TERLIZZI, Florenz 1950 (Documenti di storia italiana, 12), hier S. 225f. Nr 414; RCA 9 S. 109f. Nr. 14 = Documenti S. 253 Nr. 461; ASL Dipl. Altopascio 1246.05.12; vgl. auch unten Dokument Nr. 23.

[20] SCHNEIDER, Nachlese (wie Anm. 1), S. 406–418 (S. 38–50). Vgl. zum Reichsbesitz im Valdinievole neuerdings MEYER, Felix (wie Anm. 12), S. 435–475.

[21] RCA (wie Anm. 19), Bd. 8 S. 217 Nr. 614 = Documenti (wie Anm. 19), S. 226f. Nr. 415; RCA (wie Anm. 19), Bd. 13 S. 174 Nr. 507.

[22] Les Registres de Grégoire IX (1227–1241). Recueil des bulles de ce pape publiées ou analysées d'après les manuscrits originaux du Vatican par Lucien AUVRAY, 4 Bde., Paris 1896–1955, Nr. 1839f.; vgl. zu diesem abhängigen Spital auch ASL Dipl. Tarpea 1285.08.01, gedruckt bei MUCIACCIA, I cavalieri (wie Anm. 12), S. 80 Nr. 14 (fehlt bei POTTHAST), und Les Registres de Nicolas IV (1288–1292). Recueil des bulles de ce pape

seine Dipendenzen nach der Johanniterregel leben sollten[23]. Diese bildete in der Folge den ersten Teil des Regelwerkes von Altopascio, während der zweite aus eigenen *constitutiones* bestand[24]. Der Rektor Gallicus hatte beide Teile am 31. März 1239 erlassen[25]. Die Päpste Innozenz IV. und Nikolaus IV. gaben 1244 der Brückenbruderschaft von Borgo Val di Taro[26] respektive 1288 dem Hospital von S. Maria in Orvieto die Regel von Altopascio[27]. Päpstliche Privilegien erlaubten außerdem, daß in den von Altopascio abhängigen Häusern Messe gelesen werden durfte, wenn der Ort unter dem Interdikt stand[28]. Zudem mußten sich die Brüder in einigen Reservatsfällen nicht an den apostolischen Stuhl wenden, um Absolution zu erlangen[29].

Seit dem Jahr 1135 teilte sich Altopascio mit den Hospitälern von Rosaia und von Campugliano in den Unterhalt der Brücke, die bei Fucecchio den Arno überquerte. Spätestens von 1173 an war das Hospital von Altopascio der alleinige Besitzer dieser Brücke an der Via Francigena[30]. Seit 1175 gehörten ihm auch die *domus S. Marie* auf der anderen Seite des Arno[31] und seit 1225 die Fährrechte bei Fucecchio[32].

Die seit 1002 belegte Brücke von Fucecchio *(pons Bonfilii)* wurde nachweislich mehrfach vom Hochwasser beschädigt oder zerstört, so um 1106, um 1154, um 1260 und gegen 1291, und mußte daher immer wieder repariert oder

publiées ou analysées d'après le manuscrit original des Archives du Vatican par Ernest LANGLOIS, 2 Bde., Paris 1887–1905, Nr. 6894.

[23] Registres de Grégoire IX (wie Anm. 22), Nr. 4799 (1239.04.05), vgl. dazu Robert DAVIDSOHN, Forschungen zur älteren Geschichte von Florenz, 4 Bde., Berlin 1896–1908, hier Bd. 1 S. 185 Nr. 81, der den Eintrag bei Marinus von Ebulo irrtümlich auf Gregor VIII. bezieht.

[24] Freundlicher Hinweis von Gisela Drossbach.

[25] SCHNEIDER, Nachlese (wie Anm. 1), S. 403 (S. 35), Anm. Kurze biografische Skizzen zu den Rektoren von Altopascio finden sich bei Dante BIAGIOTTI e Enrico COTURRI, Altopascio e i suoi cavalieri, Borgo a Buggiano 1991, S. 83–128.

[26] MUCIACCIA, I cavalieri (wie Anm. 12), S. 52 (fehlt bei POTTHAST); Registres d'Innocent IV (wie Anm. 10), Nr. 7325 erwähnt keine Abhängigkeit von Altopascio.

[27] Registres de Nicolas IV (wie Anm. 22), Nr. 477–479.

[28] ASL Dipl. S. Romano 1266.07.07, fehlt bei POTTHAST.

[29] ASL Dipl. Tarpea 1266.12.05, fehlt bei POTTHAST: angeblich nach dem Vorbild von Gregor (IX.), Innozenz (IV.) und Alexander (IV.).

[30] MUCIACCIA, I cavalieri (wie Anm. 12), S. 65f. Nr. 2; SCHNEIDER, Nachlese (wie Anm. 1), S. 418–420 Anm. 2; NELLI, Nozizie (wie Anm. 2); MALVOLTI, MORELLI, L'ospedale (wie Anm. 4), S. 95–110; zur Lage des Hospitals von Campugliano vgl. MEYER, Felix (wie Anm. 12), S. 456 Anm. 426 und die dort angegebene Literatur.

[31] MALVOLTI, MORELLI, L'ospedale (wie Anm. 4) S. 81–83.

[32] ASL Dipl. Altopascio 1225.01.09, ASL Dipl. Altopascio 1225.06.22 und ASL Dipl. Altopascio 1226.01.24: Die Vicecomites von Fucecchio garantieren Altopascio das *ius habendi et tenendi navem in fluvio Arni in confinibus Ficechii sine mea et meorum consortum* [...] *contradictione* [...] *ad pelegrinos et alios omnes transducendos.*

neu gebaut werden[33]. An einem bequemen Übergang über den Arno waren nicht nur Pilger und andere Reisende auf ihrem Weg nach Rom interessiert, sondern natürlich auch Kaufleute und Hirten mit ihren Herden, die aber im Gegensatz zu den Pilgern für die Benutzung der Brücke zahlen mußten. Schon im Jahre 1173 hatte man den jährlichen Gewinn des Brückenkonsortiums nach Abzug der Unkosten auf 50 Pfund Luccheser Denare geschätzt[34].

Um die Mitte des 13. Jahrhunderts war das Jakobushospital von Altopascio mit Abstand die reichste kirchliche Institution im Bistum Lucca. Seine jährlichen Einkünfte wurden im Jahre 1260 auf 6700 Pfund Luccheser Denare veranlagt[35]. Damit stand dem Rektor von Altopascio fast doppelt so viel Geld zur Verfügung wie dem Luccheser Bischof[36]. Auch wenn Amleto Spicciani gezeigt hat, daß Altopascio bereits um die Mitte des 12. Jahrhunderts über genügend flüssige Mittel verfügte, um sie gegen Pfand auszuleihen[37], und wir diese Aktivität auch für das 13. Jahrhundert belegen können[38], so ist doch nicht anzunehmen, daß der unermeßliche Reichtum von Altopascio im Duecento allein auf der Schenkung eines ausgedehnten Grundbesitzes oder auf reinen Zinsgeschäften fußte, deren Erträge wiederum in Grund und Boden investiert wurden. Meines Erachtens muß das Hospital spätestens seit dem ausgehenden 12. Jahrhundert über eine weitere reichlich sprudelnde Einnahmequelle verfügt haben, über die aber die ältesten Dokumente beharrlich schweigen.

Um welche einträgliche Quelle es sich dabei handelt, zeigt ein kürzlich veröffentlichter Text aus dem Jahr 1219, in welchem der Bischof von Salisbury aufgrund eines päpstlichen Mandates den Archidiakonen von Dorset, Berkshire, Salisbury und Wiltshire befahl, die Brüder von Altopascio beim Almosensammeln nicht zu behindern und den ihnen gewährten Ablaß zu verkünden[39].

[33] MALVOLTI, MORELLI, L'ospedale (wie Anm. 4), S. 74–76, 95–103: Zu ergänzen ist ASL Dipl. Tarpea 1260.07.15, gedruckt bei MUCIACCIA, I cavalieri (wie Anm. 12), S. 77f. Nr. 11 (fehlt bei POTTHAST): Alexander IV. gewährt einen Ablaß von 120 Tagen für die Reparatur des *pons de Ficeclo super fluvium Arni blanci*. 1266 heißt es in einem Schreiben Clemens' IV. *pro constructione cuiusdam magni pontis lapidei, quem de novo super flumen Arni* [...] *inceperunt construere*, Registrum Roberti Winchelsey Bd. 2, Oxford 1956 (Canterbury and York Series, 52), S. 783ff., fehlt bei POTTHAST.

[34] MALVOLTI, MORELLI, L'ospedale (wie Anm. 4), S. 102.

[35] Rationes decimarum Italiae nei secoli XIII e XIV, Tuscia I. La decima degli anni 1274–1280, hg. von Pietro GUIDI, Vatikanstadt 1932, Nr. 4787: auf dem zweiten Platz folgt San Frediano mit 5300 lb., ibid. Nr. 4771. Grundlage der Steuereinschätzung dürfte der Grundbesitz gewesen sein.

[36] Rationes decimarum (wie Anm. 35), Nr. 4707: 3500 lb.

[37] SPICCIANI, Ospedale (wie Anm. 4), S. 519–522.

[38] Dokumente Nr. 8, 14, 16f. (beides Privatdarlehen), 22, 26, 30 (Privatdarlehen), 31, 35 und 36.

[39] English episcopal acta 19: Salisbury, 1217–1238, ed. von B. R. KEMP, Oxford 2000, S. 223f. Nr. 258. Das kürzlich an das Luccheser Staatsarchiv gelangte Privileg Honorius' III. vom 26. Oktober 1216 bestätigt nach dem Vorbild Alexanders (III.), Lucius' (III.), Urbans (III.), Clemens' (III.), Celestins (III.) und Innozenz' (III.) dem Rektor und den Brüdern von Altopascio ihren Besitz und erlaubt ihnen, Konversen aufzunehmen sowie Leute zu

Bisher war der zeitlich unbeschränkte Schutzbrief, den König Heinrich III. im Januar 1233 den *fratres* von Altopascio gewährte, der älteste bekannte Hinweis auf ihre fruchtbare Tätigkeit in England gewesen[40]. Das Einsammeln von Kollekten weckte offenbar schon bald den Neid anderer, denn Papst Gregor IX. schrieb bereits im Oktober 1233 an den Abt von St. Alban in der Diözese Lincoln, weil er davon gehört hatte, daß gewisse Leute *collectas nomine hospitalis Altipassus elemosynas* zurückhalten und die *nuntios a predictis fratribus ad partes Anglie ad colligendas elemosynas destinatos* behindern würden[41]. Drei Jahre später wandte sich der Papst gar an den englischen König, damit er in seinem Reich den Brüdern von Altopascio nicht nur sicheres Geleit garantiere, sondern ihnen auch gestatte, ein eigenes Haus zu führen[42]. 1238 setzt sodann die Reihe königlicher Schutzbriefe für Altopascio ein, die nahezu lückenlos bis zum Ende des Jahrhunderts reicht[43]. Am 1. August 1265 schließ-

begraben. Außerdem schützte er ihr Zeichen: *Precipimus quoque, ut signum religionis, quod in vestris vestimentis hactenus detulistis annexum, nulli portare liceat, nisi vestram religionem professus fuerit et a vobis super hoc receperit licentiam specialem.* Von Ablaß und Bettellizenz ist jedoch noch keine Rede, ASL Dipl. Altopascio Acquisto Bertelli 1216.10.16: *Quoniam xenodochium*, gedruckt bei Giovanni LAMI, Charitonis et Hippophili Hodoeporici pars quarta, Florenz 1754 (Deliciae eruditorum seu veterum antekdoton opusculorum collectanea, 16), S. 1400–1409, fehlt bei POTTHAST. Ich benutze diese Gelegenheit, um meine früheren Bemerkungen zum Diplomatico Altopascio des Archivio di Stato di Lucca zu ergänzen, vgl. MEYER, Felix (wie Anm. 12), S. 265 mit Anm. 126: Die dreizehn im Jahre 1963 an das Luccheser Staatsarchiv gelangten Urkunden stammen ursprünglich aus dem privaten Florentiner Archivio del Banco Samminiati, wie aus dem Inventar hervorgeht, das der Mailänder Antiquar Renzo Rizzi anlegte und das nun, wie ein Augenschein ergab, zusammen mit den aus diesem Archiv stammenden Urkunden (jedoch ohne die Altopascio betreffenden) in der Annenberg Rare Book and Manuscript Library der Van Pelt-Dietrich Library der University of Pennsylvania in Philadelphia liegt, vgl. Catalogue of Manuscripts in the Libraries of the University of Pennsylvania to 1800, hg. von Norman P. ZACCOUR und R. HIRSCH, Philadelphia 1965, S. 228: Ms. Lea 398. Weitere Urkunden zu Altopascio liegen im Archivio di Stato di Firenze, Diplomatico Strozziane Uguccioni (acquisto).

[40] Calendar of the patent rolls of the reign of Henry III A.D. 1232–1247, London 1906, S. 36.

[41] Registres de Grégoire IX (wie Anm. 22), Nr. 1576. Auch in der Diözese Genua kam es um die Mitte der 1230er Jahre wegen der Sammeltätigkeit von Altopascio zu Auseinandersetzungen, vgl. unten Dokumente 2–4.

[42] Jane E. SAYERS, Original papal documents in England and Wales from the accession of pope Innocent III to the death of pope Benedict XI (1198–1304), Oxford 1999, S. 100 Nr. 214 (fehlt bei POTTHAST).

[43] Calendar of the patent rolls (wie Anm. 40), S. 220 (auf zwei Jahre), Calendar of the patent rolls of the reign of Henry III A. D. 1247–1258, London 1908, S. 445 (1255: auf zehn Jahre), Calendar of the patent rolls of the reign of Henry III A. D. 1258–1266, London 1910, S. 569 (1266: auf fünfzehn Jahre), Calendar of the patent rolls of the reign of Henry III A. D. 1266–1272, London 1913, S. 116 (1267: auf vierzehn Jahre); Calendar of the patent rolls of the reign of Eduard I A.D. 1272–1281, London 1901, S. 144 (1276: auf ein Jahr), S. 300 (1279: auf zwei Jahre); Calendar of the patent rolls of the reign of Eduard I A.D. 1281–1292, London 1893, S. 243 (1286: auf zwei Jahre), S. 417 (1291: auf zwei Jahre), S. 502 (1292: auf

lich schrieb Clemens IV. an den Erzbischof von Canterbury, damit er die Brüder von Altopascio schütze und ihnen in seiner Kirchenprovinz beim Almoseneinzug helfe[44]. Die päpstliche Sammellizenz gestattete es, einmal jährlich in jeder englischen Kirche um Almosen zu betteln[45]. Problematisch war allerdings, daß offenbar manchmal auch nicht autorisierte Personen im Namen des Hospitals Geld sammelten[46].

Daß das Almosensammeln von Altopascio gerade in England zuerst nachzuweisen ist, erstaunt eigentlich niemanden, denn die englische Überlieferung ist im europäischen Vergleich schon im 13. Jahrhundert außerordentlich dicht, so daß sich in ihr vieles findet, was anderweitig fehlt. Zudem tauchen englische und irische Rompilger seit dem Frühmittelalter regelmäßig in Lucca auf. Ihnen zumindest dürfte die Fähre und später die Brücke über den Arno bekannt gewesen sein, möglicherweise erinnerten sie sich auch an die freie Beköstigung in Altopascio oder an ihre in Lucca wohnenden Landsleute[47].

Wo außer in England haben die Brüder von Altopascio im Duecento auch noch gebettelt? Um diese Frage zu beantworten, erweisen sich die Imbreviaturen des Luccheser Notars Ser Ciabatto wieder einmal als besonders ergiebig[48]. Aus diesen Akten entnehmen wir beispielsweise, daß man um das Jahr 1235 in der Diözese Genua zwei Brüder von Altopascio unter dem Vorwurf festhielt, sie seien Fälscher, und ihre Sammelbüchse beschlagnahmte. Was sie gefälscht haben sollen – Sammellizenzen etwa –, erfahren wir leider nicht. Doch der Pleban von Cicagna riet seinen Pfarrkindern angesichts des im Dorf erschienenen Almosenjägers: *Nolite ei elimosinam dare, quia ipse est falsarius et deceptor*[49]. Ob der Vorwurf berechtigt war oder nicht, verraten uns die erhaltenen Quellen leider nicht. Vielleicht hatten sich die Brüder von Altopascio auch nur der Instrumente bedient, derer sich die Tempelritter damals nach-

2 Jahre); Calendar of the patent rolls of the reign of Eduard I A.D. 1292–1301, London 1895, S. 433 (1299: auf drei Jahre).

[44] Registrum Roberti Winchelsey (wie Anm. 33), S. 783ff., fehlt bei POTTHAST *(Cum dei filius)*.

[45] Calendar of the patent rolls Eduard I A.D. 1281–1292 (wie Anm. 43), S. 243. Weitere Details liefern The Register of William Wickwane, Lord Archbishop of York 1279–1285, London 1907 (The Publications of the Surtees Society, 114), S. 211f. Nr. 506 und 508, und The Register of John Le Romeyn, Lord Archbishop of York 1286–1296, part I, London 1913 (The Publications of the Surtees Society, 123), S. 6f. Nr. 9.

[46] Calendar of the patent rolls of the reign of Eduard I A.D. 1281–1292 (wie Anm. 43), S. 417 (1291). Vgl. auch unten bei Anm. 49 und 52.

[47] Christine MEEK, Beyond the frontiers: Irish men and Irish goods in Lucca in the later Middle Ages, in: Colony an Frontier in Medieval Ireland. Essays presented to J. F. Lydon, hg. von Terry BARRY u.a., London 1995, S. 229–241.

[48] Vgl. Andreas MEYER, Der Luccheser Notar Ser Ciabatto und sein Imbreviaturbuch von 1226/1227, in: Quellen und Forschungen aus italienischen Archiven und Bibliotheken 74 (1994), S. 172–293, DERS., Felix (wie Anm. 12), DERS, Ser Ciabattus. Regesti di imbreviature lucchesi del Duecento, volume I: 1222–1232, Lucca 2005.

[49] Dokumente Nr. 2 und 3.

weislich behalfen, nämlich der Verpachtung ganzer Sammelgebiete an Dritte. In einem ebenfalls bei Ciabattus überlieferten Fall überließ ein solcher Pächter während einer bestimmten Zeit seinem Begleiter sogar die Erträge als Lohn, was leicht das Mißtrauen der Spendewilligen und den Unwillen der traditionellen Spendenempfänger wecken konnte[50]. So hatte sich ein Konverse des *Hospitale novum* von Cerbaia damals tatsächlich zuviel erlaubt, denn er saß in Lucca im Gefängnis und sollte zur Verurteilung an den Papst überstellt werden[51]. Aus einer im Veneto überlieferten Urkunde aus Altopascio von 1239 geht hervor, daß dem Hospital bekannt war, daß auch Unberechtigte in seinem Namen bettelten, denn es beauftragte seinen dortigen Vertreter mit der Festnahme von falschen Almosensammlern[52].

Bei Ser Ciabatto lesen wir weiter, daß sich Brüder und Konversen von Altopascio für ihre Reisen in Lucca Pferde kauften oder mieteten[53] und sich mit Bargeld und mit Fremdwährungen eindeckten[54]. Ein Konverse erstand sogar auf Kredit ein Lederwams, zwei Kreuze, eine Bettdecke und zwei Leintücher, um für seine Betteltour gerüstet zu sein[55].

Im Jahre 1239 ernannte *magister* Gallicus von Altopascio seinen Mitbruder Bontempus zu seinem Vertreter, um in oberitalienischen Diözesen (Padua, Vicenza, Feltre, Belluno, Treviso, Ceneda, Concordia), im Patriarchat Aquileja, in Istrien und Sclavonien Almosen zu sammeln[56]. 1244 stellte Bruder Rainaldus von Altopascio einen Florentiner als Begleiter für seine Reise *ultramontem* – vermutlich nach Frankreich – ein[57]. Gleiches tat Bruder Albertus 1248

[50] Dokumente Nr. 8 und 13.

[51] Dokument Nr. 5.

[52] Dokument Nr. 7. Schon 1198 hatte Innozenz III. vor falschen Almosensammlern gewarnt, die unter dem Deckmantel der Johanniter ihr Unwesen trieben, POTTHAST, Regesta pontificum (wie Anm. 11), Bd. 1 Nr. 468. Die Marinus von Eboli zugeschriebene Formelsammlung nennt Beispiele für diesen Betrug aus den Jahren 1245 und 1247, Fritz SCHILLMANN, Die Formelsammlung des Marinus von Eboli, Rom 1929, S. 326 Nr. 2698–2700. Auch der *Orden de la Milicia de Santiago* stand vor diesem Problem, vgl. Ildefonso Rodriguez RODRIGUEZ DE LAMA, La documentación pontificia de Urbano IV (1261–1264), Rom 1981, S. 96f. Nr. 55b (1263.01.18). Die Kanzleiordnung Nikolaus' III. von 1278 sah dafür ein eigenes Formular vor: *Item hospitalariis et similibus datur littera contra falsos nuntios seu questuarios eorum nomine elemosinas postulantes*, Geoffrey BARRACLOUGH, The chancery ordinance of Nicholas III., a study of the sources, in: Quellen und Forschungen aus italienischen Archiven und Bibliotheken 25 (1933–34), S. 192–250, hier S. 248 Nr. 75. Andreas REHBERG, *Nuntii, questuarii, falsarii*. L'ospedale di S. Spirito in Sassia e la raccolta delle elemosine nel periodo avignonese, in: Mélanges de l'École française de Rome. Moyen Âge 115 (2003), S. 41–132.

[53] Dokumente Nr. 6 (1237), 23 (1250), 33–35 (alle 1252).

[54] Dokumente Nr. 11, 16, 28, 30, 40.

[55] Dokument Nr. 12.

[56] MUCIACCIA, I cavalieri (wie Anm. 12), S. 51f., siehe unten Dok. 7.

[57] Dokument Nr. 10. Vgl. unten bei Anm. 63 und 110.

mit einem Senesen für eine Betteltour in die Lombardei[58]. Im Jahr 1254 verpflichtete Bruder Gilius einen aus der Umgebung von Lucca stammenden Begleiter für seine Reise nach Piemont[59] und vier Jahre später zwei Männer aus der Diözese Modena für eine Fahrt nach Korsika[60]. Am 8. Juni 1257 befahl Alexander IV. allen, *qui* [...] *nuntios hospitalis ad partes Italie ad elemosinas colligendas impediunt*, von solch schändlichem Vorhaben abzulassen[61].

Im November 1260 schrieb Alexander IV. an die deutsche Geistlichkeit, sie sollten die Gläubigen zu Geldspenden für die steinerne Brücke über den Arno bei Fucecchio ermuntern[62]. Damit stellte der Papst aber nur Beziehungen wieder her, die wegen den Auseinandersetzungen mit den Hohenstaufen unterbrochen waren, denn das Hospital hatte bereits im Spätherbst 1231 einen Almosensammler nach Deutschland geschickt.[63]

Seit 1264 sind Almosensammler aus Altopascio auch in Frankreich nachzuweisen, wenn wir von dem oben genannten Beleg absehen[64]. Im Jahre 1290 erteilte Nikolaus IV. den Brüdern von Altopascio die Erlaubnis *colligendi eleemosinas ad pauperum et infirmorum opus*; zwei Ausfertigungen dieser Urkunden liegen heute im Pariser Nationalarchiv, sie waren wohl für die von Altopascio abhängige Commanderie de Saint-Jacques du Haut-Pas bestimmt[65]. Schließlich empfahl der genannte Papst am 13. August 1291 die Brüder von Altopascio dem französischen König[66]. Auch der König von Sizilien, Karl I. von Anjou, gewährte dem Hospital schon früh, nämlich bereits im Regierungsjahr 1270/71, die Erlaubnis *petendi elemosinas per regnum*, empfahl im Jahr danach den Bruder Sinibaldus *de Altopassu* und half ihm auch, gegen Schuldner vorzugehen[67]. Schließlich lassen sich die Brüder von Altopascio seit 1276

[58] Dokument Nr. 20.
[59] Dokument Nr. 38.
[60] Dokument Nr. 41.
[61] Regestum volaterranum (wie Anm. 6), Nr. 685, fehlt bei POTTHAST.
[62] ASL Dipl. Tarpea 1260.11.25, fehlt bei POTTHAST.
[63] Unten Dokument 1.
[64] Les Registres d'Urbain IV (1261–1264). Recueil des bulles de ce pape publiées ou analysées d'après les manuscrits originaux du Vatican par Jean DOREZ u. a., 4 Bde., Paris 1899–1958, Nr. 1600. Das relativ späte Auftauchen von Altopascio in Frankreich erstaunt, denn Philipp II. August benutzte 1191 auf seiner Rückreise vom Kreuzzug nicht nur die Brücke von Fucecchio, sondern machte auch in Altopascio Halt, wie die *Gesta Henrici II et Ricardi I* berichten, MGH Scriptores Bd. 27, Hannover 1885, S. 131 Z. 33–35. Zu bedenken ist aber, daß damals in Frankreich drei direkte Konkurrenten von Altopascio wirkten, nämlich die Antoniter, der Heilig-Geist-Orden und die Lazariten.
[65] Registres de Nicolas IV (wie Anm. 22), Nr. 2329 (1290.03.06) und 2338 (1290.08.03); Bernard BARBICHE, Les actes pontificaux originaux des Archives Nationales de Paris, 3 Bde., Vatikanstadt 1975–1982, hier Bd. 2 S. 337 Nr. 1861 und S. 343 Nr. 1876; zum historischen Kontext vgl. REHBERG, *Nuntii* (wie Anm. 52), S. 45.
[66] ASL Dipl. Tarpea 1291.08.13, gedruckt bei MUCIACCIA, I cavalieri (wie Anm. 12), S. 80f. Nr. 15 (mit falschem Datum 1261.08.13), fehlt bei POTTHAST.
[67] RCA (wie Anm. 19), Bd. 7 S. 21 Nr. 62, S. 253 Nr. 243, Bd. 8 S. 129 Nr. 118.

in Irland und seit dem frühen 14. Jahrhundert auf der iberischen Halbinsel nachweisen[68].

Es waren natürlich nicht nur die eben aufgezählten Länder, in denen die Brüder von Altopascio Almosen erbettelten. Urban IV. ermahnte am 20. Juli 1262 die gesamte abendländische Geistlichkeit, gegen *malefactores magistri et fratrum hospitalis de Altopassu* vorzugehen, was eindeutig auf ein universales Tätigkeitsfeld des Hospitals hinweist[69]. Auch sein Nachfolger Clemens IV. wandte sich am 17. April 1266 an alle Erzbischöfe, Bischöfe und Prälaten, damit sie die Brüder von Altopascio schützen und ihnen in ihren Amtssprengeln beim Einzug von Almosen helfen[70], und im Januar 1268 forderte er die gesamte Geistlichkeit noch einmal auf, das Spenden für Altopascio zu fördern[71]. Papst Bonifaz VIII. verschickte am 6. März 1297 gleich vier Schreiben, in denen er sich darüber beklagte, daß die Brüder von Altopascio in ihrem von Alexander (IV.) und Clemens (IV.) gewährten Recht, *ut semel in anno recipiantur in ecclesia ad elemosinas colligendas*, behindert würden[72], daß sie beim Betteln sogar aus Kirchen herausgeworfen worden seien[73] und daß ihre Steuerprivilegien nicht beachtet würden[74], weshalb er die Geistlichkeit eindringlich zum Schutz der Brüder von Altopascio aufforderte[75]. Ein ganzes Bündel von Privilegien und Bestätigungen erwirkte Altopascio schließlich am 1. März 1314 von Papst Clemens V.[76].

Die Kollekten dienten den Spitalbrüdern *ad opus pauperum et infirmorum in eodem hospitali (Altipassus) degencium necnon pro constructione cuiusdam magni pontis lapidei, quem de novo super flumen Arni, ubi multi periclitari solebant, opere sumptuoso inceperunt construere*, wie es in einem Schreiben Clemens' IV. vom 17. April 1266 heißt[77]. Als Anreiz zur Wohltätigkeit hatte schon Honorius III. englischen Gläubigen, die Altopascio Almosen spendeten,

[68] Calendar of the patent rolls of the reign of Eduard I A.D. 1272–1281 (wie Anm. 43), S. 142 (für drei Jahre); Paolo G. CAUCCI VON SAUCKEN, Il cammino di Santiago, gli ordini ospitalieri e Altopascio, in: Altopascio (wie Anm. 4), S. 19–30, hier S. 28f.

[69] Regestum Volaterranum (wie Anm. 6), Nr. 734, fehlt bei POTTHAST.

[70] Registrum Roberti Winchelsey (wie Anm. 33), S. 783ff., fehlt bei POTTHAST.

[71] Les Registres de Clément IV (1265–1268). Recueil des bulles de ce pape publiées ou analysées d'après les manuscrits originaux des Archives du Vatican par Eduard JORDAN, Paris 1893–1945, Nr. 557.

[72] Registres de Boniface VIII (wie Anm. 16), Nr. 1891. Auch die Antoniter sammelten einmal jährlich in allen Kirchen, vgl. Adalbert MISCHLEWSKI, Antoniusorden, in: Lexikon des Mittelalters Bd. 1, München 1980, Sp. 734f.

[73] Registres de Boniface VIII (wie Anm. 16), Nr. 1779.

[74] Ibid. Nr. 1927 = BARBICHE, Les actes (wie Anm. 65), Bd. 2 Nr. 2039 Nr. 410f. = ASL Dipl. Altopascio 1297.03.06 und ASL Dipl. Tarpea 1297.03.06: *Non absque dolore*, gedruckt bei MUCIACCIA, I cavalieri (wie Anm. 12), S. 81f. Nr. 16, fehlt bei POTTHAST.

[75] Registres de Boniface VIII (wie Anm. 16), Nr. 1809.

[76] Regestum Clementis papae V editum cura et studio monachorum ordinis S. Benedicti, Bd. 9, Rom 1888, Nr. 10293–10301, 10311f., 10316.

[77] Registrum Roberti Winchelsey (wie Anm. 33), S. 783ff., fehlt bei POTTHAST.

den siebten Teil der Buße erlassen und 20 Tage Ablaß gewährt[78]. Da die Konkurrenz auf dem Bettelmarkt sehr hart war[79], drängten sich in der zweiten Hälfte des 13. Jahrhunderts weitere Maßnahmen auf, um das Spendenaufkommen von Altopascio zu steigern oder zumindest auf dem gleichen Stand zu halten. Neben anderen Privilegien und Vergünstigungen[80] erneuerte Papst Alexander IV. am 13. März 1257 den Erlaß des siebten Teils der auferlegten Buße[81] und gewährte im Juli 1260 allen Gläubigen, die zur Reparatur des *pons de Ficeclo super fluvium Arni blanci* beitrugen, einen Ablaß von 120 Tagen[82]. Urban IV. stand sodann am 5. Dezember 1261 allen, welche den Bau der Brücke unterstützten, vierzig Tage Ablaß zu[83], und Clemens IV. erneuerte diese Gunst[84]. Auch Papst Bonifaz VIII. betonte die Bedeutung der Brücke über den Arno – *ubi iam plurimi propter fluminis impetum perire et adhuc trans-*

[78] English episcopal acta (wie Anm. 39): *Relaxationes autem, quas in domini pape rescriptis perspeximus contineri, plebi sibi subdite curent fideliter nuntiare, videlicet quod quicumque de bonis sibi a domino collatis dictis fratribus aliquid devote contulerunt septimam partem noverint de iniuncta sibi penitentia relaxatam; insuper et XX dies de imposita sibi penitentia pro ponte Fiscecli relaxatos cognoscant.* Vgl. oben Anm. 39. Der Erlaß des siebten Teils der auferlegten Buße erscheint erstmals in einem den Johannitern zwischen 1139 und 1143 gewährten päpstlichen Privileg, vgl. REHBERG , *Nuntii* (wie Anm. 52), S. 80f. und 91.

[79] Dokument Nr. 8. Noch im Jahre 1237 hatte Albertinus von Pontremoli einen Konversen von Altopascio begleitet. Albertinus war auch Zeuge, als Vethus *campsor* am 21. April 1249 dem Bruder Riccardus *rector domus mansionis Templi in lucana civitate* ein Darlehen von 20 lb. auf sechs Monate gab, der damit den Kauf eines Grundstücks in Vorno finanzierte. ACL LL 23 fol. 73v. Vgl. dazu auch Andreas MEYER, *Exeamus ad Iesum* – Lucca und die Finanzierung der Kreuzzüge, in: Personen der Geschichte – Geschichte der Personen. Studien zur Kreuzzugs-, Sozial- und Bildungsgeschichte. Festschrift für Rainer C. Schwinges, hg. von Christian HESSE u.a., Basel 2003, S. 441–460, hier S. 445f. (mit falschem Jahr 1242).

[80] Edith PÁSZTOR, Censi e possessi della Chiesa romana nel Duecento: due registri pontifici inediti, in: Archivum historiae pontificiae 15 (1977), S. 139–193, hier S. 183 Nr. CCLII (1. Pontifikatsjahr) und S. 184 Nr. CCCXXIV (2. Pontifikatsjahr), S. 185 Nr. CXXIX (3. Pontifikatsjahr); Registres d'Alexandre IV (wie Anm. 16), Nr. 255: bestätigt alle Freiheiten, die Altopascio seit 60 Jahren genießt; Nr. 1338: der Priester des Magisters darf ungehorsame Brüder und Konversen exkommunizieren; Nr. 1701: gestattet, daß die Laienbrüder des Hospitals ihr Erbe einfordern dürfen; ASL Dipl. Tarpea 1257.01.13, gedruckt bei MUCIACCIA, I cavalieri (wie Anm. 12), S. 76f. Nr. 10, fehlt bei POTTHAST: Schutz der von Reich und Kirche gewährten Immunitäten.

[81] Nikolaus PAULUS, Geschichte des Ablasses, 3 Bde., Paderborn 1922–1923, hier Bd. 2 S. 10 = Michael TANGL, Die päpstlichen Kanzleiordnungen von 1200–1500, Innsbruck 1894, S. 301 Nr. 9 = Dietrich von Nieheim, Der Liber cancellariae apostolicae vom Jahre 1380 und der Stilus palatii abbreviatus, hg. von Georg ERLER, Leipzig 1888, S. 127f., fehlt bei POTTHAST.

[82] ASL Dipl. Tarpea 1260.07.15, gedruckt bei MUCIACCIA, I cavalieri (wie Anm. 12), S. 77f. Nr. 11, fehlt bei POTTHAST.

[83] ASL Dipl. Tarpea 1261.12.05, gedruckt bei MUCIACCIA, I cavalieri (wie Anm. 12), S. 78f. Nr. 12 (mit falschem Datum 1260.12.05), fehlt bei POTTHAST.

[84] Regestum Volaterranum (wie Anm. 6), Nr. 759, fehlt bei POTTHAST; angeblich nach dem Vorbild Alexanders (III.), Lucius' (III.), Urbans (III.), Clemens' (III.), Celestins (III.), Innozenz' (III.), Honorius' (III.), Gregors (IX.), Innozenz' (IV.), Alexanders (IV.) und Urbans (IV.).

euntibus nonnumquam imminent mortis pericula graviora –, indem er allen, die an Maria Himmelfahrt und in der Oktave danach die Brücke aufsuchten, ein Jahr und vierzig Tage Ablaß gewährte und erneut jenen, welche die Brüder von Altopascio in ihrem Bemühen unterstützten, den siebten Teil der Buße erließ[85].

Damit die auf diese Weise generierten Einnahmen ungeschmälert ihrem Verwendungszweck zuflossen, erließ Alexander IV. im Jahr 1255 dem Hospital die damals in der Toskana eingeforderte *vicesima*[86]. Außerdem verbot er im Februar 1257 allen Pfarrgenossen, von den Brüdern von Altopascio *exactionem quamlibet seu extorsionem* zu fordern[87]. Gregor X. bestätigte dem Spital den päpstlichen Schutz und befreite es von der Zahlung des Lyoner Kreuzzugszehnten[88]. Konsequenterweise nahm Honorius IV. Altopascio von der Zahlung des für die Wiedereroberung Siziliens erhobenen Zehnten aus[89], worin ihm auch seine Nachfolger Nikolaus IV. und Bonifaz VIII. folgten[90].

Testamentarische Legate zugunsten von Altopascio, wie sie etwa aus Genua (1225 und 1277) oder aus Portovenere (1262) belegt sind, ergänzten die Einkünfte, welche die Brüder durch den einmal jährlich erlaubten Zutritt zu den Kirchen schufen[91]. Aber auch durch die Selbstübergabe (*conversio, oblatio*) von Männern und Frauen flossen Altopascio erhebliche Mittel zu, die im Einzelnen aber kaum zu beziffern sind[92].

[85] Registres de Boniface VIII (wie Anm. 16), Nr. 1780 und 1810 (beide 1297.03.07).
[86] Registres d'Alexandre IV (wie Anm. 16), Nr. 248.
[87] Ibid. Nr. 1702.
[88] Regestum volaterranum (wie Anm. 6), Nr. 802, Les Registres de Grégoire X (1271–1276) et de Jean XXI (1276–1277). Recueil des bulles de ces papes publiées ou analysées d'après les manuscrits originaux des Archives du Vatican par Jean GUIRAUD, Paris 1892–1960, Nr. 465, fehlt bei POTTHAST. Altopascio erscheint daher in den Rationes decimarum (wie Anm. 35) auch nicht.
[89] Les Registres d'Honorius IV (1285–1287). Recueil des bulles de ce pape publiées ou analysées d'après le manuscrit original des Archives du Vatican par Maurice PROU, Paris 1886–1888, Nr. 246.
[90] Les Registres de Nicolas IV (1288–1292). Recueil des bulles de ce pape publiées ou analysées d'après le manuscrit original des Archives du Vatican par Ernest LANGLOIS, 2 Bde., Paris 1887–1905, Nr. 2608, Registres de Boniface VIII (wie Anm. 16), Nr. 898 und 4708.
[91] Lanfranco (1202–1226), 3 Bde., hg. von Hilmar C. KRUEGER und Robert L. REYNOLDS, Genua 1951–1953 (Notai liguri del secolo XII et del secolo XIII, 6), hier Bd. 2 S. 223f. Nr. 1450; Arturo FERRETTO, Codice diplomatico delle relazioni fra la Liguria, la Toscana e la Lunigiana ai tempi di Dante (1265–1321), 2 Bde., Rom 1901–1903 (Atti della Società ligure di storia patria, 31), hier Bd. 2 S. 146. Nr. 314; Il Cartulario di Giovanni di Giona di Portovenere (sec. XIII.), hg. von Giorgio FALCO und Geo PISTARINO, Borgo S. Dalmazzo 1955 (Biblioteca della Deputazione subalpina di storia patria, 177), S. 286–288 Nr. 333.
[92] Urkundlich ist eine Selbstübergabe (*conversio*) erstmals zu 1219 überliefert, AAL Dipl. ††H 78, vgl. dazu oben Anm. 39; bis 1280 folgen noch weitere sieben. Der Lucchese Lanbertus qd. Falabrine prozessierte im Jahre 1217 gegen Altopascio um 100 lb., *quas dicebat qd. dominam Mardulam relinquisse ipsi Lanberto expendendas in ultramarinis partibus*

Die Einkünfte, welche die Geldmaschine der *quête*[93] schuf, dürften im Duecento die laufenden Ausgaben für die Beherbergung der Pilger in Altopascio respektive für den Unterhalt oder den Neubau der Brücke von Fucecchio bei weitem überstiegen haben, so daß ein Teil dieser Einnahmen in den Bau des Campanile sowie vor allem in den Ausbau des Grundbesitzes geflossen sein dürfte[94]. Dieses Verhalten war ökonomisch durchaus sinnvoll, schuf man dadurch doch bleibende Werte, deren Erträge wiederum dem ursprünglichen Zweck zugeführt werden konnten[95].

Das organisierte Betteln war im Duecento offenbar sehr einträglich. Dies illustriert in vortrefflicher Weise die Pachtsumme von 122 lb. Luccheser Denaren, die zwei Unternehmer 1243 den Tempelrittern für die Erlaubnis zahlten, während elf Monaten in den Diözesen von Luni, Lucca und Pistoia Almosen zu heischen[96]. Welch riesige Beträge durch Bettelei zusammenflossen, erfahren wir aus einem Schreiben Urbans IV. von 1264. Damals geriet nämlich Bruder Sinibaldus, der im Namen der von Altopascio abhängigen Spitäler von Anagni und Rosaia in der Reimser Kirchenprovinz und in anderen Gegenden des Königreichs Frankreich seiner Tätigkeit nachging, in den Verdacht, die von ihm vorgezeigten päpstlichen Bettellizenzen gefälscht zu haben. Obwohl der Papst am Leumund des Bruders keine Zweifel hegte, ersuchte er den Bischof von Laon um genaueste Abklärung der Vorwürfe und um vorläufige Blockierung der Sammelerträge – 12 000 Tourneser Pfund –, die in Troyes bei einem Florentiner Bankier hinterlegt waren[97].

pro remedio anime sue, was Altopascio ablehnte, da Mardura eine Konverse gewesen sei; Lanbertus bekam Recht und erhielt außerdem 50 lb. Schadenersatz, AAL Dipl. †R 24.

[93] Pietro SELLA, Glossario latino italiano. Stato della Chiesa, Veneto, Abruzzi (Studi e testi, 109), Vatikanstadt 1944, weist den Begriff *questa* erst für 1389 nach. Vgl. zur Sache Adalbert MISCHLEWSKI, Grundzüge der Geschichte des Antoniterordens bis zum Ausgang des 15. Jahrhunderts, Köln 1976; Pierre HÉLIOT et Marie-Laure CHASTANG, Quêtes et voyages de reliques au profit des églises françaises du moyen âge, in: Revue d'histoire ecclésiastique 59 (1964), S. 789–822 und 60 (1965) S. 5–32; REHBERG, *Nuntii* (wie Anm. 52).

[94] Während die Hospitalkirche bereits im 12. Jahrhundert entstand, wurde der Campanile erst im Duecento gebaut, BIAGIOTTI, COTURRI, Altopascio (wie Anm. 25), S. 53 und 57. Zwischen 1201 und 1280 kaufte Altopascio urkundlich 77mal Grundstücke und achtmal Grundrenten. Außerdem wurden dem Hospital *pro remedio anime* 23mal Grundstücke sowie je einmal eine Grundrente und ein Weiderecht geschenkt. Zum aktuellen Umfang meiner Datenbank Luccheser Urkunden vgl. MEYER, Ser Ciabattus (wie Anm. 48), bei Anm. 159.

[95] Im gleichen Zeitraum sind 93 Pachtverträge und 73 Erkundigungen über Pachtverhältnisse urkundlich überliefert. Es liegen keine Untersuchungen zum Grundbesitz von Altopascio im 13. Jahrhundert vor.

[96] Dokument Nr. 7. Eine Sammellizenz für das Luccheser Hospital San Giovanni di Malanotte rechnete in der Fastenzeit 1231 mit wöchentlichen Erträgen von fast 6 lb., MEYER, Ser Ciabattus (wie Anm. 48), Nr. D 32.

[97] Registres d'Urbain IV (wie Anm. 64), Nr. 1600. Die Summe entspricht ungefähr 33.000 Pfund Luccheser Denare, vgl. Peter SPUFFORD, Handbook of medieval exchange, London 1986, S. 106 und 109: Umrechnung über Genueser Pfund, Kurs von 1268.

Diese Summe mag uns heute unwahrscheinlich groß vorkommen, doch sie lag auf einer Bank – und Bankiers kennen sich mit Zahlen aus. Außerdem wissen wir nicht, wie lange zuvor Bruder Sinibaldus in seinem ausgedehnten Sammelgebiet gewirkt hat. Der genannte Betrag könnte durchaus zutreffend gewesen sein, denn schon um 1235 hatte der Massarius der Luccheser Niederlassung von Altopascio, Bruder Bonus, vor dem päpstlich delegierten Richter die in zwei Genueser Pieven wegen übler Nachrede entgangenen Spenden mit je 100 lb. Genueser Münze beziffert und weitere 50 lb. als Schadenersatz gefordert[98]. Für die Zeitgenossen waren die genannten Zahlen offenbar plausibel, denn sonst hätte sich Bruder Bonus vor dem Richter ja lächerlich gemacht.

Aussagekräftig sind in diesem Zusammenhang auch die Verträge, die Brüder und Konverse von Altopascio mit dem Begleitpersonal auf ihren Bettelreisen schlossen. Denn die darin genannten Unkosten dürften in gewisser Relation zu den erwarteten Erträgen gestanden haben. So bot im Jahr 1244 Bruder Rainaldus seinem Begleiter Jacobus qd. Oderigi von Florenz auf der wohl nach Frankreich führenden und auf zwei Jahre geplanten Tour freie Kost und einen jährlichen Lohn von 16 lb. Luccheser Denaren an[99]. Im Jahre 1248 erhielt Bonaventura Guidi von Siena für eine fünfmonatige Winterreise in die Lombardei 18 lb. Luccheser Denare als Lohn[100]. Noch teurer war im November 1254 die Anstellung eines Begleiters für die ebenfalls fünf Monate dauernde Betteltour nach Piemont, denn Bruder Gilius mußte Bartholomeus qd. Johannis aus dem bei Lucca gelegenen Coldipozzo nicht nur ein Pferd und einen Diener zur Verfügung stellen und für seine Beköstigung aufkommen, sondern ihm nach der Rückkehr auch noch 21 lb. Luccheser Münzen *ad suum indumentum et calciamentum* zahlen[101]. Offenbar waren längere Reisen billiger, denn 1258 fand Bruder Gilius zwei Willige, die für je einen Mantel, 19 lb. Luccheser Pfennige Lohn sowie freie Hin- und Rückfahrt bereit waren, ihn während elf Monaten nach Korsika zu begleiten[102].

Altopascio stand vor dem gleichen Problem wie das Papsttum mit den Kreuzzugssteuern: Die Gelder flossen *in partibus* und mußten möglichst kostengünstig an die Zentrale oder dorthin überführt werden, wo man sie aus aktuellem Anlaß dringend benötigte[103]. Und genauso wie die Päpste bediente sich das Hospital dazu der guten Dienste der Kaufleute.

[98] Dokumente Nr. 2 und 3. Die genannten Summen entsprechen ungefähr 180 respektive 90 Pfund Luccheser Währung, vgl. SPUFFORD, Handbook (wie Anm. 97), S. 106.

[99] Dokument Nr. 10.

[100] Dokument Nr. 20.

[101] Dokument Nr. 38. Auch Aliottus qd. Martii von Controne hatte sich 1244 einen Schildknappen ausbedungen, vgl. Dokument Nr. 13.

[102] Dokument Nr. 41.

[103] Christiane SCHUCHARD, Die päpstlichen Kollektoren im späten Mittelalter, Tübingen 2000 (Bibliothek des Deutschen Historischen Instituts in Rom, 91).

Mehrere Imbreviaturen von Ser Ciabatto berichten vom Geldtransfer von Genua nach Lucca durch Luccheser Kaufleute. Das früheste Zeugnis stammt von 1249: Einige Wochen vor Ostern, als sich die aktuelle Winter-Betteltour ihrem Ende zuneigte, versprachen zwei Luccheser Kaufleute dem Geldwechsler Vethus qd. Deotifeci, dessen Wechseltisch in der Vorhalle von San Martino stand und der in dieser Sache das Hospital von Altopascio vertrat, daß sie ihm die ihnen durch Urkunde mitgeteilte Summe in Genueser Münze, die Bruder Leonardus bei ihrem Partner in Genua einzahlen werde, innerhalb von drei Tagen in Lucca in Luccheser Denaren auszahlen würden. Ein Jahr danach wiederholte sich dieser Vorgang[104]. Die Kaufleute, die damals als Vertragspartner von Altopascio agierten, waren Mitglieder der Luccheser Handelsgesellschaft der Battosi, die mit den Brüdern Normanninus und Jacobus qd. Johannis de Vurno ebenfalls einen Wechseltisch in der Vorhalle von San Martino betrieb, die vor allem aber im Fernhandel aktiv war[105]. Am 1. Juli 1267 schließlich quittierte Bruder Sinibaldus von Altopascio der Luccheser Handelsgesellschaft der Bettori *sibi esse integraliter satisfactum de toto et omni eo, quod dictus frater Sinibaldus* [...] *habuit facere vel recipere ab eis*[106]. Aus anderen Quellen wissen wir, daß die auch in diesem Dokument genannten Aldibrandinus und Ubaldus Malagallie spätestens seit 1262 Teilhaber der Bettori-Gesellschaft waren[107], die sich nachweislich seit 1267 mit Erfolg am englischen Wollhandel beteiligte, so daß die Vermutung, die Bettori hätten damals für Altopascio den Geldtransfer aus England besorgt, wohl zutreffend ist, zumal Jacobus Bettori in jenem Jahr tatsächlich in England weilte[108]. Die Luc-

[104] Dokumente Nr. 21 und 22.

[105] ASL Archivio dei Notari parte I filza 1 registro 1 fol. 71r: *sub frontispicio S. Martini apud bancum ipsorum germanorum qd. Johannis (de Vurno) filiorum*. Die *de Vurno* fehlen in der Liste von Graziano CONCIONI, *Lucani campsores*: i Malagallia, in: Rivista di archeologia, storia, costume 24/3–4 (1996), S. 3–96, hier S. 22–26. Zu den Battosi vgl. Thomas Wood BLOMQUIST, Trade and commerce in thirteenth century Lucca, Diss. phil. University of Minnesota 1966 und neuerdings Ignazio DEL PUNTA, Mercanti e banchieri lucchesi del Duecento, Pisa 2004 (Studi pisani, 8), S. 217–265, der das Dokument Nr. 21 nicht kennt und der Zugehörigkeit der *de Vurno* zur Gesellschaft zu wenig Gewicht beimißt.

[106] Dokument Nr. 42.

[107] Renée DOEHAERD, Les relations commerciales entre Gênes, la Belgique et l'Outremont d'après les archives notariales génoises aux XIIIe et XIVe siècles, 3 Bde., Brüssel, Rom 1941, hier Bd. 3 S. 646 Nr. 1175 (lies Jacobus Bettori statt Jacobus Berri und Orlandus Ciancotti statt Janchoti Orlandi); ACL LL 33 fol. 91r (1267.07.01) = CONCIONI, *Lucani* (wie Anm. 105), S. 95: die Gesellschaft bestand damals aus Bartholomeus filius Orlandi Bettori, Ugolinus Teste, Pierus Ugolinelli, Ubaldus Malagallie, Jacobus Bettori, Gottifredus Bonoste, Orlandus Ciancotti und Aldibrandinus Malagallie, sowie aus Guilielmus filius Orlandi Ricciardi, Gerarducius Gracii und Melior Arrigi, FERRETTO, Codice (wie Anm. 91), Bd. 1 S. 99 Nr. 262. Vgl. auch MEYER, Ser Ciabattus (wie Anm. 48), S. 44.

[108] The Register of Walter Giffard Archbishop of York 1266–1279, London 1904, S. 106. Vgl. dazu auch DEL PUNTA, Mercanti (wie Anm. 105), S. 289–308, besonders S. 298–306, dem unser Dokument Nr. 42 unbekannt blieb; er erwähnt aber eine Urkunde vom 11. April

cheser Kaufleute haben also die von Altopascio in England erbettelten Gelder in Wolle und in Wolltuche investiert und sodann exportiert. Auf diese Weise stand ihnen in England mehr Geld zur Verfügung als nur aufgrund ihres Firmenkapitals. In gleicher Weise werden ein Jahrzehnt später die italienischen Kaufleute die bei ihnen deponierten Lyoner Kreuzzugszehnten einsetzen[109].

Aber es gab auch andere Wege, die eingesammelten Beträge in die Nähe von Altopascio zu transferieren. Als der Luccheser Bischof in der ewigen Stadt weilte, gewährte ihm der an der päpstlichen Kurie anwesende Konverse Jacobus von Altopascio ein Darlehen von 60 lb., das sodann im Oktober 1243 in Lucca zurückgezahlt wurde[110]. Doch mit dem Umzug der Kurie kurze Zeit später nach Lyon war dies nicht mehr möglich. Offensichtlich waren damals die Sammelerträge in Frankreich noch so gering oder sie fielen am falschen Ort an, daß sich die beiden Konversen Jacobus und Ranucius von Altopascio in den Jahren 1250 und 1251 bei Luccheser respektive bei Florentiner Kaufleuten verschulden mußten, um ihre Unkosten zu decken[111].

Zusammenfassend ist festzuhalten, daß Altopascio spätestens seit Beginn des 13. Jahrhunderts fast im ganzen Abendland zielstrebig Almosen sammelte, um mit den Erlösen in erster Linie den Unterhalt der Brücke von Fucecchio und möglicherweise auch andere Brücken zu finanzieren. Die päpstliche Erlaubnis der Almosenbettelei hat ihren Grund im Unterhalt der Brücke von Fucecchio, die den Weg der Pilger und Bittsteller nach Rom sicherer machte und erleichterte. Die freie Beherbergung und Verköstigung von Pilgern im eigentlichen Hospital trat daher im Duecento eher in den Hintergrund, auch wenn die dabei entstehenden Kosten beträchtlich gewesen sein dürften. Doch hätte sich dieser ›Geschäftszweig‹ meines Erachtens durchaus auf traditionelle Weise, nämlich durch die Erträge des schon zuvor recht ausgedehnten Grundbesit-

1295, aus der hervorgeht, daß Altopascio bis damals beträchtliche Guthaben bei den Bettori hatte, S. 304f.

[109] Emilio RE, Archivi inglesi e storia italiana, in: Archivio storico italiano 71/1 (1913), S. 249–282; DERS., La compagnia dei Ricciardi in Inghilterra e il suo fallimento alla fine del secolo XIII, in: Archivio della Società romana di storia patria 37 (1914), S. 87–138; Richard W. KAEUPER, Bankers to the crown. The Riccardi of Lucca and Edward I, Princeton 1973; DEL PUNTA, Mercanti (wie Anm. 105), S. 141–215.

[110] Dokument Nr. 9. Bischof Guercius befand sich im September 1241 in Rom, vgl. MEYER, Felix (wie Anm. 12), S. 341. Damals hatte sich Guercius außerdem mit 135 lb. Luccheser Denaren bei der Gesellschaft der Ricciardi verschuldet, AAL Dipl. †F 78.

[111] Dokumente Nr. 25 und 29. Papst Innozenz IV. verließ Lyon am 17. April und hielt sich am 1. Mai 1251 in Marseille auf; das zweite Darlehen dürfte also noch in Frankreich gewährt worden sein. Der Konverse Jacobus war bereits 1248 als Familiar des Vizekanzlers Marinus de Eboli in Lyon, vgl. Dokument 19.

zes und anderer nutzbarer Rechte bezahlen lassen. Außerdem ist zu bedenken, daß an der Via Francigena Hospitäler sehr nahe aufeinander folgten[112].

Die Imbreviaturen von Ser Ciabatto belegen, daß sich das Hospital von Altopascio der Kaufmannschaft bediente, um die Sammelerträge in die Toskana zu transferieren. Dabei läßt sich zwischen den Kaufleuten und dem Hospital dieselbe profitable Symbiose nachweisen, die wenige Jahre später auch die Papstfinanz prägte und die Wesentliches zur Vormacht der italienischen Kaufleute im spätmittelalterlichen Abendland beitrug.

112 Ludwig SCHMUGGE, Lucca e il pellegrinaggio medioevale, in: Il Volto Santo e la civiltà medioevale. Atti del Convegno internazionale di studi 21–23 ottobre 1982, Lucca 1984, S. 157–175.

DOKUMENTE

Editionsgrundsätze: Eckige Klammern zeigen Ergänzungen zerstörter Textteile an. Drei Punkte stehen, wo solche Ergänzungen nicht mehr möglich sind. Spitze Klammern enthalten, was der Notar bei der Niederschrift aus Nachlässigkeit vergessen hat. Runde Klammern kennzeichnen Eingriffe und Ergänzungen des Herausgebers. / = Zeilenwechsel, // = Seitenwechsel im laufenden Text. Die zeitgenössische Orthographie wurde beibehalten.

1

Lucca, 1231 Oktober 29

Der Konverse Melius von Altopascio bestellt den Untergebenen Cecius von Altopascio zu seinem Vertreter, damit er bis zum 6. Juli 1232 in Deutschland Almosen sammle.

ACL LL 8 fol. 38v; Regest: Andreas MEYER, Regesti di imbreviature lucchesi del Duecento, volume I: anni 1222–1232, Lucca 2005, Nr. D 163.

Frater Melius conversus et frater hospitalis sancti Iacobi de Altepascio[a] fecit et constituit et ordinavit Cecium subdittum[b] ipsius hospitalis suum procuratorem et nuntium specialem ad petendum elemosinam et recolligendum caritatem pro ipso hospitale in tota Alamania, quam sibi Deus dare voluerit[c], dando sibi licentiam et potestatem faciendi et tractandi et ordinandi omnia et quicquid[d] ipse frater[e] Melius facere posset ad honorem[f] et incrementa[g] Dei et sancti Jacobi suprascripti[h] hospitalis et fratris Melii[i], promittens habere firmum et ratum et incorruptum totum quicquid ipse Cecius fecerit, sicut dictum est supra per omnia[j]. Et hec omnia valeant et valere debeant hinc ad VIII proximi[k] festi sancti Petri proximi venientis[1]. Actum Luce in turre <Passavantis>, coram Bonavere qd. Salvi et Accetante de contrada sancte Marie et Ammanato qd. Octolini, MCCXXXI, IIII kalendas novembris, indictione V.

(S. N.) Ciabattus iudex et notarius hec scripsi[m].

[1] *1232 Juli 7.*

[a] *sic*
[b] *sic*
[c] quam – voluerit *interlinear*
[d] *folgt durchgestrichen* s
[e] f *von* frater *korrigiert aus* d
[f] *Hs.* honrem
[g] *Hs.* inclenenta
[h] *Hs.* suprascriptis
[i] ad honorem – Melii *interlinear*
[j] sicut – omnia *interlinear*

[k] proximi *korrigiert aus* proximo
[l] *Rest dieser und die nächste Zeile leer*
[m] *diagonal gekreuzt durchgestrichen, marginal links* FCC

2

(Lucca, 1235)

Der Massarius Bonus des Luccheser Hauses von Altopascio erhebt Klage gegen Placentinus, Kanoniker von Lavagna, weil er den Almosensammler Cencius von Altopascio als Fälscher diffamiert habe, und fordert 100 lb. sowie weitere 50 lb. Genueser Münze als Schadenersatz. Es folgen die Einwendungen von Placentinus und die Entgegnungen von Bonus.

ACL LL 9 fol. 67r-68r. Das Blatt ist so eng eingebunden, dass der Text am Rand manchmal unleserlich ist.

Frater Bonus[1] rector et massarius domus de Altopascio lucane vice et nomine ipsius domus et pro ipsa domo agit adversus Placentinum canonicum plebis de Lavangna[a] coram vobis domino archip[resbitero] lucano domini pape iudice delegato, petit ab eo et a quolibet eius[b] legiptimo defensore libras C genovinorum parvorum et hoc pro iniuria irrogata et data seu facta Ce<n>cio nuntio et accaptator<i> ipsius domus ex eo, quia cepit eum et capi fecit tamquam falsarium bonis ipsius expoliari, quia infamavit eundem nuntium, quia falsarius erat, quam iniuriam tantum extimat, ut supra petitum est. Simili modo petit ab eo pro dampno et interesse illato dicte domui occasione prefate iniurie libras C suprascripte monete. Item eodem modo agit adversus et contra ***[c] et petit eodem <modo> ab eo et ex similibus causis et super predictis omnibus implorat officium vestrum allegando et proponendo omnia iura sibi et dicte domui competentia tam utilia quam directa. Et petit expensas cause et advocati factas et faciendas. Et hec petit si plus vel aliter.

Dominus archipresbiter statuit terminum Iohanni[d] procuratori Placentini canonici de Lavagna et presbiteri Astulfi canonici plebis Plecanie nomine ipsorum primam sequentem diem post festum sancti Petri proximo[e] venienti[2] ad proponendum exceptiones, dilationes et declinatorias iudicii[f].

Exceptiones Placentini canonici plebis de Lavania contra fratrem Bonum, qui dicit se esse rectorem et massarium domus de Altopassu lucane.

Excipit Iohannes procurator Placentini canonici plebis de Lavania contra Bonum fratrem, qui dicit se esse rectorem et massarium domus de Altopassu lu-

[1] *Bonus ist bis 1251 nachzuweisen, ASL Dipl. Altopascio deposito Orsetti-Cittadella 1246.10.18, AAL Dipl. *D 8 (1247.07.10), AAL Dipl. ††C 60 (1247.09.14), AAL Dipl. †R 17 (1248.11.23), AAL Dipl. ††P 17 (1251.07.22) = Andreucci (wie oben Anm. 11) S. 28 Nr. 2: hier als Prokurator des Hospitals von Altopascio im Streit um das Hospital von Cerbaia, ebenda S. 31-35 Nr. 5.*
[2] *Juni 30.*

cane, dicens, quod dictus Bonus est excomunicatus, quare nec impetrare nec agere potest.
Item conversus est et devotus domus de Altopassu, quare repellitur ab agendo, nec haberet mandatum speciale a rectore et fratribus domus maioris de Altopassu, cum monaci et conversi dicentur vocem mortuam habere.
Item, quod impetrator rescripti erat excomunicatus nec fuit procurator constitutus a rectore et fratribus memoratis.
Item, quod rescriptum fuit inpetratum tacita veritate, que, si fuisset expressa domino pape, non concessisset ei illud dominus papa.
Item, quia rescriptum fuit impetratum nomine sui tamen vel domus lucane de Altopassu non faciendo mensionem de rectore maiori et fratribus sive domo et hospitali de Altopassu nec, ut dictum est, ad hoc habuerit speciale mandatum, unde non potest ipse Bonus per illud rescriptum dictum Pla(centinum) convenire de iniuria illata Cencio accattatori et nuntio dicte domus.
Item proponit excipiendo dictus procurator, quod licet dictus dominus Pla(centinus) non offenderit dictum Cencium nec aliquem de Altopassu inde pro bono pacis, cum dictus frater Bonus esset hoc anno Ian(ue) in quadragesima, ad pet(itionem) ipsius iuravit dictus Pla(centinus) stare mandatis prepositi et magistri scolarum Ian(uensis), et ibi coram eis dictus frater Bonus dicto Placentino remisit omnes iniurias tam offensas, quas ei fecisset specialiter iniuriam, quam dicebat fecisse Cencio memorato. Hec omnia paratus est probare dictus procurator, prout iura postulabunt salvis aliis exceptionibus, quas proponit suo loco et tempore. //(fol. 67v)
Protestatur coram vobis domine archipresbitero lucano procur(ator) Placentini canonici de Lavania, quod lucana civitas non est locus, ad quem se possit venire propter capitales inimicitias, quas ibi[g] habet frater suus propter quendam iudeum, qui tempore potestarie[h] Petri Venti[3] i[anuensis] fuit interfectus, ex quo dictus frater suus licet iniuste fuit calumpniatus, et istud est probare paratus, quare petit, ut ad [alium] locum veniatis idoneum et securum, in quo personaliter possit cause interesse, cum nemo procuratorem agere cogat[ur].
Frater Bonus prime exceptioni respondet in hunc modum videlicet, quod non est ammittenda, quia non specificat nec declarat qua excomunicatione sit excomunicatus. Secunde exceptioni ita respondet, quod ipse habet mandatum speciale a rect[ore] domus de Altopassu ad agendum. Tertie sic respondet, quod non est necessarium, quod ipse fuerit constitutum procuratorem, cum ipse esset procurator prius generalis eiusdem domus lucane et sit hodie et quia idem rector de Al[to]passu habet ratum, quod fit per fratrem[i] Bonum. Quarte ita respondet, quod non est admittenda, cum non specifi[cat], que veritas fuerit tacita. Quinte ita respondet, quod non fuit necessarium, quod ipse haberet speciale man[da]tum, cum ipse fuerit et sit generalis procurator ad omnia negotia[j]

[3] *Petrus Ventus war 1222 und 1223 Luccheser Podestà.*

lucane domus[k] procuranda, ut dictum est supra[l], maxime quia idem re[ctor] de Altopassu habet ratum, quicquid fit per ipsum[m] in hoc casu. Sexte ita respondet, quod non re[mi]sit iniuriam sibi factam seu Censio. Super protestatione vero tuti loci[n] facta dicit, quod non debet eam admittere, cum nullus Ianuensis dimitteret propterea Lucam venire et si vobis admittenda videtur, prius vobis debetis fieri fides, an Placentinus sit germanus illius, quem dicit interfecisse prefatum iudeum, et petit expensas omnes. Assignatus fuit terminus partibus pridie kalendas augusti, in quo venient ad procedendum in causa[o].

[a] *sic*
[b] eius *über durchgestrichen* eorum
[c] *folgt Lücke von ca. 3 cm, zu ergänzen* presbiterum Astulfum canonicum plebis Plecanie
[d] Iohanni *korrigiert aus* Iohannis
[e] *folgt durchgestrichen* preteriti
[f] *marginal links* [pro]curatio est in pisside scripnei ad domum
[g] *folgt durchgestrichen* i *(?)*
[h] *Hs.* postestarie
[i] fratrem *interlinear*
[j] negotia über durchgestrichen ca. agend.
[k] domus *interlinear*
[l] ut – supra *interlinear*
[m] *folgt durchgestrichen* in hac causa
[n] *folgt durchgestrichen* facte
[o] Exceptiones – causa *von anderer Hand, Rest der Seite leer*

3

(Lucca, 1235)

Der Rektor und Massarius Bonus des Luccheser Hauses von Altopascio erhebt gegen Astulfus, Kleriker der Pieve von Cicagna, Klage, weil er den Almosensammler Bonaiuncta von Altopascio als Fälscher diffamiert habe, und fordert 100 lb. Genueser Münze sowie als Schadenersatz weitere 50 lb. Genueser Münze.

ACL LL 9 fol. 68r.

Frater Bonus rector et massarius domus de Altopascio lucane vice et nomine ipsius domus pro ipsa domo agit adversus presbiterum Astulfum clericum plebis de Piecang(ne) coram vobis domino archipresbitero lucano domini pape iudice delegato, petens ab eo et a quolibet eius legiptimo defensore libras C genovinorum parvorum et hoc pro iniuria illata et facta Bonaiuncte nuntio et accattatori ipsius domus, quia infamavit eum dicendo in pleberio de Picaria: „Nolite ei elimosinam dare, quia ipse <est> falsarius et deceptor“, quam iniuriam tantum extimat, ut suprascriptum est, et pro interesse et dampno illato dicte domui petit libras L eiusdem monete. Super predictis omnibus implorat officium vestrum allegando et proponendo omnia iura sibi et dicte[a] domui[b] competentia tam utilia quam directa. Et petit expensas cause et advocati factas et faciendas et hec petit et si plus vel aliter.

Dominus archipresbiter statuit terminum Iohanni procuratori Placentini canonici de Lavagna et presbiteri Astulfi canonici plebis Plecanie nomine ipsorum primum sequentem diem post festum sancti Petri proximo venienti[1] ad proponendum exceptiones, dilationes et declinatorias iudicii[c2].

[1] *Juni 30.*
[2] *Zur Datierung vgl. fol. 63r: Juni 1235; fol. 65r: Februar 1234; fol. 76r: päpstliche* littera *von Ende Juli 1234.*

[a] *folgt durchgestrichen* ecclesie
[b] *korrigiert aus* domus
[c] *Rest der Seite und fol. 68v leer, marginal links* procuratio est in pisside scripnei et lit<t>era pape cum eis

4

Lucca, nach 1235 März 27

Der Luccheser Erzpriester Hugo teilt Simon, Pleban von Lavania, ein Schreiben Papst Gregors IX. mit, in dem es heißt, der Abt von Santo Stefano und andere Genuesen hätten den Rektor von Altopascio wegen einer Summe Geldes belästigt, und lädt ihn vor sein Gericht.

ACL LL 9 fol. 80v. Von der gleichen Hand wie die Exceptiones in Nr. 1.

Viro discreto presbitero Simoni plebano de Lavania Ianuensis diocesis Hugo lucanus humilis archipresbiter salutem et sinceram in domino caritatem. Scripsit nobis summus pontifex in hac forma: Gregorius episcopus servus servorum Dei dilecto filio .. archipresbitero lucano salutem et apostolicam benedictionem. Dilectus filius .. rector domus de Altopassu lucane nobis conquirendo monstravit, quod abbas .. sancti Stephani et quidam alii civitatis et diocesis Ianuensis super quadam summa pecunie iniurantur eidem alias dampna sibi gravia et molestias irrogando, ideoque discretioni tue per apostolica scripta mandamus, quatenus partibus convocatis audias causam et appellatione remota usuris cessantibus debito fine decidas faciens, quod decreveris, per censuram ecclesiasticam firmiter observari, testes autem, qui fuerint nominati, si se gratia, odio vel timore subtraxerint, censura simili cessante appellatione compellas veritati testimonium perhibere. Datum Perusii, VI kalendas aprelis, pontificatus nostri anno nono[1].

Cum igitur auctoritate dicti rescripti vos citaverimus, ut in assignato vobis perhempt(orie) responsuri nuntio de Altopassu Luce deberitis in nostra presentia comparere et vos, nec veneritis[a] nec miseritis pro vobis aliquem responsalem nec etiam nobis significaveritis aliquid in defensionem vestram excusationem aliquam proponendo, merito ergo valuimus nichilominus et valemus contra vos procedere in gravamen vestrum, sicut postulat ordo iuris. Verum quia delega-

[1] *1235 März 27. Fehlt bei POTTHAST.*

tione, qua fungimur[b], parati sumus potius ad absolvendum quam condempnandum, ad succurrendum quam opprimendum quemquam, sine maxima culpa preterire mandatum summi pontificis nequeamus, fraternitati vestre iterato scribimus vobis dantes firmiter et prehempt(orie) in mandatis, quod[c] post festum beati Petri proximo venturum V nonas iulii Lucam venire nullatenus obmictatis coram nobis procur(atorem) de Altopassu facturi et recepturi ab eo plenitudinem rationis. Credimus enim firmiter et speramus, quod, si veneritis, vos et alii penes magistrum dicte domus humilitate previa[d] super premissis invenietis gratiam et amorem.

[a] *Hs.* veneris
[b] *Hs.* fumgimur
[c] *folgt durchgestrichen* quinto nonis iulii *(= Juli 3)*
[d] *folgt durchgestrichen* invent

5

Lucca, 1236 Mai 31

Archidiakon Opithus überstellt den wegen Fälschungsverdacht festgenommenen Konversen Franciscus zuhanden des Papstes an Latinus, den Rektor des neuen Hospitals von Cerbaia, und an Bruder Ugolinus von Altopascio.

ACL LL 11 fol. 26v;

Druck: Andreas MEYER, Manducator von Lucca. Ein unbekannter Kanonist des frühen 13. Jahrhunderts, Quellen und Forschungen aus italienischen Archiven und Bibliotheken 76 (1996) S. 94–124, hier S. 118f.

6

Lucca, 1237 November 9

Der Konverse Bonus von Altopascio mietet von Albertinus qd. Rustichelli von Pontremoli ein Pferd im Wert von 13 lb., das er mit auf die Reise zusammen mit Albertinus nehmen wird.

ACL LL 11 fol. 143r.

Frater Bonus conversus hospitalis de Altopassio confessus fuit se habuisse et recepisse ab Albertino de Pontremoro qd. Rustichelli unum equum vaibrunum cum aliquantulo albo in lonsa in veritate et non spe future dationis et cetera et quem sibi misit lb. XIII et pro tanta extimatione misit eum, si de dicto equo moreretur vel amitteretur et si macagnaretur in viagio, quod facturum est dictus Albertinus cum dicto fratre Bono, quod emendabit ei de peioramento macagne ad dictum mariscalchi. Et pro his omnibus observandis obligavit se et sua <bona> ad penam dupli et illius dominatus, qui eum pro tempore distrinxerit. Actum Luce in turre Passavantis, coram presbitero Strenna et Orlando Passavantis, MCCXXXVII, V idus novembris, indictione XI.

(S. N.) Ciabattus iudex et notarius hec scripsi.

7

Altopascio, 1239 Oktober 18

Magister Galligus und der Konvent von Altopascio bestellen den Bruder Bontempus zu ihrem Prokurator, damit er bis zum 1. Mai 1240 in den Städten und Diözesen Vicenza, Feltre, Belluno, Treviso, Ceneda und Concordia, im Patriarchat Aquileja, in Istrien und in Sclavonien Almosen sammelt und falsche Almosensammler festhält.

Druck: Johannes Benedictus MITTARELLI, *Annales Camaldulenses ordinis Sancti Benedicti, tomus 4, Venetiis 1759, S. 350f. (nach einer Urkunde des Kloster S. Maria di Folina). Zum Notar Diomeldiede vgl.* MEYER *(wie oben Anm. 20) Nr. 111.*

In nomine altissimi Jesu Christi viventis in seculo amen. Ex hac publica serie literarum fide indubitali teneant universi, quoniam qui in die ambulat, non offendit, et qui male agit, odit lucem. Ideo dominus Galligus miseratione divina magister et custos hospitalis sancti Jacobi Altipassus volens omnem dubitationis scrupulum a mentibus hominum removere et omnia in luce facere, cum consilio, consensu et voluntate fratrum et conventus eiusdem mansionis ad sonum maioris campane dicti hospitalis more solito congregati, et ipsi iidem fratres et conventus fecerunt et constituerunt Bontempum fratrem dicti hospitalis eorum et dicte mansionis procuratorem et verum nuncium ad querendas et recipiendas helemosinas in Padua, in Vincentia, in Feltri et Belluno et in Trevisi et in Ceneda et in Concordia et in episcopatu predictorum civitatum, et per totum patriarchatum Aquilee et per Istriam et Sclavoniam et ad faciendas confratrias, investitiones et promissiones et ad petenda et recipienda iudicia et legata, et alias liberalitates, que in predictum pium locum ab aliquo fideli fuerint deputata vel collata, et ad constituendum alios nuncios pro predictis querendis, recipiendis, faciendis et promittendis, et ad petendum, causandum et exigendum totum et quidquid ipsi mansioni debetur quocumque iure vel modo, et ad capiendum, si quos invenerit, falsatores helymosinam pro dicto hospitali iniuste petentes. Promittentes dicti magister, fratres et conventus firmum et ratum habere et tenere ea omnia et singula, que dictus frater Bontempus de omnibus suprascriptis et quolibet suprascriptorum fecerit et constituerit. Valitura hec procuratio de hinc ad kalendas maii proximas. Acta sunt hec in dicto hospitali, coram Petro quondam Tarpini et Ricardino quondam Servilli, Benetto filio Reguli et Pratese quondam Calendini rogatis testibus. Anno nativitatis Domini millesimo ducentesimo trigesimo nono indictione tertiadecima quintodecimo kalendas novembris.

Diomeldiede imperialis aule iudex et notarius omnibus suprascriptis interfui et rogatus scripsi et publicavi.

Ego Wacelus sacri palatii notarius hoc instrumentum etc. exemplavi et corroboravi.

8

Lucca, 1243 Mai 12

Der Tempelritter Bonansegna, Prezeptor des Hauses von Cerbaia und der Bailia von Lucca, verpachtet Albertinus qd. Rustichelli von Pontremoli und Orlandinus qd. Apparabene von Lucca eine Bettellizenz für das Bistum Luni sowie die Städte und Diözesen Lucca und Pistoia bis zum 10. April 1244 für 122 lb. Luccheser Denare.

ACL LL 17 fol. 36v. Die Schrift der Vorderseite drückt durch und erschwert die Lesbarkeit. Druck: Telesforo BINI, Dei tempieri in Lucca, in: Atti della R. Accademia lucchese 10, Lucca 1840, S. 193–275, hier Nr. 7 S. 267–269 (fehlerhaft).

Frater Bonansegna frater militie templi preceptor domus de Cerbaria et de bailia de Luca pro suo officio et pro predicta domo cessit et[a] dedit bailiam, parabolam, licentiam et potestatem Albertino qd. Rustichelli de Pontremori et Orlandino qd. Apparabene de Luca de Burghicciolo de accatto faciendo, sicut ipse habet a suo magistro in episcopatu lunense, in civitate lucana et in episcopatu et in civitate pistoriense et in episcopatu de hinc ad VIII proxime pasce resurrectionis domini nostri Ihesu Christi[1] et hoc pro pretio lb. CXXII denariorum lucanorum minutorum et quos promiserunt et convenerunt ambo et insolidum dare debere eidem fratri Bonansegne vel cui mandaverit ad voluntatem dicti fratris Bonansegne. Et pro his observandis et pro omni dampno et expensis emendandis et resarciendis, que et quas propterea inter se facere<nt> vel haberent in causa vel extra, obligaverunt sese et insolidum et suos heredes et bona omnia eorum presentia et futura[b] ubicumque reperirentur iure pignoris et ypothece ad penam lucane potestatis et dupli et domini pape et lucani episcopi et consulum et treuguanorum lucanorum presentium et futurorum et constituti portarum. Et datum fuit eis intelligi de obligatione solidi et ideo renuntiaverunt et cetera. Sed uno solvente omnes libere<n>tur et satisfaciente, ut dictum est. Sed <est> sciendum, quod talis est adiecta conditio in suprascripto rogito, quod si predicti Albertinus et Orlandinus vel alter eorum seu eorum nuntii haberent aliquod dampnum vel haberent[c] impedimentum ab aliqua civitate vel terra pro domo templi vel eius occasione seu ab alia persona de di<c>ta domo et apparuerit evidenter dicto fratri Bonansegne per publicum instrumentum dictum dampnum, quod appareret, ut dictum est, esse factum, sit eo casu super domum et mansionem, revertatur super dictam domum et non sit super ipsis Albertino et Orlandino, et talis fuit conditio inter suprascriptos. Et sic attendere, facere et solvere predicti Albertinus et Orlandinus ad sancta Dei evangelia iuraverunt[d]. Actum Luce in domo subcintariorum, coram Vetho et Pelegrino, MCCXLIII, IIII idus maii, indictione prima.

(S. N.) Ciabattus iudex et notarius hec scripsi.

[1] *1244 April 10.*

[a] cessit et *interlinear*
[b] *folgt durchgestrichen* vel
[c] *folgt unterstrichen* aliquis eorum, *folgt* seu
[d] Et sic – iuraverunt *mit Verweiszeichen nach* prima

9

Lucca, 1243 Oktober 14

Der Konverse und Massarius Bonus von Altopascio quittiert dem Luccheser Domherrn und bischöflichen Kämmerer Baliante die Zahlung von 60 lb., die der Konverse Jacobus Sordus an der päpstlichen Kurie Bischof Guercius von Lucca geliehen hatte.

ACL LL 17 fol. 94v. Das Blatt ist wurmstichig.

Frater Bonus conversus et massarius domus hospitalis sancti Iacobi de Altopassu coram me notario et testibus infrascriptis recepit pro dicta domo et hospitali et pro dicto rectore hospitalis a domino Baliante canonico lucano et cammerario domini Guercii Dei gratia lucani episcopi libras LX denariorum videlicet in denariis grossis de argento tante valentie ad minutos, renuntiando exceptioni non numerate pecunie, et quos secum in clamide deportavit, quas vero LX libras Iacobus Sordus conversus dicti hospitalis prestavit et dedit predicto domino Guercio episcopo apud curiam romanam et quos denarios dictus massarius promisit facere dictum rectorem hospitalis confiteri se predictam pecuniam i[n]tegraliter[a] habuisse. Actum Luce im[b] palatio dicti episcopi, coram Vetho qd. Deotifeci et fratre Citta[d]ino ordinis frat[r]um minorum, MCCXLIII, pridie idus octubris, indictione secunda.
(S. N.) Ciabattus iudex et notarius hec scripsi[c].

[a] integraliter *interlinear*
[b] *sic*
[c] *marginal links* FCC Can.

10

Lucca, 1244 März 19

Jacobus qd. Oderigi von Florenz verspricht, den Bruder Rainaldus von Altopascio auf dessem Reise über die Alpen während zweier Jahre zu begleiten, und erhält dafür einen jährlichen Lohn von 16 lb.

ACL LL 18 fol. 31vs. Die Tinte ist teilweise verblaßt.

Iacobus de Florentia qd. Oderigi sollempni stipulatione interposita promisit et convenit fratri Rainaldo de Altopascio stare et[a] ire cum eo ultramontem ad voluntatem eiusdem fratris Rainaldi pro servitio domus predicte et dicti fratris hinc ad duos annos et tanto plus quantum placuerit eis[b] et quem fratrem debet custodire in sua persona et suum honorem et honorem domus predicte et salvare et defendere bona fide et ei servire melius quam sciverit sine fraude et custodi<re> scripturas omnes et privilegia dicte domus et que ad suas manus

devenerint et omnia bona sua et res, que ad suas manus devenerint, resignare in manibus ipsius fratris et non facere nec consentire de suis rebus vel domus aliquod furtum seu subtractam aliquam ultra sol. X per annum nec faciet sectam vel compagniam aliquam[c] nec conspirationem con<tra> ipsum vel suam domum[d]. Et si sciverit, quod aliquod contrarium eveniret, ei faciet remanere citius quam poterit tam sibi manifestaverit bona fide, et omne[e] id, quod, si in[f] credentiam[g] sibi posuerit[h], nulli persone revelabit nec alicui rei. Et etiam non intrare nec accipere aliquam religionem seu in aliquem ordinem contra voluntatem ipsius fratris. Et dictus frater Rainaldus promisit et convenit ei dare pro suo servitio et labore nomine feudi libras XVI quolibet anno, quantum steterit cum eo, et victum, solvendo pretium in capite anni[i]. Et si contra faceret, incurrat in inspergiurium[j] et non teneatur[k], quod ei supra[l] promisit dare nec facere. Et pro his omnibus observan- //(fol. 32r) dis obligaverunt sese inter se et suos [heredes et bona sua et][m] domus[n] omnia presentia et futura iure pignoris et ypothece ad <penam> dupli et domini pape et lucani episcopi et illius dominationis, sub quo [pro tempore][o] forent inventi. Et dictus Iacobus sic attendere, facere et observare et complere ad sanum et purum intellectum ipsius fratris Rainaldi ad sancta Dei evangelia iuravit. Actum Luce in ecclesia[p] <sancti> Martini coram presbitero Dominico et Vettho c[amp]sore et Ranucio filio Aldimaris iudicis, MCCXLIIII, XIIII kalendas aprelis, indictione secunda.
(S. N.) Ciabattus iudex et notarius hec scripsi.

[a] stare et *interlinear*
[b] hinc – eis *interlinear*
[c] ali *von* aliquam *interlinear*
[d] *Hs.* sue domus
[e] omne *korrigiert aus* omnem
[f] id – in *interlinear*
[g] *folgt durchgestrichen* quam
[h] posuerit *korrigiert aus* imposuerit
[i] *folgt durchgestrichen* Et pro his omnibus observandis et pro omni
[j] *sic*
[k] *folgt durchgestrichen* ei
[l] ei supra *interlinear*
[m] *verblasst*
[n] sua – domus *interlinear*
[o] *verblasst*
[p] *folgt durchgestrichen* Dei evang

11

Lucca, 1244 Juni 21

Der Bruder und Konverse Bertoldus von Altopascio erhält von Vethus qd. Deotifeci ein Darlehen von 10 lb., rückzahlbar in einem Jahr.
ACL LL 18 fol. 70v.

Frater Bertoldus[1] conversus domus de Altopascio promisit et convenit Vetho qd. Deotifeci dare et solvere ei vel suis heredibus aut cui preceperit lb. X denariorum hinc ad unum annum[a], quos confessus fuit se ab eo in prestantia habuisse et recepisse in veritate et non spe future dationis et cetera. Et pro his omnibus observandis obligavit se et suos heredes et bona sua omnia presentia et futura iure pignoris et ypothece ad <penam> dupli et[b] domini pape et <i>llius regiminis, sub quo pro tempore inventus foret. Actum Luce in curia sancti Martini, coram Bononcontro Ramondini et Ebriaco de Valverde, MCCXLIIII, XI kalendas iulii, indictione secunda.
(S. N.) Ciabattus iudex et notarius hec scripsi.

[1] *Seit 1241 als Konverse nachzuweisen, vgl. ASL Dipl. Altopascio 1242.04.01 (!).*

[a] hinc – annum *interlinear*
[b] *folgt durchgestrichen* illi

12

Lucca, 1244 Juni 21

Der Konverse Mainettus von Altopascio verspricht dem Geldwechsler Vethus für ein Lederwams, zwei Kreuze, eine Bettdecke und zwei Leintücher, die er von ihm habe, innerhalb von sechs Monaten 5 lb. zu zahlen.

ACL LL 18 fol. 70v.

Mainettus conversus suprascripte domus qd. ***[a] promisit et convenit Vetho campsori dare et solvere ei vel cui preceperit seu suis heredibus lb. V[b] denariorum hinc ad VI proximos menses pro uno coretto et duabus crucibus et una cultra et duo linteamina et aliis rebus, que habet et habuit ab eo et pro eo in depositum seu acommodatum. Et pro his omnibus observandis obligavit se et suos heredes et bona sua omnia presentia et futura iure pignoris et ypothece ad <penam> dupli et domini pape et illius regiminis, sub quo pro tempore fuerit repertus. Actum in suprascripto loco et die et coram suprascriptis testibus et indictione[1].
Ciabattus[c] iudex et notarius hec scripsi.

[1] *Wie Dokument Nr. 10.*

[a] *Lücke von 2 cm*
[b] *marginal links* lb. VI
[c] *sic*

13

1244 Juni 22

Aliottus qd. Martii von Controne verspricht Albertinus von Pontremoli, der vom Templer Jacobus die Erlaubnis erhalten hatte, in den Städten Lucca und

Florenz zu betteln, ihn bis zur Fastnacht 1245 zu begleiten und zu beschützen. Als Bezahlung darf er während gewissen Tagen auf eigene Rechnung betteln.
ACL LL 18 fol. 70rs.
Aliottus qd. Martii de Controne promisit et convenit Albertino de Pontremore, cui data et concessa e<st> bailia et potestas a fratre Iacobo mansionis Templi, ut dicunt contineri in publica scriptura manu Iacobi Legamolini notarii[1], in civitatibus lucana et Florentie, ire cum eo ad suum servitium et pro eo a proxima venturo[a] festo sancti Quirici[2] usque ad proximum carnelevare[3] in suprascriptis bailiis et in aliis sibi concessis pro accat<t>o faciendo et sibi serviendo, ut ei placuerit bono modo dando sibi Aliotto a dicto Albertino scutiferum pro se[b] ad feudum ipsius Albertini[c]. Et ipse Aliottus ire debet et servire ei suis expensis et stare, sed victum habere debet ab Albertino et pro Albertino. Et in dicto carnelevare idem Aliottus dare debet Albertino predicto de suis propriis denariis XX denarios lucanos. Et facere debet accattum bona fide sine fraude[d] ad utilitatem Albertini et sibi dare et salvare et custodire personam ipsius Albertini et suum honorem et omnia, que ad eius manus devenerint causa Albertini, restituere et dare ei sine fraude. Et non facere furtum vel subtractam aliquam de bonis Albertini et <de illis,> que ad suas manus devenerint occasione Albertini seu occasione suprascripte domus. Et non erit in consilio vel facto, quod ipse Albertinus habeat aliquam defensionem in persona vel rebus, potius ipsum iuvabit bono modo. Et equum, quem duxerit[e] idem Aliottus, debet esse super dictum Albertinum et domum, nisi morte fatata vel pro sua mala guardia. Et ipse Albertinus pro illa bailia[f], quam habet, ut dictum est, dat et concedit sibi pro suo feudo et beneficio a[g] suprascripto carnisprivio usque ad VIII pasce[h] resurrectionis <domini>[4] bailiam et potestatem, ut possit facere accattum et facta ad suum velle bono modo in dicta[i] civitate Florentie. Et[j] termino completo //(fol. 70v) reddere et restituere sibi promisit et debet omnes scripturas, quas ei commendavisset, integraliter, et eius occasione habuisset. Expensis tamen Aliotti suum accat<t>um facere debet et sibi detinere. Et dictus Albertinus dedit et concessit ipsi Aliotto, ut facere possit sua facta a festo sancti Michaelis de septembre[k5] usque ad IIII dies ante festum omnium sanctorum[6]. Et sic facere, attendere et observare et complere inter sese promiserunt et convenerunt, obligando se et suos heredes et bona omnia eorum presentia et futura iure pignoris et ypothece ad penam XXV lb. et illius potestatis seu regiminis, sub quo pro tempore forent, et insuper ad sancta Domini evangelia iuravit idem Aliottus, sic facere et attendere et contra non venire ad sanum et

[1] *MEYER (wie oben Anm. 20) Nr. 211.*
[2] *1244 Juli 15.*
[3] *1245 Februar 26.*
[4] *1245 April 23.*
[5] *1244 September 29.*
[6] *1244 Oktober 28.*

purum intellectum Albertini. Actum Luce in turre Passavantis, coram Ghiando notario de Controne[7] et Iuncta de Cavinana, MCCXLIIII, X[l] kalendas iulii, indictione secunda.
(S. N.) Ciabattus iudex et notarius hec scripsi.

[7] *MEYER (wie oben Anm. 20) Nr. 154.*

[a] *folgt* venturo
[b] pro se *interlinear*
[c] *folgt durchgestrichen* habendo victus
[d] *Hs.* fraudem
[e] duxerit *korrigiert aus* duxerint
[f] *Hs.* bialia
[g] *folgt durchgestrichen* festo
[h] *Hs.* pasca
[i] a *von* dicta *korrigiert aus* o, *folgt durchgestrichen* loco sibi concesso
[j] Et *verschrieben*
[k] *Hs.* sepetembre
[l] X *korrigiert aus* XIIII

14

Lucca, 1244 Oktober 27

Simo Frontis quittiert Vethus qd. Deotifeci, der für den Rektor von Altopascio zahlt, den Empfang von 37 lb. Luccheser Münze.

ACL LL 18 fol. 103v.

Simo Frontis coram me notario et testibus infrascriptis recepit a Vetho campsore qd. Deotifeci dante pro domino rectore sancti Iacobi de Altopassio lb. XXXVII denariorum inter denarios grossos de argento et minutos, qui ta<n>tum valuerunt ad minutos, renuntiando et cetera, in quibus denariis dictus rector erat debitor dicti Simi occasione cuiusdam compere facte ab eodem Simo per manu<m> Iacobi Taddei notarii[1]. Actum Luce in curia sancti Martini apud tabulam ipsius Vethi, coram Opitho Gai et Bononcontro Ramundini, MCCXLIIII, VI kalendas novembris, indictione tertia.
(S. N.) Ciabattus iudex et notarius hec scripsi.

[1] *MEYER (wie oben Anm. 20) Nr. 422.*

15

Lucca, 1246 Februar 26

Der Konverse Oliverius von Altopascio quittiert Vethus qd. Deotifeci die Zahlung von 50 lb. Luccheser Münze.

ACL LL 21 fol. 25v.

Oliverius conversus hospitalis de Altopas<c>io coram me notario et testibus infrascriptis recepit a Vetho qd. Deotifeci lb. quinquaginta[a] denariorum, in quibus dictus Vethus erat eius debitor ipsius Oliverii[b], ut dicunt publice con-

tineri descriptum manu Casciani notarii[1], renuntiando exceptioni non numerate pecunie. Actum Luce in domo ipsius Vethi, coram Orlandino filio Nigothi et magistro Regabene, MCCXLVI, IIII kalendas martii, indictione IIII.
(S. N.) Ciabattus iudex et notarius hec scripsi[c].

[1] *MEYER (wie oben Anm. 20) Nr. 448.*

[a] *Hs.* quinguaginta
[b] *Hs.* Oleverii
[c] *marginal links* FCC

16

Lucca, (1246) November 23

Bruder Salvi von Altopascio und Jacobus qd. Deotisalvi von Collegalli erhalten von Vethus qd. Deotifeci ein Darlehen von 50 sol. Luccheser Münze, rückzahlbar am 31. März 1247.
ACL LL 21 fol. 121r.

Frater Salvi de Altopasso et Iacobus de Collegarli qd. Deotisalvi ambo simul et insolidum coram me notario et testibus infrascriptis in prestantia receperunt a Vetho campsore qd. Deotifeci denarios, quos dicebant esse sol. centum, renuntiando exceptioni et cetera. Unde ambo simul et insolidum promiserunt dare dicto Vetho vel suis heredibus aut cui preceperit sol. centum bonorum denariorum de hinc ad pasca resurrectionis domini[1]. Et pro his omnibus observandis obligaverunt sese et insolidum et suos heredes et bona sua omnia presentia et futura iure pignoris et ypothece ad <penam> dupli et potestatis lucani presentis et futuri et omnium aliorum regiminum, sub quo forent inventi et etiam ad penam domini pape et lucani episcopi. Et renuntiaverunt obligationi solidi ut moris est[a]. Actum Luce[b] aput tabulam suprascripti Vethi, coram Dato qd. Ugolini et Orlandino qd. Aparabene, suprascripta die X kalendas decembris, indictione V.
(S. N.) Ciabattus iudex et notarius hec scripsi.

[1] *1247 März 31.*

[a] Et renuntiaverunt – est *mit Verweiszeichen unterhalb der Subskription des Notars*
[b] *folgt* ad

17

Lucca, 1247 Januar 4

Vethus qd. Deotifeci erhält von Uliverius qd. Fulchi, der im Hospital von Altopascio wohnt, ein Darlehen von 40 lb. Luccheser Münze und verspricht, es innerhalb eines Monats nach Ankündigung zurückzuzahlen.
ACL LL 21 fol. 136v.

Vethus campsor qd. Deotifeci confessus fuit se mutuo recepisse ab Uliverio qd. Fulchi, qui moratur in hospitali de Altopascio, lb. XL denariorum, renuntiando et cetera. Unde promisit et convenit ei, quod a requisitione ad unum mense<m> dabit ei vel suis heredibus aut cui preceperit lb. XL bonorum denariorum lucanorum. Et pro his omnibus observandis et dampnis et expensis et cetera obligavit se et suos heredes et bona sua omnia presentia et futura iure pignoris et ypothece ad <penam> dupli et consulum et treuguanorum et potestatis lucanorum presentium et futurorum et constituti portarum et aliorum regiminum. Actum Luce in turre Passavantis, coram Manovello Ugolini et Ventura pistore, <MCC>XLVII, pridie nonas ianuarii, indictione V.
(S. N.) Ciabattus iudex et notarius hec scripsi[a].

[a] *marginal links* FCC

18

Lucca, 1248 Oktober 21

Der Bruder und Konverse Leonardus von Altopascio hinterlegt beim Geldwechsler Vetius qd. Deotifeci 100 lb., rückzahlbar innerhalb von acht Tagen nach Ankündigung, und bestimmt für den Fall seines Todes, dass sein leiblicher Bruder Deodatus 40 lb. davon erhalten soll.

ACL LL 24 fol. 35v. Das Blatt ist durch einen Wasserschaden am linken Rand beschädigt.

+ Vetius campsor qd. Deotifeci coram me notario et testibus infrascriptis in depositum habuit et recepit a fratre Leonardo converso hospitalis de Altopassu suo nomine deponente libras centum denariorum inter denarios grossos de argento <et minutos>, quos tantum valere confessus fuit, renuntiando exceptioni non numerate pecunie, et quod depositum idem Vetius promisit et convenit ipsi fratre reddere et restituere vel cui preceperit et voluerit infra octo dies post requisitionem ipsius fratris vel sui nuntii specialis vel eius, cui[a] mandaret depositum ipsum dare. Oblig(atio) et per portam et dampnum et exp(ensas) et cetera. Et dictus frater Leonardus dixit et confessus fuit ipsi Vetio se esse ab eo solutum integre de omni alio, quod ab eo <h>actenus recipere deberet vel posset per scripturam vel alio modo, suprascripto deposito salvis. Item idem frater Leonardus dixit et voluit, quod post mortem ipsius fratris Leonardi, si contigerit ipsum premori antequam frater Deodatus germanus suus, dictus frater Deodatus habere debeat de ipso deposito et dictus Vetius ei dare debeat lb. XL, si tempore sue mortis in tanta quantitate ipsius depositi ad huc apud ipsum Vetium superessent[b]. Et dictus frater Deodatus dixit et confessus fuit ipsi fratri Leonardo suo germano se ab eo integre satisfactum de [...][c] ab eo pro suo feudo vel alio modo sive per scripturam vel non propterea posset accipere[d]. Actum sunt hec omnia in domo ipsius Vetii, coram Salamone cognato ipsius Vetii, Conetto qd. Mainetti et Taddeo bat[titore auri (?)][e] Iohannis, XII kalendas novembris, VII indictione.

(S. N.) Palmerius notarius[1] hec scripsi et predictis omnibus interfui[f].

[1] *MEYER (wie oben Anm. 20) Nr. 282.*

[a] cui *verschrieben*
[b] *folgt durchgestrichen* et lb. *und eine Lücke von 2 cm*
[c] *unleserlich*
[d] accipere *unsichere Lesung*
[e] *Loch im Papier*
[f] *marginal links* F.C.

19

Lucca, (1248) November 4

Der Kleriker Ardovinus f. Venture Ramondini von Lucca bestellt den Bruder Jacobus von Altopascio, der beim päpstlichen Vizekanzler wohnt, und den Belenatus von Lucca zu seinen Prokuratoren an der päpstlichen Kurie.

ACL LL 22 fol. 130r.

Ardovinus clericus filius Venture Ramo<n>dini de Luca fecit et constituit suos procuratores fratrem Iacobum domus de Altopassu commorantem cum vicecancellario domini pape[a][1] et Belenatum civem lucanum et quemlibet eorum insolidum in curia apostolica ad litteras inpetrandas, iudices eligendos, contradicendum et alia facienda, que ibi expediunt, promittens et cetera. Actum Luce prope turrim Passavantis, coram Cassese et Uberto Bonfantis, pridie nonas novembris, indictione VII.

(S. N.) Ciabattus iudex et notarius hec scripsi[b].

[1] *Marinus von Eboli, Vizekanzler vom 27. September 1244 bis zum 13. Dezember 1251, vgl. Harry BRESSLAU, Handbuch der Urkundenlehre für Deutschland und Italien, 2. Auflage, 1. Band, Leipzig 1912, S. 251.*

[a] *folgt durchgestrichen* i
[b] *marginal links* FCC

20

Lucca, 1248 November (6-13)

Bonaventura Guidi von Siena verspricht Vethus qd. Deotifeci von Lucca als Vertreter von Bruder Albertus von Altopascio, dass er den Bruder für einen Lohn von 18 lb. Luccheser Denaren auf dessen Bettelreise in die Lombardei bis zum 11. April 1249 begleiten und beschützen werde.

ACL LL 22 fol. 134r. Die Tinte ist teilweise verblasst. Zur Datierung ist zu bemerken, dass Ciabattus idus *auch für die Iden selbst verwendet.*

Bonaventura Guidi de Senis sollempni stipulatione interposita promisit et convenit Vetho campsori de Luca qd. Deotifeci recipienti pro fratre Alberto domus de Altopassu suum in hoc gerendo negotium ire cum eo in viagio de Lombardia pro accat[o] et servire sibi bona fide hinc ad VIII proxime pasce

resurrectionis domini[1] vel ante per VIII d[i]es et debet custodire personam suam et salva[re] et guardare omnia bona sua et totum accattum, quod ad suas manus pervenerit[a] predicta occasione, custodire et reponere et dare in manibus dicti fratris Alberti sine fraude aliq[u]a et omnia instrumenta, privilegia, litteras et cartas ipsius domus et fratris, quas habuerit et ad suas manus devenerint, salvare et cust[od]ire debet et restituere et reddere debet sine [d]iminutione integraliter dicto fratri. Et pro predictis dare promisit dictus Vethus eidem Bonaventure termino completo libras XVIII bonorum denariorum lucanorum pro suo servitio, feudo et labore. Et pro predictis observandis obligaverunt sese vicissim et suos heredes et bona sua omnia presentia et futura iure pignoris et ypothece ad <penam> dupli et consulum et treuguanorum et potestatis lucanorum presentium et futurorum et constituti portarum <et> omnium aliorum regiminum, sub quo pro tempore fuerunt, non obstante privilegio fori. Actum Luce apud tabulam ipsius Vethi, coram Conetto et Salamone, <M>CCXLVIII, ***[b] idus novembris, indictione VII.
(S. N.) Ciabattus iudex et notarius hec scripsi.

[1] *1249 April 11.*

[a] *folgt interlinear durchgestrichen* tam
[b] *Lücke von ca. 1 cm*

21

Lucca, 1249 März 10

Normanninus qd. Johannis von Vorno und Forteguerra Manciorini versprechen dem Geldwechsler Vethus zuhanden von Bruder Leonardus von Altopascio, der in Genua weilt, dass sie die ihnen durch eine Urkunde mitgeteilte Summe in Genueser Münze, die bei Jacobus qd. Johannis von Vorno in Genua eingezahlt wurde, innerhalb von drei Tagen in Lucca in Luccheser Denaren auszahlen werden.

ACL LL 23 fol. 58vs.

Normanninus qd. Iohannis de Vurno et Forteguerra Manciorini socii <ambo> et insolidum promiserunt et convenerunt sollempni stipulatione interposita[a] Vetho campsori qd. Deotifeci recipienti vice et nomine fratris Leonardi et pro ipso fratre suum in hoc gerendo negotium, qui Leonardus est in Ianua vel in partibus Ianue, dare et solvere ipsi Vettho[b] vel cui mandaverit pro dicto fratre recipienti totam et omnem pecuniam Ianue in denariis grossis de argento Luc(e) et similium, quam summam denariorum dictus frater Lunardus[c] daret Iacobo fratre dicti Normannini et[d] Custori sociis seu uni eorum, unde et de quibus dictus frater mandaret[e] publicam cartam bonam et legalem de quantitate pecunie[f] mutuate seu date, et hoc ad rationem XXIII denariorum per soldum[g] de ianuvinis et sol. XX denariorum lucanorum plus per totum ultra, dummodo excedat sum<m>am CXVIII lb. ianuvinorum, et hec solutio fiat

infra tres dies et fieri //(fol. 59r) debeat, postquam dicta publica carta demonstretur predictis sociis vel uni eorum, sicut dati sint predicti genovini. Et pro his omnibus observandis et dampnis et expensis et cetera obligaverunt sese et insolidum et suos heredes et bona sua omnia presentia et futura iure pignoris et ypothece ad <penam> dupli et consulum et treuguanorum et potestatis lucanorum presentium et futurorum et constituti portarum. Et renuntiaverunt obligationi solidi, sed uno solvente, ambo liberentur. Actum Luce in domo subcintariorum, coram Gerardo Arçurio et Bonconsilio et Overardo serviente fratris Leonardi, MCCXLVIIII, VI idus martii, indictione VII.
Ciabattus[h] iudex et notarius hec scripsi[i].

[a] *folgt durchgestrichen* Venture Ramondino
[b] *sic*
[c] *sic*
[d] et *interlinear, folgt durchgestrichen* se
[e] *folgt durchgestrichen* s
[f] *folgt durchgestrichen* seu
[g] *sic*
[h] *sic*
[i] *auf beiden Seiten diagonal gekreuzt durchgestrichen, rechts neben der Subskription* cancellavi parabola Vethi, quia dixit foret facta solutio, coram Aldebrandino Malagalie, die mercurii, XVIII kalendas maii *(= 1249 April 14)*

22

Lucca, 1250 März 9

Forteguerra Manciorini, Custor Battosi und Jacobus qd. Johannis von Vorno versprechen dem Geldwechsler Vethus als Vertreter von Bruder Leonardus von Altopascio, ihm drei Tage nach Benachrichtigung die Geldmenge in Luccheser Währung auszuzahlen, die Leonardus bei Johannes Battosi in Genueser Münze eingezahlt habe.

ACL LL 25 fol. 48r; Druck: Francesco Paolo Luiso, Mercatanti lucchesi dell'epoca di Dante I: La compagnia dei Battosi alla corte angioina, Bollettino storico lucchese 8 (1936) S. 61–102, hier S. 83f.

Forteguerra Manciori<ni> et Custore Battosi et Iacobus qd. Iohannis de Vurno et quilibet eorum insolidum sollempni stipulatione interposita promiserunt et convenerunt Vetho campsori recipienti nomine frat<r>is Leonardi de Altopassu dare et solvere ei vel dicto fratri seu cui mandaverit totam quantitatem pecunie in denariis lucanis, de qua dictus frater miserit[a] dicendo ipsum Vethum recipere debere per publicam scripturam et se dedisse[b] Iohanni Battosi socio[c] eorum in genovinis vel aliis monetis et de quibus dictus Iohannes miserit dicendo sociis suis se recepisse a dicto fratre in genovinis vel alia moneta et in ea quantitate lucanos denarios[d], sicut venerit ad forum factum inter eos, dare debeant[e]. Et hec promiserunt sub obligatione suorum bonorum et heredum et insolidum et <ad penam> dupli et per officium portarum et hoc

infra tres dies[f] postquam[g] clarum fuerit eis, ut dictum est, de pecunia iamdicta, que soluta foret. Actum Luce apud tabulam Vethi suprascripti, coram Rocchisiano Sopprinelli et Salamone Gualtrone, MCCL, VII idus martii, indictione VIII.
(S. N.) Ciabattus iudex et notarius hec scripsi.

[a] m *von* miserit *korrigiert aus* p
[b] *folgt durchgestrichen* dicto
[c] socio *korrigiert aus* sociorum
[d] *Luiso* Luc. denar.
[e] *sic*
[f] *folgt* tres
[g] *Luiso* priusquam

23

Lucca, 1250 Februar 26

Jacobus qd. Usi von Ponte San Pietro erhält vom Geldwechsler Vethus als Vertreter von Rossinus von Altopascio ein Darlehen von 10 lb. Luccheser Münze, rückzahlbar innerhalb von vier Monaten.

ACL LL 25 fol. 65v.

Iacobus qd. Usi de Ponte sancti Petri im[a] prestantia recepit a Vetho campsore dante et mutuante pro Rossino de Altopascio lb. decem denariorum in denariis grossis de argento tante valentie ad minutos et bene connumeratos coram me notario et testibus infrascriptis. Unde promisit et convenit dicto Vetho dare et solvere ei vel suis heredibus aut dicto Rossino seu cui preceperit lb. X bonorum denariorum lucanorum de hinc ad IIII proximos menses, obligando se et suos heredes et bona sua omnia presentia et futura iure pignoris et ypothece ad <penam> dupli et consulum et treuguanorum et potestatis lucanorum presentium et futurorum et constituti portarum. Actum Luce apud tabulam dicti Vethi, coram Salamone Gualtroni et Arrigo Conetti, <M>CCL, IIII kalendas marthii, indictione VIII.
(S. N.) Ciabattus iudex et notarius hec scripsi[b].

[a] *sic*
[b] *diagonal gekreuzt durchgestrichen, rechts neben der Subskription* cancellavi parabola Vethi, quia vocavit se solutum de suprascripta summa

24

Lucca, 1250 April 19

Der Notar Nicolaus Mercati und Bonaiuncta qd. Ugolini Boccadivacca, Vertreter von Ubertus Terisendi, quittieren dem Geldwechsler Vethus qd. Deotifeci als Vertreter von Bruder Rugerius von Altopascio die Zahlung von 40 sol. für ein Pferd.

ACL LL 25 fol. 84v.

Nicolaus Mercati notarius[1] et Bonaiuncta qd. Ugolini Boccadivacca procuratores, ut dicunt, Uberti Terisendi procuratorio nomine pro eo fecerunt finem, refutationem et transactionem Vetho campsori qd. Deotifeci recipienti pro se et Rugerio fratre domus hospitalis sancti Iacobi de Altopassu pro ipso hospitali et ipsi hospitali de[a] toto et omni eo, quod ab eis vel aliquo eorum petere poterant pro dicto Uberto vel ipse Ubertus pro quodam equo ronthino biscio et eius occasione dato eidem Rugerio aut Vetho predicto ab ipso Uberto. Pretium receperunt sol. XLV, renuntiando et cetera. Et facient et procurabunt ita, quod dictus Ubertus stabit inde tacitus et contentus ipse et eius heredes et omnis persona pro eo et quod nemini predictorum idem Ubertus vel sui heredes aut alia persona pro eo litem vel molestiam inferent, quod, si faceret, dampna et expensas reddere et resarcire promiserunt, quotiens et quando evenirent, in causa vel extra sub obligatione suorum bonorum et heredum et <ad penam> dupli et constituti portarum. Actum Luce in domo subcintariorum, coram Antelminello et Gerardo Arçurio, <M>CCL, XIII kalendas maii, indictione VIII.
Ciabattus iudex et notarius hec scripsi.

[1] *MEYER (wie oben Anm. 20) Nr. 919.*
[a] de *interlinear*

25

Lucca, 1250 (April – November)

Scorcialupus f. Scorcialupi erhält von Conettus Mainetti als Vertreter des Geldwechslers Vethus 36 lb. 8 sol. 9 den. Luccheser Münze, die er, sein Vater, Aldibrandinus Peri und die anderen Genossen von den Brüdern Ranucius und Jacobus von Altopascio, die an der päpstlichen Kurie weilen, für 16 lb. minus 2 sol. Vienner Münze erhalten sollten.
ACL LL 25 fol. 116r.
Scorcialupus filius Scorcialupi pro se et patre et Aldibrandino Peri et aliis suis sociis coram me notario et testibus infrascriptis recepit a Conetto Mainetti dante pro Vetho campsore lb. XXXVI et sol. VIII et den. VIIII denariorum lucanorum, quos recipere habebant predicti socii a fratre Ranucio et fratre Iacobo de Altopasso, qui mora<n>tur in curia apostolica, et hoc pro pretio lb. XVI vianensium[1] minus sol. II, quos dicti fratres a dictis sociis vel aliquo eorum habuerunt, ut dicebant socii, et de quibus idem Scorcialupus clamavit se solutum, renuntiando et cetera. Actum Luce apud tabulam Vethi, coram Opitho Gai et Orlandino Fait<in>elli, MCCL[2].
Ciabattus[a] iudex et notarius hec scripsi.

[1] *Münze von Vienne.*
[2] *Die beiden Akte davor datieren vom 23. April 1250, der Akt danach vom 28. November 1250.*
[a] *sic*

26

Lucca, 1250 Mai 26

Ugolinus Gerardini von Gioviano, Vivianus Rustichi und Michele Gennarii zahlen Vethus qd. Deotifeci zuhanden des Hauses von Altopascio 31 lb. als letzte Rate für die von ihnen gekaufte Wolle.

ACL LL 25 fol. 122v.

Vethus qd. Deotifeci[a] coram me notario et testibus infrascriptis recepit pro mansione domus hospitalis de Altopassu et pro rectore ipsius ab Ugolino Gerardini de Iuviano et Viviano Rustichi et Michele Gennarii lb. XXXI pro ultimo pagamento, quod facere tenebantur ipsi domui et rectori pro lana empta, ut dicunt, a dicta domo et hospitali et eius occasione, ut dicunt publice contineri descriptum manu Guilielmini notarii[1], renuntiando et cetera. Actum Luce in domo et turre Passavantis, coram Iuncta Ianni nuntio et Bononcontro Cathiola, MCCL, VI kalendas iunii, indictione VIII.

(S. N.) Ciabattus iudex et notarius hec scripsi[2].

[1] *MEYER (wie oben Anm. 20) Nr. 176.*

[2] *Vgl. ACL LL 25 fol. 122r: die drei Schuldner erhalten gleichentags von Vethus qd. Deotifeci ein Darlehen von 31 lb. bis 1. September 1250, das später kanzelliert wurde:* cancellatum parabola Vethi, quia vocavit se solutum et pagatum in totum cum pactione et conventione, que in alio contractu apparet infra manu mea Ciabatti iudicis et notarii.

[a] *folgt durchgestrichen* recepit

27

Lucca, 1251 Juni 12

Bruder Bartholomeus von Altopascio legt 60 lb. Luccheser Denare beim Geldwechsler Vethus qd. Deotifeci auf einen Monat an.

ACL LL 26 fol. 113v.

Vethus campsor qd. Deotifeci confessus fuit fratri Bartholomeo[1] de Altopassio se habuisse et recepisse ab eo in acomandisia seu depositum lb. sexaginta denariorum lucanorum, renuntiando et cetera. Et quos denarios dictus Vethus promisit ei reddere vel suis <heredibus> aut cui mandaverit de hinc ad unum proximum mensem, obligando se et suos heredes et sua bona omnia presentia et futura iure pignoris et ypothece ad <penam> dupli et consulum et treuguanorum et potestatis lucanorum presentium et futurorum et constituti

[1] *Er nahm an der Kapitelsversammlung vom 2. Oktober 1251 teil, AAL Dipl. *D 8, gedruckt bei ANDREUCCI (wie oben Anm. 11) S. 29f. Nr. 3 (mit falscher Signatur) und S. 30f. Nr. 4.*

portarum. Actum Luce in domo subcintariorum, coram Salamone Gualtroni et Iacobo serviente ipsius fratris, MCCLI, pridie idus iunii, indictione VIIII.
(S. N.) Ciabattus iudex et notarius hec scripsi[a].

[a] *diagonal gekreuzt durchgestrichen, rechts neben Datum* cancellavi parabola suprascripti Bartholomei

28

Lucca, 1251 Juni 14

Pisanus und Bruder Petrus von Altopascio erhalten vom Geldwechsler Vethus qd. Deotifeci ein Darlehen von 100 sol. Luccheser Denaren, rückzahlbar innerhalb von sechs Monaten.
ACL LL 26 fol. 87v.

Pisanus et fratre[a] Petrus[1] de Altopasso <ambo> et insolidum coram me notario et testibus infrascriptis mutuo receperunt[b] a Vetho campsore qd. Deotifeci sol. centum denariorum lucanorum et soldos[c] C[d] promiserunt et convenerunt ei insolidum dare et pagare de hinc ad VI proximos mense<s>, obligando se et insolidum et suos heredes et bona sua omnia presentia et futura iure pignoris et ypothece ad <penam> dupli et consulum et treuguanorum et potestatis lucanorum presentium et futurorum et constituti portarum et domini pape. Actum Luce apud domum subcintariorum, coram Falcone de Burgo et Aldibrandino Albertini, MCCLI, XVIII kalendas iulii, indictione VIIII.
(S. N.) Ciabattus iudex et notarius hec scripsi.

[1] *Möglicherweise mit dem Konversen Petrus f. Lotteringi identisch, der 1236 Lucterius Rodelossi ein Grundstück in Antraccoli verkaufte, ASL Dipl. Certosa 1247.02.16 (Insert).*

[a] *sic*
[b] *folgt durchgestrichen* a Sav
[c] *sic*
[d] C *interlinear*

29

Lucca, 1251 Oktober 19

Der Geldwechsler Vethus qd. Deotifeci zahlt im Auftrag des Rektors von Altopascio dem Florentiner Bürger Folliarinus qd. Jacobi, Sozius von Spilliatus Cambi, zuhanden seiner Gesellschaft, 200 lb. Luccheser Denare, die das Hospital von Altopascio an der päpstlichen Kurie geliehen hatte.
ACL LL 26 fol. 48r.

Folliarinus civis florentinus qd. Iacobi socius de apotheca[a] Spilliati Cambii pro se et dicto suo socio et[b] societate sua coram me notario et testibus infrascriptis recepit a Vetho campsore qd. Deotifeci dante pro rectore domus hospitalis sancti[c] Iacobi de Altopassu et pro ipsa domo et hospitali lb. CC denariorum lucanorum in denariis grossis de argento tante valentie ad minutos, renun-

tiando et cetera, quas[d] dictus rector pro ipso hospitali vel alia persona pro hospitali predicto recepit in prestantia vel commodo vel alio modo a dicto Folliarino pro dicta sua apotheca vel alia persona pro apotheca suprascripta dante[e] in curia apostolica vel alibi lb. CC denariorum lucanorum vel in aliis denariis tante valentie ad lucanam monetam[f]. Et pro quibus denariis suprascriptis idem Folliarinus promisit Vetho conservare eum indempnem sub obligatione suorum bonorum et heredum et <ad penam> dupli. Actum Luce apud tabulam Vethi, coram Salamone Gualtronis et Conetto, XIIII kalendas novembris, indictione X.
Ciabattus[g] iudex et notarius hec scripsi[h].

[a] de apotheca *mit Verweiszeichen nach* Cambii
[b] socio et *interlinear*
[c] *folgt durchgestrichen* mo
[d] quas *korrigiert aus* qui
[e] *folgt durchgestrichen* lb.
[f] *folgt durchgestrichen* renuntiando
[g] *sic*
[h] *marginal links* FCC

30

Lucca, 1251 November 10

Bruder Jacobus del Pettere von Altopascio erhält vom Geldwechsler Vethus ein Darlehen von 20 lb. Luccheser Denaren, rückzahlbar am 1. Mai 1252.

ACL LL 26 fol. 49r.

Frater Iacobus del Pettere de Altopasscio[a] confessus est Vetho campsori suum esse debitorem et dare debere lb. XX denariorum lucanorum bonorum, quos confessus fuit se ab eo in prestantia habuisse et recepisse in veritate et non spe future dationis et cetera[b]. Unde promisit et convenit eidem dare et solvere vel suis heredibus aut cui preceperit lb. XX bonorum denariorum hinc ad proximas kalendas madii et quos dicebat se deportare pro suis expensis in servitium dicte domus. Et pro his omnibus observandis et dampnis et expensis et cetera obligavit se et suos heredes et bona sua omnia presentia et futura iure pignoris et ypothece ad <penam> dupli et consulum et treuguanorum et potestatis lucanorum presentium et futurorum et constituti portarum et domini pape et omnium aliorum regiminum, sub quo pro tempore fuerit. Actum Luce in turre Passavantis, coram Laçario et Riccomo qd. Bertalocti, MCCLI, IIII idus novembris, indictione X.
Ciabattus[c] iudex et notarius hec scripsi.

[a] *sic*
[b] *folgt durchgestrichen* et de quibus
[c] *sic*

31

Lucca, 1251 November 16

Paganella, Tochter des Konversen von Altopascio Lutringus Alberti, gewährt Ranucius qd. Salamonis und Rubertus qd. Ardiccionis Cari ein Darlehen von 47 lb. Luccheser Münze, rückzahlbar innerhalb von sechs Monaten.

ACL LL 26 fol. 109v.

Ranucius qd. Salamonis et Rubertus qd. Ardiccionis Cari ambo et insimul et insolidum coram me notario et testibus infrascriptis mutuo receperunt a domina Paganella filia Lutringhi Alberti conversi de Altopassu lb. XLVII bonorum denariorum lucanorum in denariis grossis de argento tante valentie ad minutos, renuntiando et cetera. Unde promiserunt et convenerunt eidem mulieri ambo et insolidum dare et solvere ei vel suis heredibus aut cui preceperit lb. XLVII bonorum denariorum lucanorum de hinc ad VI proximos menses. Et pro his omnibus observandis et dampnis et expensis et cetera obligaverunt se et insolidum et suos heredes et bona sua omnia presentia et futura iure pignoris et ypothece ad <penam> dupli et consulum et treuguanorum et potestatis lucanorum presentium et futurorum et constituti portarum. Et renuntiaverunt obligationi solidi et cetera. Actum Luce in domo infrascripti Uberti, MCCLI, coram Uberto Rodelosso et Guilielmo Arrigucii, XVI kalendas decembris, indictione X.

(S. N.) Ciabattus iudex et notarius hec scripsi[a].

[a] *diagonal gekreuzt durchgestrichen, rechts neben Datum* cancellavi parabola suprascripte mulieris

32

(Lucca, 1251 Dezember)

Der Geldwechsler Vethus qd. Deotifeci und Salamone qd. Bonaventure Gualtronis erhalten von Preite Fuechi, Familiar von Altopascio, ein Darlehen von 160 lb., rückzahlbar in zwei Jahren.

ACL LL 26 fol. 108v.

Vethus ca<m>psor qd. Deotifeci et Salamone qd. Bonaventure Gualtronis <ambo> et insolidum coram <me> notario et testibus infrascriptis videntibus mutuo receperunt a Preite Fuechi currerio familiare hospitalis sancti Iacobi de Altopassu lb. centumsexaginta[a] denariorum lucanorum in denariis grossis de argento tante valentie ad parvos confitendo tot esse, renuntiando et cetera. Unde ambo et insolidum sollempni stipulatione interposita promiserunt et convenerunt eidem Preite, quod hinc ad duos proximos annos solve<n>t et dabunt[b] ei vel suis heredibus aut cui preceperit lb. CLX bonorum denariorum lucanorum ad voluntatem sui prenditoris. Et pro his omnibus observandis //[c][1].

[1] *Der Akt davor datiert von 1251 Dezember 29. Möglicherweise steht der Schluss des Aktes in ACL LL 9 fol. 52v, das falsch eingebunden ist.*

[a] *Hs.* centumsexanginta
[b] *Hs.* dabint
[c] *Rest fehlt, marginal links* FCC

33

Lucca, 1252 April 11

Der Geldwechsler Vethus qd. Deotifeci bezahlt anstelle des Konversen Bonfrater von Altopascio dem Jacobus Petri Overardi vom Borgo di San Frediano 9 lb. 10 sol. für ein Pferd.

ACL LL 26 fol. 62r.

Iacobus Petri Overardi de Burgo recepit coram me notario et testibus infrascriptis a Vetho campsore qd. Deotifeci lb. VIIII et sol. X denariorum, quos sibi dedit pro Bonfratre converso de Altopascio pro pretio unius ronthini et de quo pretio clamavit se solutum et pagatum in totum, renuntiando et cetera. Actum Luce in domo subcintariorum, coram Nicoletto Ugolini et Uberto Rodelosso, MCCLII, III idus aprelis, indictione X.
Ciabattus[a] iudex et notarius hec scripsi.

[a] *sic*

34

Lucca, 1252 Juli 22

Guido Perfectucii vermietet dem Konversen Conte von Altopascio und Salamon Gualtronis ein Pferd, das Conte auf seine Reise mitnehmen soll, für eine monatliche Gebühr von 20 sol.

ACL LL 27 fol. 59r.

Guido Perfectucii dedit ad vetturam Conti[1] converso de Altopassu et Salamoni Gualtronis unum suum equum ronthinum pili nigri cum duobus pedibus posterioribus tronchis et quem dictus Conte ducere secum debet in viagium et quantum eum tenuerit dare debent pro vettura ei singulo mense sol. XX denariorum lucanorum et quem debent sibi reddere et restituere ita sanum, sicut modo est.

[1] *Conte war 1273* massarius *des Luccheser Hauses, AAL Dipl. *A 87, *B 25, *B 48, *C 43, *D 8 (1273.01.27), †O 92, †O 93, †Q 70, ††F 96, ††N 95, ††O 96, ††P 7, ††P 12 und ††P 69, ASL Dipl. Altopascio deposito Orsetti-Cittadella 1273.01.12, 1273.02.03, 1273.02.05, 1273.02.27 und 1273.03.08, ASL Dipl. F. M. Fiorentini 1273.03.01. Conte ist bis 1276 nachzuweisen, ASL Dipl. Altopascio deposito Orsetti-Cittadella 1274.01.23, AAL Dipl. *B 48 (1274.09.20) und *A 46 (1276.10.06).*

Et si reddere noluerint vel non potuerint, dabunt et solvent ei vel suis heredibus aut cui preceperit lb. decem bonorum denariorum lucanorum pro extimatione et valere dicti equi et vetturam decursam usque ad ipsum tempus. Et si appareret ei aliqua macagna nova, de ipsa macagna venient inter se ad concordiam convenienter. Et sic inter se facere et observare promiserunt et convenerunt[a] et solvere et pagare, obligando se et suos heredes et bona sua omnia presentia et futura iure pignoris et ypothece ad <penam> dupli et consulum et treuguanorum et potestatis lucanorum presentium et futurorum et constituti portarum et omnium aliorum regiminum, sub quo forent inventi, constituendo se soluturos ubicumque inventi fuerint ipsi vel sui heredes aut bona, non obstante fori privilegio. Actum Luce in turre qd. Passavantis, coram Piero filio Bonacursi et Arrigo qd. Ramundini, MCCLII, XI kalendas augusti, indictione X.
Ciabattus[b] iudex et notarius hec scripsi[c].

[a] *folgt durchgestrichen* obliga
[b] *sic*
[c] *diagonal gekreuzt durchgestrichen, rechts neben der Subskription* cancellavi parabola suprascriptorum omnium

35

Lucca, 1252 November 9

Der Goldschläger Pellarius qd. Ventura von der Porta di San Frediano vermietet dem Bruder und Konversen Conte von Altopascio und Salamon Gualtronis ein Pferd für die bis zur Oktave von Ostern 1253 dauernde Reise für eine Gebühr von 3 lb. 10 sol.
ACL LL 27 fol. 103r.

Pellarius de Porta sancti Fridiani qd. Venture batteloro dedit ad vetturam fratri Conte converso hospitalis sancti Iacobi de Altopasso et Salamoni Gualtronis unum suum equum nigrum cum aliquantulo albo in spatula sinistra et cum una giarda in sinistro crure posteriori[a] et quem dictus frater ducere debet secum in proximo viagio, quod facere intendit, et quem debet tenere et sua facta facere de hinc ad VIII proxime pasce resurrectionis domini[1] et in isto termino sibi restituere promiserunt ambo et insolidum ita sanum et bonum ut modo est, et si moretur vel restituere nollent[b], dare debent eidem pro extimatione et valere dicti equi lb. XVI bonorum denariorum lucanorum ipsi ambo et insolidum[c]; sed si macagnaretur in dicto[d] termino et viagio, stare debent de macagna dicto mariscalchi. Et pro vettura suprascripti equi in iamdicto termino dare debent et promiserunt eidem et insolidum lb. III et sol. X bonorum denariorum lucanorum in restitutione suprascripti equi tam in datione suprascriptarum XVI

[1] *1253 April 27.*

lb. Et sic attendere inter se promiserunt et convenerunt, obligando se et suos heredes et insolidum, renuntiando obligationi solidi et cetera, et bona sua omnia presentia et futura iure pignoris et ypothece ad <penam> dupli et consulum et treuguanorum et potestatis lucanorum presentium et futurorum et constituti portarum. Actum in turre qd. Passavantis, coram Spinello Boncambii et Dato qd. Iacobi, MCCLII, V idus novembris, indictione XI.
(S. N.) Ciabattus iudex et notarius hec scripsi[e].

[a] posteriori *interlinear*
[b] et si – nollent *interlinear*
[c] *es folgen interlinear ca. drei unleserliche Wörter*
[d] *folgt durchgestrichen* viag
[e] *diagonal gekreuzt durchgestrichen, rechts neben der Subskription* cancellavi parabola suprascriptorum Pellarii et Salamonis

36

Lucca, 1253 Februar 24

Salamon Gualtronis und Conettus qd. Mainetti Pelolocchi erhalten vom Bruder und Konversen Bonus von Altopascio eine Einlage von 100 lb., rückzahlbar innerhalb von 15 Tagen nach Benachrichtigung.

ACL LL 27 fol. 118r.

Salamone Gualtronis et Conetto[a] qd. Mainetti Pelolocchi[1] coram me notario et testibus infrascriptis in accomandisia seu deposito ambo et insolidum receperunt a fratre Bono converso hospitalis sancti Iacobi de Altopassu lb. centum denariorum in denariis grossis de argento tante valentie ad minutos denarios lucanos, renuntiando exceptioni et cetera. Unde ambo simul et insolidum promiserunt et convenerunt ei dare et solvere et pagare eidem fratri Bono vel suo certo misso lb. centum bonorum denariorum lucanorum a requisitione, quam de eis faceret per se vel per suum certum nuntium, ad XV dies. Et pro his omnibus observandis et dampnis et expensis emendandis et cetera obligaverunt[b] se et suos heredes et bona sua[c] omnia presentia et futura iure pignoris et ypothece ad <penam> dupli et consulum et treuguanorum et potestatis lucanorum presentium et futurorum et constituti per portam. Et renuntiaverunt obligationi solidi et cetera. Actum Luce in curia sancti Martini apud tabulam Salamonis, coram Tedesco campanilis et Guido capella<rio> qd. Pantonieri, MCCLIII, VI kalendas martii, indictione XI.
(S. N.) Ciabattus iudex et notarius hec scripsi[d].

[1] *Conettus war der Schwiegersohn von Vethus und 1249 in Venedig tätig, ACL LL 23 fol. 72r.*

[a] *sic*
[b] er *von* obligaverunt *interlinear*

[c] *folgt* et insolidum

[d] *diagonal gekreuzt durchgestrichen, rechts neben der Subskription* cancellavi parabola suprascripti fratris Boni, quia vidi facere suprascriptum pagamentum Salamone Bla<n>chi, III kalendas maii, indictione XII *(= 1254 April 29), marginal links* FCC.

37

Lucca, 1253 Mai 29

Der Bruder und Konverse Bonus von Altopascio, Massarius des Luccheser Hauses, gewährt Salamon Gualtronis, Conettus Mainetti und den unmündigen Söhnen des verstorbenen Vethus ein Darlehen von 100 lb., rückzahlbar innerhalb eines Jahres.

ACL LL 28 fol. 2v.

Salamone Gualtronis et Conettus Mainetti Pelolocchi ambo et insolidum pro se et tutorio seu curatorio nomine pro filiis qd. Vethi[a] confessi sunt fratri Bono converso hospitalis sancti Iacobi de Altopas<s>o massario domus de Luca suos debitores esse pro tabula et dare debere eidem lb. centum denariorum lucanorum, quos ab eo pro ipsa tabula mutuo seu in prestantia vel commodo confessi fuerunt se[b] habuisse et recepisse in veritate et non spe future dationis et exceptioni non numeratorum et non receptorum denariorum renuntiaverunt. Unde ambo simul et insolidum[c] promiserunt et convenerunt ei, quod hinc ad unum proximum annum solvent et dabunt sibi vel suis heredibus aut cui preceperit lb. centum bonorum denariorum lucanorum. Et pro his omnibus observandis et dampnis et expensis et cetera obligaverunt se et insolidum et suos heredes et bona sua omnia presentia et futura iure pignoris et ypothece ad penam dupli et consulum et treuguanorum et potestatis lucanorum presentium et futurorum et constituti portarum. Et renuntiaverunt obligationi solidi et cetera. Actum Luce in domo que dicitur subcintariorum, coram Bonaiuncta de Burghicciolo qd. Normanni et Bonventuro Bonconsilii, MCCLIII, IIII kalendas iunii, indictione XI.

(S. N.) Ciabattus iudex et notarius hec scripsi[d].

[a] pro se – Vethi *interlinear*

[b] se *interlinear*

[c] *folgt* et insolidum

[d] *diagonal gekreuzt durchgestrichen, rechts neben der Subskription* cancellavi parabola fratris Boni suprascripti, *marginal links* FCC

38

Lucca, 1254 November 4

Bartholomeus qd. Johannis von Coldipozzo verpflichtet sich, den Bruder Gilius von Altopascio bis zum 4. April 1255 auf dessen Bettelreise nach Piemont zu begleiten und zu beschützen, für einen Lohn von 21 lb. Luccheser Denaren, von denen er 4 lb. erhält.

ACL LL 28 fol. 158r.

Bartholomeus de Culdiposso qd. Iohannis posuit se ad standum et morandum et eundum in Piedimonte pro accattu cum fratre Gilio[1] hospitalis de Altopassu pro ipso hos<pitali> procuratori et sindico dicti hospitalis in isto viagio, prout dicit, et debet servire in dicto viagio et accat<t>u melius quam sciverit et potuerit bona fide de hinc ad VIII pasce resurrectionis domini[2] et debet salvare et custodire et honorare[a] personam suprascripti fratris et non subtrahere ei et suum avere et dicti hospitalis et totum illud avere tam in denariis quam in aliis rebus, quos et quas ad suas manus devenerint occasione dicti accattus, seu hospitale restituere et dare in manibus dicti domini seu fratris ad suam voluntatem et non facere inde furtum vel subtractam aliquam ultra sol. II nec illos studiose nec consentire, et si sciverit, qui fecerit vel facere voluerit, faciet remanere, si autem manifestabit suo domino. Et non erit in consilio vel facto au<t> ordinamento, quod ipse frater vel aliquis de sua familia habeant aliquam dampnietatem vel dedecus in sua persona vel personis, potius iuvaret eos et quemlibet pro suo posse bona fide, et omnem credentiam, quam inposuerit tam pro sua persona quam pro sua domo et familia, tenebit et nulli manifestabit sine eius[b] licentia in perpetuum. Et sic vera esse et facere debere, ut dictum est, idem Bartholomeus et contra non venire iuravit. Et dictus frater dare debet ei cavalcaturam et unum servientem in[c] ipso viagio et victum et pro sua mercede et feudo expleto termino suprascripto lb. XXI denariorum lucanorum ad suum indumentum et calciamentum. Et sic attendere, facere et observare et contra non venire inter se promiserunt et convenerunt, obligando se et suos heredes et bona sua omnia presentia et futura iure pignoris et ypothece ad <penam> XXV lb. denariorum, quam penam pars non observans parti observanti dare promisit et convenit, et consulum et treuguanorum et potestatis lucanorum presentium et futurorum et constituti portarum et domini pape et omnium aliorum regiminum, sub quo pro tempore fuerint inventi vel aliquis eorum aut eorum bona, non obstante fori privilegio, quo renuntiaverunt. Et in continenti ipse Bartholomeus dixit et confessus fuit suprascripto suo domino se habuisse et recepisse ab eo de suprascripta summa denariorum lb. IIII bonorum denariorum, renuntiando et cetera. Et restant lb. XVII. Actum Luce in[d] domo nobilium de Pescia, in qua moratur Iacobus vinacterius, coram ipso Iacobo et Bononcontro Ramondini et Iacobo Bonanni, MCCLIIII, pridie nonas novembris, indictione XIII.

(S. N.) Ciabattus iudex et notarius hec scripsi[e].

[1] *Gilius ist seit 1250 nachzuweisen, AAL Dipl †R 26,* ANDREUCCI *(wie oben Anm. 11) S. 30f. Nr. 4f. (als Zeuge in Lucca 1251).*
[2] *1255 April 4.*

[a] *Hs.* honorarem

[b] *folgt* eius
[c] *Hs.* et
[d] *folgt durchgestrichen* can
[e] *diagonal gekreuzt durchgestrichen, marginal links* FCC

39

Lucca, 1255 Mai 30

Der Bruder und Konverse Conte von Altopascio bestellt den Notar Bonacingus zu seinem Prokurator.

ACL LL 30 fol. 88v.

Frater Conte conversus Altopassii fecit et constituit Bonacingum notarium[1] suum procuratorem et certum nuntium presentem et suum in causa et causis et questionibus, quas habet vel sperat habere cum quibuscumque personis ad agendum, defendendum res<pondendum> excipiendum et replicandum et appellandum et causam prosequendum in qualibet curia lucane civitatis et in curia maioris regiminis civitatis et coram quolibet iudice ecclesiastico et civili et ad omnia et singula faciendum et facienda, que causarum merita desiderant et ipsemet facere posset, si esset presens, et ad recipiendum et confessionem faciendum de solutione et pagamento faciendo et per publicam scripturam et alio modo, promittens de rato. Actum Luce in turre qd. Passavantis, coram Viviano qd. Beneveni et Donisio francigena qd. Iohannis, MCCLV, III kalendas iunii, indictione XIII.

Ciabattus[a] iudex et notarius hec scripsi.

[1] *MEYER (wie oben Anm. 20) Nr. 51.*

[a] *sic*

40

Lucca, 1255 November 2

Bruder Gilius von Altopascio und der Weinhändler Jacobus qd. Morandi schulden den Brüdern Castracane und Lucterius 5 lb. 17 sol. 6 den. für 3 Pfund Imperiali, zahlbar bis 1. Mai 1256. Gilius erklärt, dass er die genannte Summe für seine Zwecke geliehen habe.

ACL LL 30 fol. 90r.

Frater Gilius domus de Altopassu qd. Aldibrandi et Iacobus vinacterius qd. Morandi ambo et insolidum fuerunt confessi Castracani et Lucterio suo germano suos esse debitores et dare debere eisdem lb. quinque et sol. XVII et medium denariorum lucanorum pro pretio lb. trium imperialium, quos coram me notario receperunt, renuntiando et cetera, et quos denarios promiserunt ipsi ambo et insolidum dare et solvere eisdem germanis vel uni ipsorum vel eorum heredibus aut cui preceperint de hinc ad proximas kalendas madii. Et pro his omnibus observandis et dampnis et expensis et cetera obligaverunt se et in-

solidum et suos heredes et bona sua omnia presentia et futura iure pignoris et ypothece ad <penam> dupli et consulum <et> treuguanorum et potestatis lucanorum presentium et futurorum et constituti portarum. Et renuntiaverunt obligationi solidi et cetera. Actum Luce apud tabulam ipsorum germanorum, coram Benetto Maghiar<ii> et Facio Arçurio, <M>CCLV, IIII nonas novembris, indictione XIII.
Ciabattus[a] iudex et notarius hec scripsi.
Frater Gilius suprascriptus dixit et confessus est[b] Iacobo suprascripto, quod illas lb. V et sol.[c] XVII et medium, quos hodie simul promiserunt et convenerunt dare et insolidum Castracani et Lucterio suprascriptis acquisiti[d] fuerunt ad opus et utilitatem dicti fratris et non Iacobi[e] suprascripti et eosdem imperiales suprascriptus frater deportavit. Unde dictus frater promisit dicto Iacobo a predicta promissione et convenit ipsum conservare indempnem sub omnibus suprascriptis penis et obligationibus. Actum in suprascripto loco et suprascripta die et coram suprascriptis testibus.
(S. N.) Ciabattus iudex et notarius hec scripsi[f].

[a] *sic*
[b] est *interlinear*
[c] *folgt* et sol.
[d] acquisiti *korrigiert aus* acquisieru
[e] *folgt* imperialis
[f] *diagonal gekreuzt durchgestrichen, rechts neben der Subskription* cancellavi parabola Castracanis et Iacobi

41

Lucca, 1258 Mai 24

Bartholomeus qd. Manfredini von Finale Emilia und Albertus f. Aveduti von Musciello *verpflichten sich, den Bruder Gilius von Altopascio, Sohn des Konversen Ranucius, auf dessen Bettelreise nach Korsika bis zum 20. April 1259 zu begleiten und zu beschützen, für einen Lohn von je 19 lb. Luccheser Münze und einen Mantel.*

ACL LL 31 fol. 116v. Das Blatt ist wurmstichig.

Bartholomeus qd. Manfredini de Finali de episcopatus Muti[ne] posuit se ad standum et morandum cum fratre Gilio filio fr[atris] Ranucii conversi domus sancti Iacobi de Altopassio et ad s[tandum cum] eo pro [a]ccattu et accattando[a] in insulam de Corsica et ad serviendum ei et cu[sto]diendum personam dicti fratris Gilii et domus predicte et non faciendo [se]ctam vel conspirationem[b] cum aliqua persona seu loco. Et totum suum avere et totum accat<t>um, quod Deus ei dederit, bona fide sine fr[a]ude custodiet et dabit et resignabit in manibus dicti fratris Gilii sine aliqua subtractione seu deceptione, non faciendo de dicto accattu vel de avere ipsius fratris Gilii aliquod furtum vel subtractam aliquam nec consentire, ut fiat, et si fieret, manifestabit ei, et si ali-

quod[c] imposuerit sibi in credentia et pro credentia, tenebit et non manifestabit toto tempore sue vite. Et hanc moram et servitium faciet suprascriptum hinc ad VIII proxime pasce resurrectionis domini[1] et non debet se a dicto suo servitio subtrahere. Et dictus frater Gilius dabit sibi pro suo feudo et mercede habitum scilicet mantellum vel capam et lb. XVIIII denariorum lucanorum et expensas eundi et redeundi. Et medietas suprascripti pretii dare debet sibi in medio termini et aliam medietatem completo termino. Et sic attendere, facere et observare inter se promiserunt et convenerunt, obligando se et suos heredes et bona sua omnia presentia et futura iure pignoris et ypothece ad penam XXV lb. denariorum lucanorum et consulum et treuguanorum et potestatis lucanorum presentium et futurorum et constituti portarum et domini episcopi et domini pape et omnium aliorum regiminum, sub quo pro tempore fuerint. Et dictus Bartholomeus predicta facere et attendere et contra non venire ad sancta Dei evangelia iuravit. Actum Luce in turre filiorum qd. Passavantis, coram Menabui Passavantis et Fralmi qd. Bonansegne de Moriano, MCCLVIII, VIIII kalendas iunii, indictione prima.
(S. N.) Ciabattus iudex et notarius hec scripsi.

Albertus de Musciello filius Aveduti simili modo posuit se ad standum et morandum et eundum cum dicto fratre Gilio et cum illis pactionibus et conventionibus et precio et cum omnibus his, que in supradicta scriptura continentur et cum iuramento et cetera. Actum in suprascripto loco et die et ora et coram suprascriptis testibus.
(S. N.) Ciabattus iudex et notarius hec scripsi.

[1] *1259 April 20.*

[a] et accattando *interlinear*
[b] *Hs.* conspicationem
[c] *Hs.* alialiquod

42

Lucca in Selce, 1267 Juli 1

Bruder Sinibaldus von Altopascio quittiert der Gesellschaft von Bartholomeus Bettori bis zum heutigen Tag.

ACL LL 33 fol. 91r.

Frater Sinibaldus hospitalis de Altopassu dixit et confessus fuit Bartholomeo Bettori, Ugolino Teste, Piero Ugolinelli et Ubaldo Malagallie sociis corporalibus recipientibus hanc confessionem pro se ipsis et Iacobo[a] Bettori et Gottifredo Bonosti et Orlando Ciancotti et Aldibrandino Malagallie sociis eorum corporalibus absentibus[b] sibi esse integraliter satisfactum de toto et omni eo, quod dictus frater Sinibaldus vel aliquis pro eo habuit facere vel recipere ab eis vel aliquo eorum vel alia persona pro eis vel aliquo eorum usque ad hanc diem

sive in denariis sive i<n> rebus, sive sit inde publica scriptura[c] sive non, et si est, vult, quod sit et esse debeat pro inutili et cancellata et nullum valorem habeat alicuius publici instrumenti[d], et clamavit se bene ab eis et quolibet eorum solutum et pagatum in totum[e] et nichil habere recipere ab eis vel aliquo eorum. Acta[f] sunt hec[g] in Selce prope domum seu hospitale sancti Iohannis Malanotte in domo dicti fratris Sinibaldi, que quondam fuit Ugolini Lieti, coram Octaviano de Ficecchio qd. Proini[h] et Iohanne qd. Glandonis de Villa Basilica, anno nativitatis domini MCCLXVII, ipsa die kalendis iulii, indictione X.
(S. N.) Ciabattus iudex et notarius hec publice scripsi[i].

[a] *folgt durchgestrichen* Bettolo
[b] absentibus *interlinear*
[c] *folgt durchgestrichen* vel
[d] *folgt interlinear* per instrumentum
[e] in totum *mit Verweiszeichen nach* ni *von* ni / chil
[f] *Hs.* Actam
[g] *folgt durchgestrichen* in do
[h] *unsichere Lesung*
[i] *marginal links* FCC Bar.

CHRISTINE JÉHANNO

L'ALIMENTATION HOSPITALIÈRE À LA FIN DU MOYEN ÂGE

L'exemple de l'Hôtel-Dieu de Paris

La recherche historique actuelle fait apparaître l'hôpital, non plus comme un monde clos en marge de la société de son temps, mais au contraire, à bien des égards, comme un miroir de cette société, un »microcosme reflétant bien les divers aspects de la vie de la région«[1]. Dès lors, la richesse des archives des institutions hospitalières du Moyen Âge, comparée à la pénurie des sources émanant de particuliers, autorise à utiliser cette documentation pour en déduire certains aspects de la vie matérielle, particulièrement celle des catégories sociales les plus nombreuses. Ainsi, l'Hôtel-Dieu de Paris fournit, en matière d'alimentation, un terrain d'étude privilégié pour la fin du Moyen Âge et le début du XVIe siècle[2] grâce aux documents qu'il a laissés, dont la richesse tient moins au volume qu'à la variété[3]. Reste qu'appréhender à travers eux l'alimentation du »Parisien moyen« présuppose de déterminer dans quelle mesure le régime alimentaire d'assistance reflète celui de l'homme du commun et, partant, de poser la question des spécificités de l'alimentation hospitalière. Pour cela, il ne suffit pas de cerner au plus près la nourriture dispensée à l'hôpital, aussi bien en qualité qu'en quantité, en interrogeant principalement, d'une part les textes réglementaires qui renseignent sur une situation théorique, et d'autre part les documents de la pratique, délibérations capitulaires, enquêtes, et surtout comptabilité qui éclairent sur une situation réelle. Il faut d'abord mettre en évidence le caractère délibéré voire volontariste de cette alimentation

[1] Gabriel DÉSERT, Les archives hospitalières: source d'histoire économique et sociale, dans: Cahiers des Annales de Normandie 10 (1977) p. 6–9 et 243–244. Même opinion dans Hugues NEVEUX, L'alimentation du XIVe au XVIIIe siècle. Essai de mise au point, dans: Revue d'histoire économique et sociale (1973) p. 344 et Georges DURAND, Le patrimoine foncier de l'Hôtel-Dieu de Lyon (1482–1791), contribution à l'étude de la grande propriété rhodanienne, Lyon 1974, p. 20.

[2] L'examen de la question de l'alimentation parisienne a été tentée à travers l'exemple de l'Hôtel-Dieu par l'auteur: Christine JÉHANNO, »Sustenter les povres malades«. Alimentation et approvisionnement à la fin du Moyen Âge: l'exemple de l'Hôtel-Dieu de Paris. Thèse de doctorat dactylographiée de l'université Paris I-Panthéon Sorbonne 2000.

[3] Pour une présentation des sources: Ibid. p. 22–40. Les destructions dues aux incendies de 1870 ont causé dans le fond ancien de l'Hôtel-Dieu de Paris des pertes considérables.

et surtout s'interroger ensuite sur les motivations et les modèles adoptés par ceux qui édictent les prescriptions alimentaires dans ces établissements.

1. Une alimentation collective réglementée

La plus évidente des spécificités de l'alimentation hospitalière, celle dispensée à la fin du Moyen Âge à l'Hôtel-Dieu de Paris comme dans d'autres établissements, est d'être une alimentation à la fois collective et imposée. En effet, avant d'entrer à l'hôpital, membres du personnel et malades devaient pourvoir eux-mêmes à leur nourriture, mais ils en avaient individuellement la maîtrise, dans la mesure de leurs moyens et dans les limites des disponibilités du marché. Une fois à l'Hôtel-Dieu en revanche, tous, les malades temporairement, le personnel définitivement[4], sont forcés de se plier à une alimentation collective[5]. Cette contrainte, partagée certes par la plupart des membres de communautés – monastiques ou scolaires par exemple –, est d'autant plus forte à l'Hôtel-Dieu que l'alimentation y est régie par un règlement, imposé aux responsables de l'institution par les chanoines de la cathédrale, qui en sont les autorités de tutelle[6].

Le souci de poser des règles en matière d'alimentation est très tôt présent à l'Hôtel-Dieu de Paris. Dès le premier règlement en tout cas, au début du XIIIe siècle[7], la question de l'alimentation est abordée; elle fait l'objet de plus

[4] Le personnel est alors constitué de religieux de l'ordre de saint Augustin, frères et sœurs, ayant prononcé des vœux perpétuels et dont la stabilité dans l'établissement est de règle puisque leur profession, décrite dans les statuts de 1535, comporte le serment de *servir* […] *tous les jours de ma vie en l'hostel Dieu de Paris ou aillieurs s'il m'est enjoinct par vous mes superieurs*: Archives de l'Assistance publique (désormais AP), liasse 866, pièce non cotée, art. 37, fol. 11v. C'est déjà le cas au XVe siècle, période pour laquelle on peut suivre les carrières du personnel; sur ce point, voir JÉHANNO, »Sustenter les povres malades«, p. 150–157 et les catalogues des religieuses et des religieux, respectivement aux annexes 3 et 4, p. 661-693 et p. 694–707.

[5] Si cela est incontestable pour le personnel, quelques entorses sont possibles pour les malades que rien n'empêche en principe de recevoir des aliments de la part de leurs visiteurs, de se faire acheter par le personnel quelques suppléments ou, pour les plus aisés, de négocier moyennant finances un aménagement du régime commun. Ces suppléments, exceptionnellement visibles dans les sources, semblent rares et non susceptibles de fausser gravement l'appréciation de la nourriture consommée par les malades.

[6] Pour une présentation générale de l'établissement et de son administration, voir Ernest COYECQUE, L'Hôtel-Dieu de Paris au Moyen Âge. Histoire et documents, 2 t., Paris 1889–1891, notamment t. 1, p. 25–57.

[7] Le plus ancien des deux règlements aujourd'hui conservés aux archives de l'Assistance publique – et probablement les seuls qui aient jamais existé –, ne subsiste que sous la forme de deux copies du début du XVIe siècle, cotées liasse 866, pièces 4138^{A} et 4138^{B}, l'original étant perdu. Ces copies donnent une traduction française à la suite du texte latin de chaque

amples développements dans les statuts de 1535[8]. De l'un à l'autre de ces textes, on passe de l'énoncé de principes à la codification d'une pratique.

1.1. De l'énoncé de principes...

Lorsque le doyen Étienne rédige le premier règlement – entre 1217 et 1221[9] –, il s'attarde peu sur les prescriptions alimentaires. Seules les prescriptions concernant les religieux sont quelque peu détaillées, mais elles relèvent davantage de la discipline générale que de l'alimentation proprement dite. C'est ainsi que les horaires, le déroulement des repas et la tenue à table sont décrits avec soin[10], alors que les préceptes portant sur le contenu des écuelles sont, sinon inexistants, du moins très vagues. En dehors de la viande, autorisée trois jours par semaine en dehors des périodes ordinaires de jeûne[11], le règlement évoque seulement le pain et le vin, dont les quantités allouées au personnel sont laissées à l'appréciation des proviseurs et du maître[12]. Si le texte reste très flou sur la question de l'alimentation c'est que sa rédaction s'inscrit dans le mouvement général de codification des règles impulsé par le concile de Paris de 1212[13]. Or, ce concile s'attache essentiellement au genre de vie des communautés religieuses auxquelles il entend assimiler les communautés soignantes. Ce qui importe alors pour l'Hôtel-Dieu de Paris en matière alimentaire est de limiter la prise

article. Les parties latines du texte ont été éditées par Léon LE GRAND, Statuts d'Hôtels-Dieu et de léproseries. Recueil de textes du XIIe au XIVe siècle, Paris 1901, p. 43–53. C'est à cette édition facilement accessible que nous renvoyons.

[8] L'original latin est perdu et il n'en existe plus qu'une copie tardive du XVIIe siècle, cotée AP liasse 866, pièce 4137, déposée au musée de l'Assistance publique. Il subsiste en revanche aux archives de l'Assistance publique une traduction française contemporaine – à en juger par la graphie –, conservée dans la liasse 866, sans cote, dont nous donnons en annexe une transcription à laquelle nous renvoyons.

[9] Le texte ne portant pas de mention de date, celle-ci a été établie par Ernest Coyecque grâce à la mention du doyen Étienne qui le promulgue et dont on sait qu'il a été revêtu de cette dignité entre 1217 et 1221: Léon BRIÈLE, Archives de l'Hôtel-Dieu de Paris (1157–1300), Paris 1894, n° 918 du supplément.

[10] Par exemple, art. 42: *Suum fratres habeant refectorium in quo, tam sacredotes quam laici, quisque solus comedat ad prandium, finita magna missa in ecclesia nostra, et ad cenam post vesperas, et conveniant ad sonum campane. Eadem cibaria et idem potus tam fratribus quam sororibus apponantur et, ubicunque et quicumque bibent, poculum teneant duabus manibus, nec bibant nisi sedendo, nisi infirmitas vel necessitas exegerit* et art. 43: *et tunc teneant omnes silentium. Tamen si aliquid necessarium eis in mensa defuerit, querant leniter et private a magistro vel ministris* (LE GRAND, Statuts d'Hôtels-Dieu, p. 49).

[11] Art. 47, ibid. p. 50

[12] Art. 51, ibid. p. 50

[13] La proximité des dates du concile et de la rédaction des statuts de l'Hôtel-Dieu de Paris est frappante et témoigne de la volonté du chapitre parisien de se mettre au plus vite en conformité avec les canons. Avec un temps de réaction à peine plus long, les autres Hôtels-Dieu procèdent également à la mise par écrit leurs règlements: LE GRAND, Statuts d'Hôtels-Dieu.

de nourriture des religieux: le nombre de repas est ainsi fixé à deux par jour, pas plus, sauf dérogation pour les religieux *infirmi et debiles*[14]. Il s'agit plus encore, de leur faire observer un nombre élevé de jours maigres à l'instar des moines, et, par dessus tout, de les contraindre à un régime collectif et à une vie communautaire, imitée de celle des chanoines réguliers. De même que le renforcement de la clôture, l'obligation de prendre les repas ensemble, au sein de l'établissement, participe de ce souci d'assimilation. Les réfectoires distincts, des frères d'une part et des sœurs de l'autre, sont ainsi maintes fois cités[15], et nul ne peut manger ailleurs. Il est en outre interdit aux frères et sœurs de consommer de la nourriture en dehors de l'hôpital, sauf cas particuliers[16]; ceux qui y sont exceptionnellement autorisés doivent néanmoins manger alors *similiter* [...] *quod in domo*[17]. Aux yeux de l'auteur, le déroulement des repas compte donc davantage que leur composition, sur laquelle il ne s'appesantit pas.

Les prescriptions alimentaires sont plus imprécises encore pour ce qui est des malades, compte tenu des préoccupations du chapitre. L'unique article qui y fait allusion indique seulement que chaque malade doit être traité comme le seigneur de la maison (*quasi dominus domus*): nourri avant les religieux, il est en droit de demander à manger tout ce qu'il désire si l'on peut le trouver et si ce n'est contraire à son état[18]. C'est là un principe théorique issu de la vision théologique du pauvre comme image du Christ souffrant et dans lequel se retrouve aisément l'attitude proverbiale des hospitaliers de Saint-Jean-de-Jérusalem[19]. Dans la pratique cependant, il n'est pas concevable que chaque malade ait le libre choix de sa nourriture, et si le règlement peut s'accommoder d'une certaine imprécision, la gestion quotidienne exige en revanche que soient spécifiées la composition des repas et les quantités servies. Des habitudes s'établissent donc. Elles sont peu à peu érigées en règles qui finiront par être mises par écrit à l'occasion de la rédaction des nouveaux statuts.

1.2. ... à la codification d'une pratique

On comprend dès lors pourquoi le règlement de 1535 détaille beaucoup plus l'alimentation que le précédent. D'une façon générale, les prescriptions y sont bien plus développées que dans le statut primitif qui comportait 72 articles

[14] Art. 27 et 41, ibid. p. 47 et 49.
[15] Art. 41, 42, 43, 45, 48, 50, ibid. p. 49–50.
[16] Art. 38, ibid. p. 48–49.
[17] Art. 39, ibid. p. 49.
[18] Art. 21: [*infirmus*] *ibi quasi dominus domus quotidie, antequam fratres comedant, caritative reficiatur, et quicquid in ejus desiderium venerit, si tamen poterit inveniri, quod non sit ei contrarium, secundum posse domus diligenter ei queratur donec sanitati restituatur* (Ibid. p. 46).
[19] Ibid. p. X et XV.

contre 175 pour celui du XVIe siècle. Cela tient au fait que ce dernier constitue le point d'orgue d'une réforme décidée en 1482 qui entend réorganiser totalement l'Hôtel-Dieu en fixant dans leurs moindres détails les divers aspects de la vie au sein de l'établissement dans le sens d'une plus grande rigueur eu égard au relâchement dénoncé[20]. Pour autant, le règlement de 1535 ne vise pas à modifier le fonctionnement de l'établissement par rapport à ses statuts anciens, malgré ce que laisserait supposer sa rédaction au futur et la répétition des expressions *doresnavant* ou *a l'advenir*, mais bien à redonner force au règlement initial. Du reste, plusieurs articles ne font clairement que rappeler la situation passée en stipulant qu'il sera fait *selon la maniere observee jusques a present*[21]. La réforme qui s'achève alors se veut, comme toujours au Moyen Âge, une restauration stricte de l'ordre ancien, tenu pour idéal. Aussi faut-il considérer que les prescriptions prônées en 1535 ne sont pas des innovations mais la codification de pratiques déjà en vigueur longtemps auparavant, dont le respect a pu s'émousser mais qui n'en sont pas moins toujours la règle théorique.

Cette certitude est confirmée par le fait que la rédaction du règlement de 1535 est précédée d'une enquête minutieuse auprès du personnel comme des patients, enquête du reste mentionnée dans le préambule des nouveaux statuts[22] et au cours de laquelle sont passés en revue tous les aspects de la vie à l'hôpital, y compris mais pas seulement le régime alimentaire[23]. À chaque personne interrogée, les chanoines font préciser quelle est la situation du moment et celle qui prévalait antérieurement. De plus, au moment de la rédaction des nouveaux statuts, le texte du doyen Étienne est exhumé, copié et traduit[24], preuve qu'on n'a pas manqué de s'y référer. Il a été jugé indispensable de lui donner ce faisant une large diffusion et de le rendre accessible au plus grand nombre afin de pouvoir servir de base, sinon de modèle, au texte nouveau. Des passages en sont ainsi repris quasiment à l'identique[25] et on y trouve bien des

[20] Décidée en 1482, la réforme se déroule en plusieurs phases jusqu'à son achèvement en 1535, marqué par la rédaction des nouveaux statuts par des chanoines réformateurs conseillés par l'abbé de Saint-Victor et le prieur de Saint-Lazare, tous les deux établissements réformés. Sur la réforme de l'Hôtel-Dieu de Paris, voir COYECQUE, L'Hôtel-Dieu de Paris, t. 1, p. 173–199, qui en fait un récit bien informé mais dont les analyses mériteraient d'être revues.

[21] AP liasse 866, pièce non cotée, par exemple art. 27, fol. 8v.

[22] Ibid. fol. 1r: *Veu le proces de la visitacion faicte en l'hostel Dieu de Paris et considerees les interrogations et inquisitions faictes a ceste fin et les responces a icelles* et fol. 1v: *et pour ce que nous avons trouvé, comme il appert par le proces de la visitacion par nous faicte.*

[23] COYECQUE, L'Hôtel-Dieu de Paris, t. 1, doc. XXIX, 4–15 oct. 1535, p. 353–364.

[24] AP liasse 866, pièces 4138^A et 4138^B.

[25] L'exemple le plus frappant est le passage de l'article 49 du règlement de 1217–1221: *De reliquiis autem non licet alicui subtrahere vel erogare, nec illi liceat inde quicquam facere* [...] *ne icurrat periculum inde proditoris* (LE GRAND, Statuts d'Hôtels-Dieu, p. 50), traduit au début du XVIe siècle par: *La soeur qui sera ordonnée avec les pucelles pour servir a table debvra faire cueillir le relief de table* [...] *sans en riens destourner ne ailleurs donner affin*

dispositions similaires[26]. Pour ce qui est de l'alimentation, les articles sont d'une précision accrue, notamment concernant les malades, car la réforme s'applique à une institution regardée désormais autant comme un hôpital que comme une communauté religieuse. De nombreux aliments sont cités et, pour la première fois, quelques quantités sont spécifiées. Mais aucun point n'apparaît en contradiction avec le règlement du XIIIe siècle, et fort peu d'éléments ont été introduits depuis ces temps anciens[27]. Cependant, le généreux principe affiché au XIIIe siècle, selon lequel le malade, seigneur des lieux, pouvait demander à manger ce qui lui faisait envie, a disparu du texte de 1535[28]; il n'en subsiste que la possibilité pour un malade de demander à ce que le mouton prévu soit remplacé par du bœuf et le choix du mode de cuisson donné aux seuls malades gravement atteints[29]. Le règlement de 1535 ne peut plus se contenter de vague théorie mais vise à établir une fois pour toutes les règles alimentaires en vigueur auxquelles désormais il ne saurait être question de déroger. Il peut donc légitimement servir à éclairer la situation des XIVe et XVe siècles.

Ainsi, d'un règlement à l'autre, est codifiée une pratique qui n'a probablement que peu varié durant la fin du Moyen Âge. Au XVe siècle en tout cas, il est manifeste qu'il existe une norme alimentaire fermement établie, aussi bien pour ce qui est des malades que du personnel. Les enquêtes diligentées à la fin du XVe et au début du XVIe siècle dans le cadre de la réforme de

qu'elles n'enqueurent le vice de Judas le traistre (AP liasse 866, pièce 4138[A], p. 29) et repris dans l'article 109 de la version française des statuts de 1535 sous une forme très proche: *Et ne sera licitte a aucune des soeurs ou filles retenir, donner ou disposer de aucune chose d'icelluy residu affin que elles n'encourent au crime de traistre Judas* (AP liasse 866, pièce non cotée, fol. 25v).

[26] Concernant, pour ce qui est de l'alimentation, le nombre, les heures et les lieux des repas, la tenue à table, l'interdiction de détourner les éventuels restes des religieux, les punitions, les jours de jeûne du personnel, mais aussi d'autres domaines de la vie à l'hôpital.

[27] Les seules innovations repérables en matière d'alimentation sont les collations prises par le personnel le matin et consistant essentiellement en vin (art. 60 et 61, fol. 15), en plus des deux repas quotidiens maintenus. Les malades reçoivent, eux aussi, une *refection*, sous forme de pain et de vin, le matin (art. 11, fol. 5), et du vin peut leur être distribué tout au long de la journée, en dehors des repas, *a leur necessité* (art. 161, fol. 34v). L'article 138, fol. 30v–31r, évoque, en outre, la mise à disposition de chacune des cheftaines, chaque semaine, d'une somme d'argent à employer *a sa discrection* [...] *pour avoir quelque doulce recrecion a iceulx povres mallades*. Enfin, l'obligation des repas communs est aménagée pour les cheftaines et leurs aides, autorisées à manger en leur office à condition de n'y recevoir personne d'autre (art. 114, fol. 26).

[28] Il est à noter que, dès 1440, dans les *Etablissements* qu'il publie, Jean de Lastic, grand maître de Saint-Jean-de-Jérusalem, a aboli cette pratique, expliquant: *pour ce que plusieurs grans inconveniens se sont ensievis pour les ineffrenee voulonté et desordonné appetit d'aucuns seigneurs malades demourans en ladite enfermerie, ne doie demander ne avoir aultre viande ne aultre chose du monde, fors et autant que par les medecins sera ordonné et mandé* (BNF, ms fr. 17255, fol. 112v, cité par LE GRAND, Statuts d'Hôtels-Dieu, p. XVI).

[29] AP liasse 866, pièce non cotée, art. 157, fol. 34r et art. 159, fol. 34v.

l'établissement font apparaître que, dans l'esprit des soignants, cette norme alimentaire est assez claire pour qu'ils la jugent respectée ou non selon les cas[30]. Il en est de même dans l'esprit des chanoines: lorsqu'il leur arrive d'examiner un repas destiné aux malades, ils l'estiment ou non conforme à la norme[31]. Les malades eux-mêmes ont une parfaite connaissance de la ration qui leur est due quotidiennement puisqu'ils s'insurgent, à l'occasion d'enquêtes, contre le fait qu'elle ne leur est pas intégralement servie[32]. Quelle est cette norme? Comment est-elle mise en œuvre au quotidien?

2. De la norme à son application

À partir des quelques passages des règlements relatifs à l'alimentation, il est possible d'esquisser les grandes lignes du régime théorique. Les documents de la pratique permettent ensuite de mesurer l'écart qui peut exister entre la norme et son application concrète.

2.1. Le régime prescrit

Répartis en deux *principalles refections*[33], les principaux aliments sont le pain, le vin et la *viande*, terme au sens très large qui recouvre parfois aussi le poisson et les œufs et peut même désigner toute nourriture solide[34].

Le pain ne fait l'objet que de vagues allusions dans les règlements. Il ne faut pas s'y tromper: ce n'est pas là le signe de son caractère marginal, mais la preuve qu'il est tellement essentiel qu'on ne saurait en discuter l'usage. Il demeure en effet l'aliment de base, aussi bien pour les malades que pour le personnel. On ignore cependant de quel type de pain il s'agit. Seule précision: les religieux reçoivent à la fois du pain blanc et du pain noir[35], ce qui ne suffit pas à identifier la ou les céréales panifiées. Le vin est, lui, cité en plusieurs occa-

[30] COYECQUE, L'Hôtel-Dieu de Paris, t. 1, doc. XXIX, p. 356: sœur Marie Gilles déclare que *on ne administre la mesure de vin souffisante* (4–15 octobre 1535).

[31] Ibid. t. 2, n° 2022, 24 février 1527.

[32] Ibid. t. 1, doc. XXIX, p. 360.

[33] AP liasse 866, pièce non cotée, art. 60, fol. 15v. En 1535 est prévu néanmoins pour les malades un *desjeuner* le matin qui semble se limiter à du vin: Ibid. art. 11, fol. 5 et art. 160, fol. 34v. Les sœurs reçoivent également du vin le matin: Ibid. art. 108, fol. 25.

[34] Ibid. art. 109, fol. 25v: *Les viandes, pain et boire seront portees par le cuysinier*; art. 57, fol. 15: *aux jours de lad. abstinance de chair, on baillera aux religieux des poix, des oeufs et autres viandes convenables a l'abstinance de chair*; art. 63, fol. 16: *ce qui sera demouré tant de viande que de boire.*

[35] AP liasse 866, pièce non cotée, art. 59, fol. 15r.

sions. Il l'emporte largement sur les autres boissons que sont la cervoise ou le cidre[36]. Comme au XIIIe siècle déjà, au XVIe siècle il accompagne tous les repas et sa suppression constitue la première punition infligée pour tout manquement à la discipline[37]. Au XVIe siècle, il peut être également distribué aux malades en dehors des repas, si cela est jugé nécessaire[38]. Il est dit servi pur, sauf aux enfants de chœur pour lesquels il est légèrement coupé d'eau dans une proportion de cinq mesures de vin pour une d'eau[39]. Il est de qualité variable puisqu'il est prévu de réserver le meilleur aux malades gravement atteints[40]. Totalement absentes du premier règlement, quelques prescriptions du second portent sur la composition de la *pitance*. L'accent est mis sur la viande. Celle qui est communément servie est de mouton, aussi bien pour les malades que pour le personnel; tous les morceaux sont distribués indifféremment, en tout cas aux malades, y compris les pieds, la fressure et *autres intestines*. Mais elle peut être remplacée par du bœuf ou du veau pour les religieux, du *beuf ou autre grosse chair* seulement pour les malades. Néanmoins, les malades les plus gravement atteints peuvent bénéficier de veau ou de volaille et, aux jours de fête, le personnel, mais lui seul, se voit gratifier de suppléments en *chappons, poulletz, pigeons ou autre chair ou pitance convenable*, autant dire des mets de luxe[41]. En temps et jours de jeûne, le poisson – sans précision – ou les œufs constituent les aliments de substitution sur lesquels les textes sont lapidaires. Enfin chaque soignante responsable d'une des différentes salles est pourvue d'une somme accordée par le maître pour se procurer, pour *plus grande consolation des malades*, des *doulceurs* dont la nature n'est pas spécifiée. D'éventuelles distributions de nourriture effectuées par des donateurs peuvent également venir compléter l'ordinaire[42].

Reste à élucider le problème des volumes en principe alloués. Il est manifeste que ceux qui préparent les repas ont une claire connaissance de la *portion* à distribuer puisque, d'après le texte de 1535, le dépensier doit être informé plusieurs fois par jour du nombre des assistés présents à l'hôpital *affin qu'il puisse pourveoir du nombre des portions jouxte le nombre des poauvres malades par bone ordre et sans default*[43]. D'ailleurs, ces statuts utilisent plusieurs

[36] Le cidre est cité dans le règlement du XIIIe siècle, mais la traduction française qui accompagne la copie faite au XVIe siècle porte le terme de cervoise. Il faut y voir le signe que, pour les hommes du début du XVIe siècle, la consommation de cidre appartient à un passé révolu et qu'elle a été remplacée par celle de la cervoise: art. 59, LE GRAND, Statuts d'Hôtels-Dieu, p. 51 et AP liasse 866, pièce 4138[A], p. 33.

[37] AP liasse 866, pièce non cotée, art. 79, fol. 18r/v et art. 146, fol. 32r.

[38] Ibid. art. 161, fol. 34v.

[39] Ibid. art. 60, fol. 15r et art. 108, fol. 25r.

[40] Ibid. art. 160, fol. 34v.

[41] Ibid. art. 56, fol. 14v et art. 157–159, fol. 34r/v.

[42] Ibid. art. 138, fol. 30v.

[43] Ibid. art. 105, fol. 25r/v

fois ce terme de *portion* et s'attachent à la définir, à la différence du règlement du XIIIe siècle. De rares mentions permettent ainsi d'estimer les rations individuelles; encore sont-elles parfois d'interprétation délicate[44]. C'est pour le vin que les informations sont les plus assurées. Les frères sont censés disposer par repas de trois *demyons*, les sœurs d'une seule chopine, mais un *demyon* en plus le matin, et les enfants de chœur d'une demi-chopine. Sur l'ensemble de la journée, les unes reçoivent donc deux chopines et demie, les autres trois, et les derniers une, soit respectivement environ 1,25, 1,5 et 0,5 litres. Les malades ont eux un demyon par repas, et la moitié d'un à la collation du matin, soit approximativement 0,6 litre de vin par jour. En ce qui concerne la viande, le règlement de 1535 paraît très explicite. Religieux comme religieuses se voient gratifier de *la quarte partie d'une membre de mouton, tant a disner que a soupper* ou l'équivalent en bœuf ou veau[45]. Si l'on admet que le *membre* correspond, selon la découpe pratiquée alors, au quart de la bête, la portion serait d'1/16e de mouton, soit peut-être près d'un kilogramme. Une telle quantité surprend, d'autant que la formulation semble indiquer qu'elle est distribuée deux fois par jour, si bien que l'indication peut en paraître douteuse. Mais cette ration n'est probablement pas destinée à être intégralement consommée ainsi que le suggère l'insistance avec laquelle les règlements prévoient la collecte des restes de la table du personnel et leur réemploi pour les pauvres, en prohibant strictement tout trafic[46]. La ration des malades est bien moindre puisque chacun d'eux a droit à *ung morceau de mouton dont il y aura cinquante telz en ung mouton de moyenne sorte*[47], et ce probablement pour toute la journée, soit quelque 300 grammes. Quant au pain, aucune quantité n'est prescrite.

Au total, le régime alimentaire édicté avec une grande fermeté, même s'il n'est pas décrit dans son intégralité, apparaît comme équilibré et excédant largement un minimum vital. Encore s'agit-il de s'assurer qu'il a été réellement servi.

2.2. Des prescriptions globalement respectées

Les plaintes exprimées par les malades lors des enquêtes révèlent qu'il arrivait que le contenu des écuelles ne corresponde pas à l'alimentation prescrite. Que cela soulève l'indignation suffit néanmoins à attester que le fait n'est pas usuel. En effet, et c'est peut-être une particularité de l'Hôtel-Dieu de Paris, il existe

[44] Sur les difficultés d'évaluation, et en particulier les problèmes métrologiques, voir: JÉHANNO, »Sustenter les povres malades«, p. 229–243.
[45] AP liasse 866, pièce non cotée, art. 56, fol. 14v–15r.
[46] Dès le XIIIe siècle: art. 48 et 53, LE GRAND, Statuts d'Hôtels-Dieu, p. 50–51; au XVIe siècle: AP liasse 866, pièce non cotée, art. 63, fol. 16 et art. 109, fol. 25.
[47] AP liasse 866, pièce non cotée, art. 157, fol. 34.

chez les responsables de l'établissement une volonté affirmée de se conformer en la matière aux règlements. À la différence des hôpitaux des époques postérieures, il n'existe à l'Hôtel-Dieu de Paris au XVe siècle aucune notion qui s'apparenterait à un *prix de journée* et qui assujettirait la nourriture allouée aux fluctuations des cours. La norme alimentaire ne saurait être remise en question pour des raisons financières. Preuve en est que, pour assurer aux résidents l'alimentation édictée dans les règlements, les gestionnaires n'hésitent pas à engager des dépenses qui dépassent largement les revenus de l'institution, mettant ainsi de façon quasi systématique le budget en déficit[48]. Ils ne sont pourtant pas totalement insensibles aux contraintes budgétaires, surtout au XVIe siècle où les impératifs financiers sont plus clairement mis en exergue dans les statuts. Si le règlement du XIIIe siècle précise seulement que les désirs du malade doivent être satisfaits *secundum posse domus*, celui du XVIe siècle prévoit que, les jours maigres, seront servies aux religieux *autres viandes convenables a l'abstinence de chair et a jeusne selon le cours du temps et la quantité et pris de lad. portion de chair* et que les malades auront alors, en poisson et œufs, l'équivalent de la *pitance de chair*, et ce, *selon le cours du marché*[49]. Ce souci nouveau de la maîtrise des dépenses s'inscrit dans le courant de réforme de la fin du XVe siècle et du début du XVIe siècle plaçant la gestion du temporel sous l'autorité de laïcs qui imposent progressivement l'ajustement des dépenses aux recettes dans les établissements hospitaliers[50]. Auparavant, l'exigence première est d'assurer le régime alimentaire prescrit. Que la volonté existe ne suffit cependant pas à établir qu'elle a abouti.

L'examen de la comptabilité est à cet égard très éclairant car il permet de confronter idéal et réalité. Il montre d'une part que les produits consommés sont bien ceux qui figurent dans les règlements, et d'autre part que leur hiérarchie, reflétée par la place qu'ils occupent dans les registres est bien, dans la pratique, celle de la théorie. Ainsi, c'est au blé – donc au pain – que les comptes font la première place; viennent ensuite le vin, puis la viande ou ses aliments de substitution des jours maigres, et, en dernière position, toutes les den-

[48] Sur les 19 comptes annuels du maître de l'Hôtel-Dieu pour lesquels il est possible de reconstituer un bilan, 5 seulement sont excédentaires et le déficit cumulé dépasse 3 000 livres parisis. Si les comptes de la prieure présentent eux des bilans aux deux tiers positifs et au total un excédent, c'est, entre autres raisons, qu'elle n'assume que des charges modiques, le plus souvent fixes et parmi lesquelles quasiment aucune ne touche à l'alimentation.

[49] AP liasse 866, pièce non cotée, art. 57, fol. 15 et 158, fol. 34. En outre, une délibération capitulaire de 1533 nous apprend que l'intendant de cuisine disposait d'une somme fixe, 24 francs par semaine, pour s'approvisionner *prout melius potest* pour trois jours maigres par semaine: COYECQUE, L'Hôtel-Dieu de Paris, t. 2, n° 2084.

[50] On observe cependant la même tendance à la même époque dans les monastères: Jean-Marie LE GALL, La réforme des réguliers et l'idée de réforme dans le bassin parisien, 1450–1550, thèse de doctorat dactylographiée, 2 vol., université de Paris I Panthéon-Sorbonne, 1996, p. 41 et 49.

rées d'accompagnement qui, pour être passées sous silence dans les statuts, n'en sont pas moins attestées ainsi. Cet ordre reprend du reste la formule récurrente *pain, vin, pitance et potage* désignant dans les comptes le régime alimentaire ordinaire.

Le pain reste en effet l'élément fondamental qui ne doit jamais faire défaut. Fabriqué le plus souvent à l'hôpital, il est de qualité variable, fait de farine de froment plus ou moins blutée, de seigle et de méteil, dans des proportions qu'il est impossible de déterminer. Les malades – probablement les plus atteints seulement – bénéficient d'une farine spécialement blutée et bien blanche[51], sans doute de froment, qualifiée de *fleur*, ou de pain blanc lorsqu'il est, exceptionnellement, acheté chez le boulanger[52]. Vient ensuite le vin, ce qui en dit long sur son caractère incontournable. C'est, d'après les comptes aussi, la seule boisson consommée quotidiennement, avec peut-être l'eau, invisible dans la comptabilité puisque puisée aux puits de l'établissement. Les autres – cervoise[53], cidre[54] et exceptionnellement *bruvaiges de pommes*[55]– sont toujours considérées comme des pis-aller. Il s'agit de vin *français* selon l'appellation de l'époque, indifféremment blanc, *vermeil* ou *claret*, mais préférentiellement nouveau. Les prix variés des vins achetés reflètent des différences de qualité, la meilleure étant destinée au personnel, au contraire de ce que prône le règlement de 1535. La pitance est faite de viande et d'œufs ou de poisson dans le respect de l'alternance des jours gras et maigres. La viande de mouton l'emporte largement, conformément aux prescriptions des règlements; la part

[51] Compte de 1445, AP liasse 1452, pièce 6567, fol. 65v: *Pour ung bulleteau de lye pour la fleur des malades.*

[52] Compte de 1446, AP liasse 1452, pièce 6568, fol. 54r: *Pour VI^XX XV douzainnez de pain blanc pour les malades.*

[53] La cervoise était autrefois de consommation courante d'où l'existence dans l'établissement d'une *servoiserie.* L'endroit est pourtant aménagé dès 1416 pour partie en logement et pour l'autre en lieu de stockage de vin, même s'il conserve son appellation: compte de 1416, AP liasse 1452, pièce 6557, fol. 106r, 115v et 117r; compte de 1417, AP liasse 1452, pièce 6558, fol. 104; compte de 1418, AP liasse 1452, pièce 6559, fol. 145v; compte de 1428, AP liasse 1452, pièce 6561, fol. 34v; compte de 1443, AP liasse 1452, pièce 6565, fol. 64v; compte de 1446, AP liasse 1452, pièce 6568, fol. 67r et 69r. Que l'Hôtel-Dieu ait renoncé à produire de la cervoise témoigne en faveur d'un recul de sa consommation. Les volumes désormais nécessaires ne justifient plus que soit mobilisé un local ni entretenu un matériel spécialisé. Il est devenu plus expédient d'acheter la faible quantité indispensable, soit un caque ou baril chaque année: par exemple compte de 1417, AP liasse 1452, pièce 6558, fol. 135v; compte de 1418, AP liasse 1452, pièce 6559, fol. 160v; compte de 1428, AP liasse 1452, pièce 6561, fol. 81v; compte de 1429, AP liasse 1452, pièce 6562, fol. 78v; compte de 1458, AN $H^5$3663, p. 213; compte de 1495–1505, AN $H^5$3666, fol. 289r. Ces achats sont toujours destinés au repas du Vendredi saint des seuls religieux: la cervoise n'est donc plus qu'une boisson de substitution le seul jour où le vin est prohibé et c'est désormais une boisson de mortification.

[54] Un seul achat de cidre figure dans la comptabilité à un moment de grande cherté de vin: compte de 1458, AN $H^5$3663, p. 178.

[55] En 1428 et 1429 uniquement, années de pénurie de vin: compte de 1428, AP liasse 1452, pièce 6561, fol. 64r et compte de 1429, AP liasse 1452, pièce 6562, fol. 64r.

du bœuf le fait bien apparaître comme un produit de substitution, et le veau est strictement réservé aux seuls jours de fêtes à la table des religieux. Quant au poisson, il est probablement majoritairement d'eau douce, même si, pêché par l'hôpital, il n'apparaît pas dans les comptes où figurent en revanche les achats de hareng caqué ou saur qui constitue la base de la nourriture de carême. Le potage vient en dernière position mais n'en est pas moins obligatoire, contrairement à ce que laisserait penser son absence dans les statuts. Il est préparé à partir de légumes secs (pois et fèves essentiellement) ou de légumes verts (choux, poireaux, oignons, persil le plus souvent) livrés régulièrement frais à l'hôpital. S'ajoutent à ce régime quotidien, dispensé au cours de deux repas, des suppléments occasionnels en fromages, fruits et pâtisseries qui pour être rares et pas nécessairement accordés à tous n'en sont que plus appréciés[56]. Leur fréquence peut, au demeurant, être plus grande qu'il n'y paraît dans les comptes car l'hôpital possède des vaches laitières et des brebis mais aussi des arbres fruitiers qui lui permettent de distribuer des *desserts* sans que cela doive être mentionné dans la comptabilité.

Les sources comptables font donc état d'une consommation alimentaire conforme aux prescriptions des règlements et font même apparaître d'autres aliments, soit une nourriture réellement servie encore plus favorable que celle qui était préconisée. Cependant, elles ne se prêtent guère à l'examen des quantités effectivement allouées. En effet, ces dernières ne peuvent être déduites par calcul, en rapportant les volumes totaux au nombre de commensaux, faute d'indications sur ce nombre. Seules quelques mentions incidentes éclairent un tant soit peu. Ainsi, un article du compte de 1466, libellé comme suit:

> *Receu de Massiot Jehan, courtier de vins,* [...] *estant mallade ceans couché, douze escus d'or* [...] *pour avoir pour led. Massiot, une choppine de vin des mallades, choppine a diner et choppine a soupper, avecques ce, pour jour, ung pain et sa pitance comme ung mallades.*[57]

Il indique que Massiot Jehan verse de l'argent à l'hôpital en contrepartie d'une amélioration de l'ordinaire du malade: il lui sera servi à chaque repas la ration normalement prévue pour toute la journée, une chopine, soit environ un demi litre. C'est bien la ration prévue au règlement, à l'exception de la collation du matin qui n'existe peut-être pas au XVe siècle. La même concordance s'observe pour les rations de vin du personnel si l'on en croit les comptes de la prieure de la fin du XVe siècle qui signalent qu'en 1486, Jean Monet, chanoine de Notre-Dame, a légué à l'office de la prieure deux arpents et demi de vigne à Athis, à condition qu'elle fournisse désormais le vin à tout le personnel lors du

[56] Par exemple, compte de 1446, AP liasse 1452, pièce 6568, fol. 96v: *A Jehanne la Bergere pour faire des tartes pour les malades a plusieurs fois.*

[57] Compte de 1466, AN H^{5}3664, p. 32.

dîner de la Saint-Jean-Baptiste, patron de l'établissement, selon les modalités suivantes:
– une pinte pour chacun des frères
– une chopine à chaque sœur
– une demi-chopine par fille blanche et enfant de chœur[58].
Cette distribution vient s'ajouter à celles que, trois fois l'an, la prieure est tenue de faire à son seul personnel. Au cours d'un repas, chaque sœur reçoit alors une chopine, les filles et serviteurs une demi-chopine[59].

Cependant, si les comptes font, dans ces deux cas, apparaître les mêmes rations que les statuts, il s'agit de rations théoriques. D'autres indices mettent en évidence des fluctuations sensibles dans la réalité. Ainsi, faute de chiffres relatifs à l'affluence, une analyse fine des rapports entre les quantités annuelles consommées des différents produits montre que dans un contexte politico-militaire particulièrement troublé, qui rejaillit sur l'approvisionnement, force a été de déroger au règlement et de moduler les rations théoriques. Cette même analyse prouve néanmoins que lorsque certaines portions sont réduites, l'intendant s'efforce de les compenser par de plus fortes quantités de denrées accessibles. Ainsi, par exemple, s'il y a moins de viande, il y aura plus de pain. Lorsque les difficultés s'aggravent encore, les responsables de l'institution jouent sur les qualités des produits, se contentant de pain de seigle lorsque le froment est trop cher, acceptant un vin de mauvaise qualité en cas de flambée des prix, réduisant la consommation déjà marginale des viandes de luxe que sont le veau ou la volaille devenus hors de portée.

Malgré ces efforts manifestes, il apparaît que la ration édictée par le règlement de 1535 n'a pas toujours été effectivement servie à l'hôpital. Ainsi, le 28 décembre 1533, l'intendant de cuisine est convoqué en chapitre, car les religieuses s'y sont plaintes que les portions de viande des malades étaient trop petites. L'homme proteste et affirme qu'il fait 80 parts dans un mouton, selon l'usage[60]. L'usage invoqué voudrait donc que le malade ne reçoive qu'1/80e de mouton, usage que les chanoines chargés de la rédaction du règlement en 1535 auraient trouvé nécessaire de porter à 1/50e. Pourtant, une précédente enquête, du 24 février 1527, qui avait déjà donné lieu aux mêmes récriminations de la part des sœurs, avait produit un témoignage différent de la part d'Étienne Valençon, alors intendant de cuisine. Celui-ci déclarait faire les portions selon la taille du mouton et précisait en faire, selon la bête, 50 à 70, comme il l'avait vu

[58] Compte de la prieure de 1485–1486, AP liasse 1452, pièce 6571, fol. 22r. Un article analogue figure dans les comptes suivants, par exemple, celui de 1486–1487, AP liasse 1452, pièce 6571, fol. 64r.
[59] La même dépense figure dans tous les comptes de la prieure, mais seuls ceux de la fin du XVe siècle donnent le détail des rations: par exemple celui de 1476–1477, AP liasse 1452, pièce 6569, p. 46–47.
[60] COYECQUE, L'Hôtel-Dieu de Paris, t. 2, n° 2084.

faire lorsqu'il était entré au service de l'hôpital, un an et demi auparavant[61]. Ces témoignages laissent à penser qu'il s'est produit, au début du XVIe siècle, une érosion des rations de viande. Sœur Jeanne la Sirette impute, en 1530, cette dégradation à l'affluence croissante des malades[62]. Le règlement de 1535 vise à corriger la diminution en réaffirmant la nécessité de ne pas faire plus de 50 morceaux dans un mouton, probablement comme cela se faisait autrefois. Les portions qui sont en effet apportées aux chanoines, le 24 février 1527, sont jugées par eux insuffisantes.

Les malades eux-mêmes se plaignent au XVIe siècle. L'un d'eux rapporte qu'il devrait en principe recevoir une demi-chopine de vin dans un gobelet de cette contenance, *mais il s'en fault plus de deux doictz que le demy septier ne soit plain*[63]. Non seulement la ration est nettement inférieure à ce qui est prévu, mais il ne s'agit pas de vin pur puisque le malade poursuit: *encores n'esse guere que eaue*. D'autres malades renchérissent: le vin *est fort chargé de eaue*, le demi-septier *souventes foiz n'est plain*, sa qualité est déplorable. La prieure reconnaît elle-même qu'*on ne administre la mesure de vin souffisante, et bien souvent trop plain de eaue*. La ration de vin pur est donc sensiblement réduite. Il arrive même que le vin soit totalement absent selon le témoignage d'une sœur qui *dit que les malades de l'office de Saint-Denis ont demeuré deux ans sans avoir vin, a cause que vin estoient trop cher, et bevoient de l'eaue, et s'ils avoient de l'argent, en envoyst querir en la ville*[64].

Concernant la ration des malades, un autre problème intervient. Au début du XVIe siècle, les plaintes des chèvetaines portent plus sur l'insuffisance du nombre des rations que sur le volume de la ration elle-même. Elles estiment, le 24 février 1527, qu'il manque parfois un tiers des rations par rapport au nombre de malades; le 28 décembre 1533 elles dénoncent encore le manque de 60 à 80 portions[65]. La conséquence est imparable: celles qui distribuent doivent partager et donc réduire d'autant la part de chacun. Ainsi, même si l'intendant a bien fait 50 parts dans un mouton, s'il manque un tiers des portions, la quantité de viande de chacun est réduite d'autant. Ce problème de l'adéquation du nombre de portions au nombre des malades est, aux yeux des enquêteurs, le point crucial, car c'est sur lui que porte l'essentiel de leurs questions. Il s'agit, d'une part, de savoir si les décomptes sont assez réguliers et assez rigoureux, et, dans le cas contraire, de prendre des mesures pour y remédier. Il s'agit, d'autre part, de déceler d'éventuels détournements de nourriture. C'est l'accusation majeure, celle qui revient plus ou moins ouvertement lors des enquêtes, celle dont, tour à tour, l'intendant, les valets et les religieuses ont à se

[61] Ibid. t. 2, n° 2022.
[62] Ibid. t. 1, doc. XXV, 28–30 décembre 1530, p. 337–343.
[63] Témoignage de Jean Souchet du 14 octobre 1535: Ibid. t. 1, doc. XXX, p. 365.
[64] Pour tous ces témoignages; Ibid. t. 1, doc. XXIX, 4–15 octobre 1535, p. 353–364.
[65] Ibid. t. 2, n° 2022 et 2084.

défendre. Ainsi, en octobre 1535[66], un prêtre chapelain dénonce de tels agissements en disant que *souventesfois il a veu compter les gobetz des pauvres et mesurer le vin et de là s'est transporté à la distribucion que on faisoit aux pauvres et ne trouvoit on pas le nombre qu'il avoit veu compter.* Il va plus loin en rapportant les propos d'une malade selon lesquels *l'officiere se retiroit en une chappelle où elle appetissoit lesd. gobetz.* L'accusation n'est pas propre à la viande. Le 14 octobre 1535, un malade prend la plume pour se plaindre et conclut ainsi : *Quant au regart de ce que je vous dis a soir touchant les brotz de vin qu'on avoit veu enporter, il ne fault que envoyer en la rue Saint-Denis, prés de la Trinité, et demander Jehan du Moustier, chartier, et ung qu'on apelle le Lensequenet, qui est de l'estrille, il vous en diront toute la verité*[67].

Ces dernières accusations, possiblement calomnieuses, doivent inciter à traiter avec circonspection les déclarations faites lors des enquêtes. Les individus appelés à donner leur sentiment sur leurs conditions de vie sont naturellement portés à se plaindre, voire à noircir le tableau. Ils y sont d'ailleurs peut-être encouragés en ce début du XVIe siècle par les enquêteurs eux-mêmes, soucieux alors de prouver le mauvais fonctionnement de l'hôpital pour en justifier la réforme. Il faut remarquer, à l'inverse, qu'aucune récrimination de ce genre ne se fait jour au XVe siècle. Est-ce à dire que la dégradation ne débute qu'au XVIe siècle et que la situation antérieure était jugée acceptable? On a tendance à le croire.

Ainsi, la comparaison des règlements qui présentent l'alimentation théorique avec la comptabilité qui traduit, elle, l'alimentation réellement reçue prouve que les exigences étaient bien globalement respectées hormis dans les périodes les plus dramatiques pour l'approvisionnement de la capitale. Au total, et malgré des entorses limitées aux règlements, l'historien doit donc faire justice des plaintes des malades et conclure à une alimentation satisfaisante qui, bien que monotone du fait d'une carte réduite et d'une préparation peu élaborée, est diversifiée et relativement abondante, sauf peut-être pendant les périodes d'extrêmes difficultés. À l'Hôtel-Dieu, les commensaux sont mieux traités que dans bien d'autres lieux d'asile où le passant, pèlerin, malade, ne reçoit que du pain et du vin ou du pain et des légumes[68]. En tout état de cause, et c'est une autre particularité de l'alimentation hospitalière, elle est régulièrement assurée et lorsque les malades se plaignent de restrictions dans les périodes difficiles, on meurt de faim dans Paris et les pauvres de la capitale n'ont plus ni vin ni

[66] Ibid. t. 1, doc. XXIX, p. 362.
[67] Ibid. t. 1, doc. XXX, p. 365.
[68] À l'hôpital parisien Saint-Jacques-aux-Pèlerins, chacun des *pelerins allans et retournans du saint voyage et autre povres et miserables personnes* hébergés pour la nuit, reçoit au coucher du pain et un gobelet de vin: Patrick RAMBOURG, Les repas de la confrérie Saint-Jacques-aux-Pèlerins à Paris, de 1319 à 1407, maîtrise dactylographiée de l'Université de Paris VII 1996, p. 4.

pitance ni potage, si tant est qu'ils aient encore du pain. À tout prendre, le malade de l'Hôtel-Dieu connaît un sort que d'aucuns lui envieraient puisque, ordinairement bien *sustenté*, il est surtout remarquablement à l'abri des disettes. Si l'on meurt beaucoup à l'hôpital, nul n'en disconvient, au moins n'y meurt-on pas de faim.

Les chanoines ont donc réussi à imposer une norme que les responsables de l'établissement ont eu à cœur de maintenir même s'ils n'y sont pas toujours parvenus. Reste à savoir comment ils l'ont établie, influencés consciemment ou non par quels modèles.

3. Quels modèles?

Quelle idée les chanoines se faisaient-ils de la nourriture à attribuer aux commensaux de l'hôpital? À quels principes devait-elle répondre dans leur esprit?

3.1. Des principes généraux

Les auteurs des statuts ne se réfèrent jamais explicitement à un modèle; ils s'en tiennent à des principes extrêmement généraux. Dès le XIIIe siècle, le règlement indique que l'on doit mettre *suffisamment* de pain sur la table[69], sans cependant préciser aucune ration. Le règlement de 1535 confirme: *A tous les religieux, freres lais, chappellains et prestres officiers sera baillé du pain blanc et noir a suffisance*[70]. Cette notion de suffisance, la première exprimée, mérite qu'on s'y arrête. Elle renvoie ici clairement à la quantité de nourriture, et, en ce sens, elle apparaît à l'évidence comme très subjective. Recouvre-t-elle la même réalité dans l'esprit des chanoines prescripteurs que dans celui du personnel soignant ou celui des assistés? Ce qui peut sembler à un chanoine suffisant pour un malade peut ne pas satisfaire ce dernier. Et il n'est pas sûr que les membres du chapitre auraient jugé *suffisants* pour eux les repas qu'ils faisaient servir aux commensaux de l'Hôtel-Dieu. Cette notion de suffisance ne varie-t-elle pas, par ailleurs, au gré des circonstances? En période de pénurie générale dans la ville, le moindre morceau de viande devait réjouir des malades qui l'auraient jugé scandaleusement insuffisant en des temps meilleurs.

Quoi qu'il en soit, l'idée de suffisance est bien présente dans l'esprit des autorités de tutelle et témoigne de leur volonté de dispenser aux résidents une alimentation qui ne soit pas une alimentation de pénurie, encore moins une

[69] Art. 51: LE GRAND, Statuts d'Hôtels-Dieu, p. 50.
[70] AP liasse 866, pièce non cotée, art. 59, fol. 15.

aumône. Leur objectif va bien au-delà de celui de garantir un minimum vital, une ration de survie, celle que certains établissements dispensent aux passants hébergés pour la nuit. En outre, l'idée de suffisance glisse progressivement du plan quantitatif au plan qualitatif. S'il faut assurer des rations substantielles, capables de donner aux résidents un sentiment de satiété, de permettre au personnel de faire face à des tâches pénibles et de placer les malades dans des conditions propres à faciliter leur guérison, il n'est pas question d'assurer simplement le pain, mais de fournir des repas comportant chaque jour au moins *pain, vin, pitance et potage*.

Cette notion est complétée au XVIe siècle par plusieurs autres qui insistent davantage encore sur l'aspect qualitatif. Ainsi, le préambule des statuts de 1535 stipule *que a iceulx* [les poauvres] *soit pourveu de vivres convenables et opportuns*[71]. On y trouve aussi le qualificatif *necessaires*. Ces termes ont en commun d'exprimer la forte contrainte de la norme et de se référer à un modèle qui, pour n'être pas explicité, n'en paraît pas moins parfaitement connu des rédacteurs. D'autres formulations l'éclairent quelque peu à nos yeux. Ainsi, le préambule de 1535 précise que les assistés devront recevoir des vivres *convenables et opportuns a leurs personnes et indigence* et *toutes autres choses necessaires et duysantes a recouvrer leur santé*[72]. Cette dernière prescription laisse poindre un souci thérapeutique qu'il convient d'examiner.

3.2. Une alimentation à visée thérapeutique?

Le souci thérapeutique apparaît effectivement dans les règlements. Ainsi, lorsqu'il est prévu au XIIIe siècle de gratifier le malade de ce qui lui fait envie, il est précisé que cela ne doit pas être contraire à son état[73]. C'est implicitement établir un lien entre alimentation et état de santé. Par ailleurs, une catégorie de malades, ceux qui sont désignés sous le vocable de *griefs malades*, bénéficient, selon les statuts de 1535, d'une alimentation plus soignée que les autres patients en raison de la gravité de leur état. Le vin qui leur est en principe réservé doit provenir des meilleures vignes de l'établissement. Ils peuvent demander à manger de la volaille et du veau au lieu du mouton alloué aux autres malades. Ils ont, en principe, le choix du mode de cuisson de leur viande, qui peut également, s'ils le désirent, être préparée sous forme de *brouetz* ou de *coulis*. En temps de jeûne, ils peuvent demander, à la place du *petit poisson frix*, du poisson *cuitz autrement*. Les comptes attestent qu'ils sont gratifiés de pain blanc et non de *pain commun*. Cependant, il est à noter que, plutôt qu'à les soigner, ce traitement de faveur vise à leur redonner un peu d'appétit en leur proposant des

[71] Ibid. fol. 1v.
[72] Ibid.
[73] Art. 21: LE GRAND, Statuts d'Hôtels-Dieu, p. 46.

mets de choix ou des préparations plus alléchantes, et en tenant compte de leurs goûts. Le choix du mode de cuisson n'obéit en effet pas à des indications médicales mais est fait *selon leur appetit* et après les avoir interrogés sur ce qu'ils *ayment mieulx*. Il peut également répondre aux besoins spécifiques de personnes aux forces déclinantes en proposant des textures plus liquides. Il semble surtout que, dans la plupart des cas, la proposition de mets soignés soit l'ultime plaisir donné à des personnes jugées mourantes puisqu'elles reçoivent l'extrême-onction. Les soignantes n'espèrent alors plus des repas, même les plus raffinés, une guérison.

En tout état de cause, le fait que ces faveurs sont accordées en remplacement de la nourriture ordinairement prévue, prouve *a contrario* que celle-ci n'est pas une alimentation thérapeutique. À preuve, le fait que la même nourriture est distribuée à tous les assistés, qu'ils soient atteints d'une maladie ou simplement infirmes, blessés, âgés, y compris les convalescents et les femmes en couches, ainsi que les enfants venus avec leur mère malade. Autre preuve, plus décisive encore, que l'alimentation dispensée aux malades n'est pas une alimentation de malades: les membres du personnel partagent, pour l'essentiel, l'alimentation commune et les restes sont ensuite accommodés pour les malades. Or, ils sont, sauf exception temporaire, sains, et ne réclament par une nourriture à vocation thérapeutique. Il en va de même des serviteurs laïcs salariés à l'année et des travailleurs occasionnels employés par l'hôpital.

L'alimentation dispensée à l'Hôtel-Dieu de Paris n'a donc pas vocation à soigner. Du reste, la formulation du préambule des statuts de 1535, à l'examiner de plus près, distingue bien d'une part les *vivres convenables et opportuns a leurs personnes et indigence* et d'autre part les *autres choses necessaires et duysantes a recouvrer leur santé*. C'est bien dire que ce n'est pas de l'alimentation qu'est attendue la guérison. Un tel constat semble en contradiction avec les traités de médecine qui déclinent les vertus curatives de certains aliments, connaissances qui ont été assimilées par les élites comme en témoignent les remarques de cet ordre dans le Ménagier de Paris[74]. Pourtant, il s'explique par le fait que les auteurs des règlements successifs sont des chanoines, profondément imprégnés encore au début du XVIe siècle d'une vision ecclésiale du *povre malade*, et non des soignants véhiculant les conceptions médicales du temps. Une telle situation se justifie du reste par la diversité des affections soignées à l'hôpital: toutes ne sauraient être traitées par un régime alimentaire unique. Le seul que les règlements sont en mesure de prescrire doit donc nécessairement correspondre à un état général moyen.

En outre, beaucoup des patients de l'Hôtel-Dieu ne sont pas véritablement atteints de maladies mais sont simplement blessés, souffrent d'infirmités, ou

[74] L'auteur du Ménagier détaille ainsi, dans son cinquième article consacré aux recettes de cuisine, les *Buvrages pour malades* et *Potages pour malades*: Le Mesnagier de Paris, texte édité par Georgina E. BRERETON et Janet M. FERRIER, Paris 1994, p. 760–764 et p. 764–768.

encore relèvent de couches. Avec les pauvres dont l'état général s'est trouvé dégradé par les mauvaises conditions de vie, ils constituent un groupe de commensaux qu'une simple alimentation normale et régulièrement assurée, associée à du repos, suffit à remettre sur pied. La fonction première de la nourriture est donc plutôt de redonner des forces. C'est pourquoi le règlement du XIIIe siècle, comme celui du XVIe siècle, insiste sur la nécessité de continuer à nourrir le convalescent sept jours après sa guérison avant de le laisser quitter l'Hôtel-Dieu[75]. Guéri, il n'est alors plus soigné, mais il n'en reçoit pas moins la nourriture de l'hôpital, distincte par conséquent de la cure. Celle-ci est principalement assurée par des *medecines*, l'application d'onguents et d'emplâtres[76], les bains, la saignée, voire des interventions chirurgicales. Elle peut néanmoins passer aussi par quelques aliments »opportuns«, c'est-à-dire adaptés au cas de chaque patient et qui viennent en supplément des repas. Les comptes mentionnent chaque année les tisanes confectionnées à base d'orge pour les malades[77], des bouillies[78] et du *gruyau*[79]. Les responsables des salles de malades utilisent les sommes qui leur sont confiées pour acquérir du lait[80], des fruits frais et secs[81], du sucre et du miel, des *poudres* diverses faites sans doute d'épices mais dont la composition exacte nous échappe. Cependant, plus nombreux sont les achats de ce genre réalisés au bénéfice de membres du personnel malades que ceux destinés aux assistés[82]. Ces denrées ne participent cependant pas au régime alimentaire proprement dit dans la mesure où elles viennent toujours en supplément des repas. Le cas du vin est à cet égard éclairant. Il est prévu en

[75] Art. 22: LE GRAND, Statuts d'Hôtels-Dieu, p. 46 et AP liasse 866, pièce non cotée, art. 164, fol. 35r.

[76] Par exemple, compte de 1416, AP liasse 1452, pièce 6557, fol. 135v: *Pour plusieurs medicines pour le maistre* et *Pour plusieurs onguemens, emplastres, herbes, huilles pour le petit Jeunon.*

[77] Compte de 1416, AP liasse 1452, pièce 6557, fol. 96v; compte de 1417, AP liasse 1452, pièce 6558, fol. 94v et 118v.

[78] Compte de 1430, AP liasse 1452, pièce 6563, fol. 42r.

[79] Compte de 1416, AP liasse 1452, pièce 6557, fol. 135v; compte de 1417, AP liasse 1452, pièce 6558, fol. 135r; compte de 1418, AP liasse 1452, pièce 6559, fol. 160v.

[80] Un article est reproduit quasiment à l'identique chaque année; par exemple, compte de 1416, AP liasse 1452, pièce 6557, fol. 126–126v: *Pour le lait aux malades chacune sepmaine X sextiers et demi qui coustent XII s. C'est assavoir par chacun jour sextier et demi dont le reffectouer aux seurs en a III quartes, la salle de l'enfermerie III pintes et la salle neuve III pintes, vault le mois XLVIII s. dont il a XI mois et demi en l'an le caresme rabatu qui valent XXVII L. XII s.*

[81] Mentions fréquentes d'amandes, par exemple compte de 1416, AP liasse 1452, pièce 6557, fol. 135v; compte de 1417, AP liasse 1452, pièce 6558, fol. 135v; compte de 1418, AP liasse 1452, pièce 6559, fol. 160r.

[82] Outre les exemples déjà cités, compte de 1417, AP liasse 1452, pièce 6558, fol. 135r: *Pour plusieurs medicines pour le maistre*; compte de 1430, AP liasse 1452, pièce 6563, fol. 78r: *Pour medecines* [...] *pour les neccessitez des maladies du maistre*; compte de 1458, AN H^{5}3663, p. 217: *pour plusieurs medecines* [...] *durant la maladie de lad. deffuncte* [*suer Denise la Paveilliere*].

quantité déterminée aux repas parce qu'il est alors considéré comme un aliment, mais, en tant qu'élément thérapeutique, il peut faire l'objet de distributions supplémentaires, laissées à l'appréciation des soignants, et ce à toute heure du jour ou de la nuit, ce qui oblige en principe le cellérier a être toujours présent à l'Hôtel-Dieu[83].

Dès lors qu'il est établi que le régime alimentaire de l'hôpital n'est pas partie intégrante de la cure, il paraît assuré qu'en le codifiant, les chanoines manifestent d'autres préoccupations que celle de définir une alimentation de malades.

3.3. D'autres préoccupations

Les analyses faites par les historiens d'autres périodes, à l'aide d'une documentation à la fois plus abondante et plus précise, conduisent au même constat que celui fait par Georges Dupeux pour l'asile de Blois au XIXe siècle:

> le genre de vie [à l'hôpital] n'est pas sans refléter en partie le genre de vie ordinaire [...] parce que ce sont les administrateurs de [l'institution] qui organisent la vie de leurs pensionnaires et qu'ils ne le font pas sans se référer, consciemment ou inconsciemment, à leurs propres habitudes et aux habitudes du commun[84].

À l'Hôtel-Dieu de Paris à la fin du Moyen Âge, les chanoines, soucieux de proposer une alimentation convenable mais sans luxe, se sont eux aussi logiquement inspirés de la nourriture la plus généralement consommée par le plus grand nombre des Parisiens, à savoir »le commun«. Il est frappant de constater combien les aliments consommés à l'Hôtel-Dieu sont identiques à ceux dont le »bourgeois de Paris« relève régulièrement les prix dans son »Journal« comme autant d'indicateurs de la conjoncture économique, les désignant ainsi comme les denrées les plus communément consommées dans la capitale, en particulier par les catégories sociales les moins favorisées. Il existe de nombreux points communs entre les denrées consommées à l'hôpital et celles qui sont commercialisées dans la capitale. Ainsi, les grains panifiés à l'Hôtel-Dieu, froment, méteil et seigle, sont aussi ceux qui se vendent sur les marchés et dont l'ordonnance royale du 19 décembre 1439 instaure le relevé hebdomadaire des prix[85], et les mêmes que ceux à partir desquels sont effectués les essais de pain

[83] Statuts de 1535, AP liasse 866, pièce non cotée, art. 161, fol. 34v.
[84] Georges DUPEUX, Aspects de l'histoire sociale et politique du Loir-et-Cher, 1848–1914, Paris–La Haye 1962, p. 252, cité par Gabriel DÉSERT, Les archives hospitalières, p. 124.
[85] Jean MEUVRET, Le prix des grains à Paris au XVe siècle et les origines de la mercuriale, dans; Mémoires de la Société de l'histoire de Paris et de l'Île-de-France 11 (1960) p. 283–311.

ordonnés par le prévôt de Paris[86]. Du reste, il arrive que l'hôpital soit momentanément contraint de se fournir en pain chez les boulangers parisiens[87], ou qu'il bénéficie des confiscations prévues pour défaut de poids par l'ordonnance de Jean II de 1350[88]. Quant à la viande, la prépondérance du mouton dans les repas de l'hôpital s'observe, de façon cependant un peu moins nette, aux étals des boucheries. À en croire Guillebert de Metz, les moutons constitueraient 75% des ventes réalisées par les bouchers parisiens[89].

Si l'alimentation dispensée à l'Hôtel-Dieu est calquée sur l'alimentation du commun, ce n'est pas seulement que les administrateurs y ont puisé leurs modèles mais aussi que le milieu impose, par le biais de l'approvisionnement, de se tourner vers les ressources locales: celles de l'agriculture et de l'élevage pratiqués dans la région, des possibilités offertes par la pêche, des disponibilités du marché. On distribue à l'hôpital ce qu'on est assuré de pouvoir se procurer couramment, soit par l'achat aux différents marchés de la capitale, soit par l'exploitation de domaines agricoles que l'institution tient en régie directe ou baille à ferme. L'établissement reste en effet, encore au XVe siècle et de façon quelque peu anachronique, très attaché à l'autosubsistance: une large part du blé panifié provient de ses terres ou des loyers en nature de ses fermes; il en va de même du vin, de l'huile, des légumes verts, et dans une moindre mesure de la viande[90]. La présence quotidienne du vin dans les repas est ainsi due en grande partie au fait que les campagnes parisiennes constituent une des plus importantes zones de production viticole du royaume.

En proposant, afin de faciliter l'approvisionnement, des denrées cultivées dans la région proche et communément proposées aux consommateurs parisiens, les gestionnaires de l'établissement font preuve de pragmatisme. Ils se montrent aussi soucieux de la réaction de leurs commensaux dont il serait maladroit de bouleverser les pratiques alimentaires, au risque de provoquer leur mécontentement. En effet, les chanoines se préoccupent de la renommée de l'établissement. Les délibérations capitulaires montrent combien ils sont sensibles aux opinions défavorables colportées par des patients mécontents ou des

86 Voir en particulier l'essai de pain de 1418, analysé dans Georges COMET, Le paysan et son outil. Essai d'histoire technique des céréales (France, VIIIe–XVe siècles), Rome 1992, p. 462–471.

87 Par exemple, compte de 1428, AP liasse 1452, pièce 6561, fol. 56v.

88 Les pains confisqués ainsi aux boulangers parisiens étaient répartis équitablement entre l'Hôtel-Dieu et les Quinze-Vingt: Françoise DESPORTES, Le pain au Moyen Âge, Paris 1987, p. 60.

89 Antoine LE ROUX DE LINCY et Lazare-Maurice TISSERAND, Paris et ses historiens aux XIVe et XVe siècles, Paris 1867, p. 490.

90 Les troupeaux d'ovins de l'hôpital sont dès 1417 décimés par la reprise des combats dans le bassin parisien; l'hôpital préfère se séparer des animaux restants plutôt que de risquer d'autres pertes: JÉHANNO, »Sustenter les povres malades, p. 454–458.

visiteurs critiques[91]. En effet, non seulement ces plaintes arrivent immanquablement aux oreilles du roi qui réagit aussitôt au »scandale« qui touche un établissement érigé par lui en vitrine de sa capitale[92], mais elles ruinent la réputation de l'hôpital aux yeux de la population de la ville, de la région, voire des provinces éloignées, c'est-à-dire aux yeux de ceux qui, par leurs bienfaits, en assurent pour une large part le fonctionnement[93]. Il est donc très important de ne pas prêter le flanc à de telles critiques et d'éviter que les malades aient à se plaindre. Aussi, pour que les malades ne se plaignent pas, faut-il assurer une nourriture qui, en plus d'agréer aux chanoines, puisse être jugée acceptable par les assistés. Or elle l'est si elle se trouve conforme à leur nourriture habituelle hors de l'hôpital. Il leur paraît ainsi hors de question de ne pas bénéficier quotidiennement du vin communément présent sur toutes les tables des Parisiens; mais ils se satisfont de viande de mouton, celle qui est la plus usuellement consommée.

Ainsi, chanoines et assistés ont parfois des préoccupations concordantes. Les premiers en ont néanmoins d'autres, plus difficiles à mettre en lumière. Pour eux – qui partagent en cela une conception parfaitement admise à l'époque – la nourriture n'est pas seulement destinée à satisfaire les besoins physiologiques; elle est un marqueur qui signale la place de chacun dans la société, et ici, à l'hôpital. Du reste, les statuts de 1535 comportent une phrase à cet égard très significative: *affin* […] *que a iceulx* [les paouvres] *soit pourveu de vivres convenables et opportuns a leurs personnes et indigence*[94]. Les malades accueillis à l'Hôtel-Dieu de Paris s'y voient clairement assigner une place au plus bas de la hiérarchie sociale. À ce statut social, il convient d'accorder une alimentation adaptée.

On comprend dès lors mieux pourquoi le sort du personnel fait l'objet d'aménagements portant à la fois sur la nature de certaines denrées et sur les rations. Pour eux, la viande de mouton peut être remplacée par du bœuf ou du veau, alors que la seule alternative prévue pour les malades est le bœuf *ou autre grosse chair*[95]. Comme membres du convent, frères et sœurs participent à toutes les fêtes solennelles de l'établissement et reçoivent à ces occasions des mets de qualité: *recreation de chapons, poulletz, pigeons ou autre chair ou*

[91] Par exemple, COYECQUE, L'Hôtel-Dieu de Paris, t. 2, n° 1064, 20 décembre 1465; n° 2007, 28 décembre 1525; n° 2020, 28 décembre 1526; n° 2022, 24 février 1527; n° 2031, 3 mars 1528.

[92] Par exemple, ibid. t. 2, n° 1064, 20 décembre 1465: le doyen du chapitre expose que *querimonie pervenerant seu deducte fuerant* […] *ad aures et scitum domini nostri Regis*.

[93] La part des ressources en argent issues de la charité dans l'ensemble des revenus de l'Hôtel-Dieu de Paris varie selon les années entre 13% et 59%, exceptionnellement 75% en 1446, avec une moyenne de 36%; JÉHANNO, »Sustenter les povres malades«, p. 599–602.

[94] AP liasse 866, pièce non cotée, fol. 1v.

[95] Ibid. art. 157, fol. 34r.

pitance convenable[96], suppléments de vin, pâtisseries, etc. Rien de tel pour les malades, sinon de rares distributions ordonnées par un bienfaiteur et le repas annuel offert par la confrérie des orfèvres parisiens[97]. Par ailleurs, les comptes mentionnent clairement deux sortes de vin: celui des malades et celui du convent, or, en considérant les prix d'achat, il apparaît manifeste que celui du personnel est de bien meilleure qualité. En outre, les quantités allouées aux malades et aux membres du personnel ne sont pas les mêmes, selon le règlement de 1535 au moins. On mesure combien, par rapport au règlement du XIIIe siècle, le rang dévolu au malade dans l'échelle sociale a reculé. Il était hautement affirmé dans les statuts primitifs qu'il devait être considéré comme le seigneur des lieux auquel rien ne pouvait être refusé, alors que les religieux se voyaient imposer des restrictions; il est désormais plutôt moins bien traité que les frères et les sœurs. Pour ce qui est du personnel, les rations sont finement modulées en fonction du statut de chacun et de sa place dans la hiérarchie[98]. Maître et prieure ont ainsi droit à des portions doubles, alors que celles des filles blanches, et plus encore des enfants de chœur, sont plus chichement mesurées, en particulier pour ce qui est du vin. Cela reflète le sentiment accru d'une hiérarchisation stricte du personnel, hiérarchisation qui ne peut manquer de passer par sa manifestation alimentaire.

L'alimentation hospitalière présente bel et bien des spécificités. Collective, imposée, obéissant à une norme intangible en fonction de laquelle est organisé l'approvisionnement, elle est régulièrement assurée, au besoin au prix de sacrifices financiers, alors que dans les foyers parisiens, le budget n'est pas extensible et conditionne absolument l'approvisionnement, donc l'alimentation, qui varie en fonction des circonstances. À l'Hôtel-Dieu de Paris, le régime alimentaire est satisfaisant en qualité comme en quantité et ne diffère guère de celui des Parisiens du commun, mais il a l'immense mérite d'être assuré. La population nourrie à l'hôpital est ainsi remarquablement protégée des aléas alimentaires[99]. Nul doute que, pour bien des malades, cette différence est capitale. En revanche l'alimentation n'a pas de visée thérapeutique et ne fait pas partie intégrante de la cure. Elle est au contraire calquée sur la consommation alimen-

[96] Ibid. art. 56, fol. 14v–15r.

[97] Compte de 1416, AP liasse 1425, pièce 6557, fol. 55v. Sur ce repas et plus généralement sur les relations des confréries avec les pauvres, voir Catherine VINCENT, Les confréries médiévales dans le royaume de France, XIIIe–XVe siècles, Paris 1994, p. 79–84.

[98] Il est également tenu compte de la pénibilité du travail à effectuer: les sœurs et les filles ont droit à un peu de vin le matin et celles qui sont de service la nuit bénéficient depuis 1337 de suppléments de vin (COYECQUE, L'Hôtel-Dieu de Paris, t. 1, doc. II, 25 juin 1337, p. 291–292).

[99] Bartolomé BENNASSAR et Joseph GOY, Contribution à l'histoire de la consommation alimentaire du XIVe au XIXe siècle, dans: Annales ESC (1975) p. 409–410; François ROUSSEAU, L'œuvre de chère en Nouvelle-France: le régime des malades à l'Hôtel-Dieu de Québec, Québec 1983, p. 16–17.

taire du plus grand nombre de Parisiens, elle-même conditionnée par les possibilités d'approvisionnement de la capitale. Avant tout pragmatiques, les choix faits par les responsables de l'institution se teintent malgré tout de symbolique quand ils se font l'écho du souci croissant de différenciation sociale qui au fil du temps devient de plus en plus défavorable aux malades.

STATUTS DE L'HÔTEL-DIEU DE PARIS, 1535

AP liasse 866, pièce non cotée.
Registre parchemin de 48 feuillets d'environ 22 sur 29 centimètres dont seuls les 37 premiers sont réglés et numérotés d'une main moderne en chiffres arabes (sauf les feuillets 23 et 36), les autres étant restés vierges (sauf le verso du feuillet 37 et le recto du suivant, portant des marges), encadrés par deux feuillets papier. Les articles sont numérotés en marge gauche en chiffres romains d'une main contemporaine.

[fol. 1] Veu le proces de la visitacion faicte en l'hostel Dieu de Paris et consciderees les interrogations et inquisitions faictes a ceste fin et les responces a icelles, aprés les conclusions faictes devant nous par le promoteur de l'eglise de Paris et les reformations par luy a nous proposees, et aprés avoir eu premierement et par bonne et meure deliberation le conseil de venerables peres et seigneurs l'abbé de Sainct Victor et le prieur de Sainct Lazare lez Paris et de honnorables hommes pourveuz et saiges maistre Germain de Merle et Robert Lelieur, cytoiens de Paris, avecques plusieurs autres seigneurs experts et usitez en affaires de spiritualité et temporalité, et aprés avoir eu en oultre le regard a toutes choses qui sont a consciderer en ceste partie et invocqué devant sur tout l'aide et faveur du Sainct Esperit.
Nous, Jacques Merlin, penitencier, et Jehan Berthoul, chanoynes de ladicte eglise de Paris, docteurs en theologie, speciallement commis et deputtez par les doyen et chappitre d'icelle eglise en ensuyvant l'ordonnance de la court souveraine de Parlemant pour la visitacion et reformacion dudict hostel Dieu de Paris, disons et par ceste nostre /[fol. 1v] sentence prononçons que led. hostel Dieu doit estre et sera par nous refformé en chefz et en membres affin que pour l'avenir les paouvres qui sont en icelluy et qui y affluent de jour en jour y soient receuz en charité et compassion et traictés, nourriz et entretenuz songneusement, doulcement et amyablement et que a iceulx soit pourveu de vivres convenables et opportuns a leurs personnes et indigence et de toutes autres choses necessaires et duysantes a recouvrer leur santé en parfaicte, pure et entiere charité sans fiction et en sorte que deue hospitalitté et la pitoiable et louable intencion des bienfaicteurs y soit gardee. Et pour ce que nous avons trouvé, comme il appert par le proces de lad. visitacion par nous faicte, que par defaulte de observance reguliere plusieurs manieres et nourritures de vices ont esté semees de l'ennemy en l'hostel Dieu dessusdict sur la bonne et premiere semence de toutes pars qui avoit presque extainct, destruict et abolly l'honneur, service et devotion envers Dieu le Createur et la charité envers les paouvres mallades en la grande, griefve et intolerable perte, dommaige et pre-

judice d'iceulx mallades, destriment du salut des ames, diminution de l'honneur de Dieu et defrauldation de la bonne et pitoyable intencion des bienfaicteurs. Pour ces causes et affin que le vray honneur, service et devotion envers Dieu et la compassion, benignité et charité envers les paouvres creatures humaines soit reduicte, reparee et reintegree derechef en sa fleur et vigueur et cy aprés consequamment soit conservee /[fol. 2] ensemble, que pour l'avenir le service divin soit celebré plus reveramment et plus religieusement qu'il n'a acoustumé et que l'intencion des bienfaicteurs vivans et trespassez soit tenue, gardee, acomplie et bien entretenue autant qu'i leur sera possible et qu'il soit pourveu charitablement de toutes choses necessaires aux paouvres mallades, nous avons decreté et ordonné, decretons et ordonnons, que les freres, seurs et filles d'icelluy hostel Dieu viveront et seront tenuz vivre doresnavant soubz observance reguliere et soy conformer a la vie et meurs des religieux et religieuses de l'ordre et refformation des chanoynes regulliers de monseigneur sainct Augustin autant que l'estat de l'hospitalitté le pourra permettre et souffrir. Et affin que les dessusd. freres, seurs et filles soient en ce bien instruitz, informez et instituez en tant que l'estat le permet, nous avons decretté et ordonné, decrettons et ordonnons que huit religieux dudict ordre en reffomation et vivans selon icelle qui soient en bonne et convenable maturité de aage seront introduictz et receuz en temps opportun oudict hostel Dieu pour procurer ceste presente nostre reffomation et statutz par nous faictz estre inviolablement observez et gardez et provocquer par oeuvre et parolle, par vie et par exemple les dessusditz freres, seurs et filles a l'observance reguliere d'icelle reffomation et statutz et pour les instruire et enseigner a vivre selon l'estat et discipline de vraye religion ausquelz religieux ainsi introduictz et receuz iceulx freres, seurs, filles et autres domesticques tirans et tendans a l'estat de religion seront tenuz obeyr par especial es choses /[fol. 2v] concernantes la dicte reigle de monseigneur sainct Augustin applicquee et accommodee a icelluy hostel Dieu par les statuz de ceste presente reffomation par nous faictz et promulguez de l'auctorité predicte, lezquelz nous baillons presentement pour estre par lesdictz religieux, religieuses, filles et domesticques dudit hostel Dieu tenuz, observez et gardez entierement et inviolablement a perpetuité. Et affin que ceulx qui ont esté trouvez avoir esnormement delinqué contre leur estat jusques a present sans avoir memoire de leur salut ne soient exemps de correction et pugnition deue, nous avons reservé et reservons a nous la faculté et puissance de faire les pugnitions et translations a ce requises et appartenantes selon et quant nous verrons que bon sera.

[fol. 3] Ensuyvent lesdictz statutz pour l'honneur et observance du service divin

1. Nous statuons et ordonnons que doresnavant les fonds du saint sacremant de baptesme et les sainctes unctions, tant pour les baptesmes que pour les malla-

des, seront conservez bien et honorablement et seront renouvellez aux temps establiz de droit et selon les coustumes de l'eglise.

2. Le tres digne sacrement de l'eucharistie sera collocqué sur le grand autel et sera conservé avec tres grande reverance et sera renouvellé de quinzaine en quinzaine ou au plus tard de moys en moys pour craincte que par deffaulte de renovation aucune irreverance soit inferee audict sainct sacrement.

3. On conservera des petites hosties en nombre competant le plus honnorablement que faire ce pourra en aucun /[fol. 3v] lieu et vaisseau sainct et honneste pour l'administrer aux seurs et aux mallades de griefve malladie.

4. En oultre, nous statuons et ordonnons que les autelz de la cappelle de la maison et les autres autelz de officines soient ornez honnestement et religieusement tant en nappes que de custodes et autres ornemens convenables, et qu'ilz soient couvers de tappiz honnestes aprés les messes affin que par telles decorations luyse la lumiere de religion et la reverance et amour de Dieu.

5. Soit pourveu de calices, chandeliers, messelz et autres livres necessaires, sains et entiers a la chappelle pour le service divin et qu'il soit regardé que par la corruption et vice des livres ne se ensuyve aucune deffaulte au divyn service dont il puisse advenir mauvaise ediffication ou scandalle.

6. Et seront administrez par les gouverneurs du temporel de la maison chasubles, dalmaticques, chappes et aulbes et autres choses necessaires et requises au divin service, tant des vivans que des trespassez, tant en la chappelle que es hostelz des officines.

7. Seront aussi administrez corporaulx, serviettes et autres linges bien netz et honnestes pour celebrer les messes selon les jours tant sollempnelz que autres, et seront souvent blanchis les nappes et aulbes /[fol. 4] selon la discretion du maistre pour plus grande honnesteté du divin service et incitacion a devotion.

8. Les gouverneurs de la temporalité auront en souveraine sollicitude qu'il y ait une lampe continuellement ardante et luysante nuyt et jour devant le tressaint sacremant de l'eucharistie affin que la reverance deue au precieulx corps de nostre Seigneur ne soit obmise.

9. Et pour ce que les luminaires font beaucoup a la decoration des festes et solempnités a exciter la devotion du peuple, nous ordonnons que aux festes sollempnelles et annuelles, c'est assavoir a Noel, a la Circumsition, Apparision, Pasques, Ascention, Penthecouste, Eucaristie, la Trinité et Toussaints, et aussi es festes de la benoiste Vierge Marie, c'est assavoir la Conception, la Nativité, la Purification et Presentacion, et aux festes de sainct Jehan Baptiste le patron et de monseigneur sainct Augustin et de la Dedicasse soient mis quatre cierges sur le dossier du grant autel et deux sur icelluy autel qui seront et demoureront ardans tandis que l'office de vespres, matines et grande messe sera chantee. Et iceulx mesmes jours soient mis en oultre deux cierges ardans devant les ymaiges /[fol. 4v] de sainct Jehan Baptiste le patron et sainct Augustin. Et aux costés de la closture du grant autel soient mis deux autres cier-

ges et deux chandelliers que porteront les enffans de cueur aux premieres et secondes vespres, a magnificat et aux matines, a benedictus quant on encensera et a la messe quant on chantera l'evangille et aux festes doubles, c'est assavoir aux feriez de Pasques, de Noel et de Penthecouste, aux festes des apostres et aux octaves des sollempnités de nostre Dame, deux cierges soient mis sur le dossier du grand hostel et deux sur l'autel et de l'encens. Et aux festes semi doubles de neuf leçons et de troys leçons il y en aura seullement deux. Le poix desd. cierges est laissé a la discretion des gouverneurs du temporel mais touttteffoys ilz seront renouvellez aux quatre festes annuelles et a la feste de l'Assumption de la benoiste Vierge Marie. Et ne entendons par le present statut deroguer ne prejudicier aux fondacions faictes de plus grand luminaire.

10. A l'honneur de Dieu et de la benoiste Vierge Marie et de tous les saincts et pour le salut des vivans et trespassez et par especial des bienfaicteurs, toutes les heures canonialles seront dictes et celebrees, c'est assavoir matines que on sonnera en yver a cinq heures, et on les commencera le son finy entre cinq et six, et en esté commencera le son a quatre heures qui durera demye heure, et icelluy finy on les /[fol. 5] commencera; matines dictes on dira prime, et icelle dicte on dira incontinant la premiere messe laquelle en tout temps sera du jour.

11. En oultre sera celebré par chascun jour au matin, avant que les paouvres mallades soient levez, messe basse du jour de la fundation jadis faicte par le duc d'Orleans par ung des religieux ou autre prebstre a l'autel Sainct Loys duquel ilz pourront facillement veoir le prebstre celebrer et le precieulx corps de nostre Seigneur, en laquelle messe basse sera faict memoire des trespassez excepté les festes annuelles et les plus grandes, et les autres jours de festes et dimanche pareillement seront celebrees a icelle heure les messes aux autelz de la salle Sainct Thomas et de monseigneur le Legat, quant il y aura malades, au lieu des messes anciennement fondees en la maison pour la recreation et spirituelle consolacion des paouvres mallades. Lesquelles messes celebrees, les seurs deputees visiteront les mallades et les nectoyront, referont leurs lictz et leur administreront la refection necessaire pour l'heure. Et les autres seurs et filles se occuperont et employront aux autres choses necessaires de la maison qui leur seront commises et enjoictes par la prieure.

12. Ung peu devant neuf heures au son de la cloche, les religieux, chappellains, novices et enffans de coeur se trouveront emsemble[1] en la chappelle pour dire tierce /[fol.5v] Laquelle dicte, diront a basse voix les commandaces et chanteront la messe des trespassez aux jours de troys ou neuf leçons et semi doubles et aux jours de festes sollempnelles doubles et dimanche la grande messe sera du jour, aprés laquelle on dira sexte aux jours qui ne sera poinct jeusne et aux jours de jeusne on dira sixte et nonne devant disner ainsi que en

[1] *Sic pour* ensemble. *Le scripteur utilise à plusieurs reprises dans le texte la lettre* m *à la place du* n.

l'eglise de Paris. Vespres seront dictes a l'heure d'icelle eglise de Paris et aprés vespres du jour on dira vespres et vigilles des trespassez pour la subvention des ames des[2] tous les bienfaicteurs de la maison.

13. Les fondations des roys, roynes, ducs, princes, prelatz et autres seigneurs et des cytoiens de Paris desquelles les declarations sont dressees et eslevees en tables de pierre et d'airain apposees en la chappelle de la maison ou en l'environ et autres notables fondations contenuez en l'ancien martirologe seront faictes doresnavant selon la teneur d'icelles. Et a ceste cause sera fait ung nouveau martirologe ouquel les fondations dessusdictes seront nottees a leurs jours avecques les autres qui seront faictes pour l'advenir.

14. Le diacre et soubz dyacre auront a se donner de garde que ne laissent les prebstres celebrant seulz a l'autel mais luy assisteront continuellement et devottement sans evagations ne parlemens l'ung /[fol.6] a l'autre ou a autre personne. Et pareillement ceulx qui tiendront le cueur en chappes se abstiendront de toutes confabulations et de toutes parolles aultres que le service divin ne requiert. Et a ceulx seront tenuz obeyr les autres assistans en ce qu'il appartient au divin service.

15. La psalmodie et autres choses appartenans au divin service seront chantees poseement et a traict selon la sollempnité des jours en prononçant bien distinctement et appertement, en faisant pause au millieu de chascun vert d'icelle psalmodye. Et ne soit commancé ung ver jusques a ce que l'autre soit finy.

16. Les leçons de matines, les epistres et evangilles des messes haultes soient chantees distinctement et intelligiblement. Et deffendons que nul ne presume lire plusieurs leçons a matines sinon pour suppleer l'office des absens quand il adviendroit que le nombre des comparans au cueur se trouvast insuffisant pour toutes icelles leçons.

17. Silence soit gardee en cueur durant le divin service par les religieulx et chappelains et tous aultres. Et ayent a se y contenir en repos iceulx religieux et en maturité modeste et en devocion, soit en estant debout ou assis ou en allant quant besoing sera sans partir d'une place en autre. Et commandons que ung chascun demeure au degré de son ordre affin que leur saincte devotion luyse selon la /[fol.6v] doctrine evangelicque devant les homes et qu'ilz voyent leurs bonnes oeuvres pour excitacion et bonne *exempla* et pour la gloire de Dieu.

18. Nous ordonnons en oultre que si a l'avenir aucunes notables personnes deceddent en la maison ou hors icelle ou aucuns bienffaicteurs desquelz les executeurs ou heritiers requerront les religieux ou prebstres secculliers ou novices de la maison ou partie d'icelux pour estre au convoy ou obseque du trespassé, ilz y ourront aller en nombre compectant selon la discrection du maistre.

[2] *Sic pour* de.

19. Et l'argent qui en viendra sera mis es mains du maistre ainsi que les aultres dons provenans des services, obiitz et messes celebrees par lesditz religieux et autres petiz legs particulliers, lesquelz le maistre baillera aux gouverneurs du temporel touteffoys que par eulx en sera requis.

[fol.7] Pour l'eglise de Paris

20. Les doyen et chappitre de l'eglise de Paris estans en leur chappitre general de la Sainct Jehan Baptiste esliront ainsi qu'il a esté fait et observé jusques a present deux ou troys proviseurs et visiteurs pour icelluy hostel Dieu, lesquelz le visiteront a tout le moings deux foys l'an, c'est assavoir au jour des Innocens et le mercredy des foiriers de Penthecouste, et enquerront capitulairement et ainsi qu'ilz verront estre expediant de la vie, meurs et observance des personnes religieux et religieuses et de la doulceur, pitié et charitté envers les paouvres. Et pugniront corrigeront et amenderont ce qu'ilz trouveront a pugnir, corriger et amender affin que toutes choses se maintiennent deuement, droictement, devotement, charitablement et louablement oudict hostel Dieu tant envers le divin service que en la vie et meurs des freres, seurs, filles et autres personnes et au regime et substantation des paouvres.
21. Lesd. doyen et chappitre de lad. eglise de Paris /[fol.7v] ou lesd. proviseurs et visiteurs par eulx deputtez esliront hommes de bon tesmoignaige et vie honneste et louable se offrans au service de Dieu et de la maison, ausquelz ilz bailleront l'habit de la religion et les receveront a l'an de probation et a la profession consecutivement s'ilz sont trouvez ydoisnes et utilles. Aprés laquelle profession ilz seront tenuz celebrer le divin service et administrer les sacremens de saincte Eglise aux seurs, filles et autres domesticques chascun en son degré et exercer les offices reguliers s'ilz y sont trouvez ydoisnes et si le maistre veoit qu'il soit expediant.
22. Les doyen et chapittre ou les visiteurs et proviseurs par eulx commis et deputtez instituront ung des freres religieux dudict hostel Dieu, lequel il auront veu et cogneu sobre, chaste, prudent, devot, begnin et charitable, craignant Dieu, songneux en la cure et intendence des mallades, de bonne et honneste conversation, ydoisne et convenable au regime de la maison, pardevant les aultres. Lequel presidera et sera intendent sur tous les freres religieux seurs et filles et sur toute la maison et auquel tous les dessusd. domesticques seront tenuz obeyr et faire ce que leur enjoindra. Et fera le serment es mains desd. doyen et chappitre ou de leurs deputtez de exercer bonne et loyalle administration. Et s'il n'en est trouvé en la maison aucun ydoisne et tel que dessus est dict, on en prendra en aultre lieu.
[fol.8] 23. Les doyen et chappitre de l'eglise de Paris ou les visiteurs par eulx deputtez esliront filles de legitime nativité, chastes, prudentes, honnestes, de

bon tesmoignaige et vye louable, saynes d'esprit et de corps, fortes et vertueuses, convenables et ydoisnes au service des paouvres, charcheantes se donner et rendre a icelluy service et les recepveront a habit et estat de novices et consequamment aux veuz de profession en ayant prealablement le conseil du maistre, de la prieure et des autres seurs. Et celle que ilz trouveront aornee et droite de meurs et bonne conversation devant les autres, ilz la instituront mere et prieure et a icelle seront tenuz obeyr les autres seurs et freres ainsi que elle au maistre et le maistre aux doyen et chappittre.

24. Les doyen et chappitre esliront en leur chappitre general de Sainct Jehan Baptiste ung ou deux qu'i congnoistront les plus ydoisnes et suffisans pour oyr et examiner, avec les autres deputtez par la court de Parlement, les comptes du recepveur general de l'hostel et aussi des autres recepveurs particulliers tant de bled que de vin et toutes autres choses qui sont receues et dispensees par chascun an pour faire le divin service pour les usaiges des paouvres, des freres, seurs, filles et autres domesticques et serviteurs servans a la maison.

25. Les doyen et chappitre de l'eglise de Paris ou les visiteurs ou proviseurs par eulx deputtez advertiz que le maistre ou la prieure, que Dieu par sa grace veille divertir[3], soient froidz, /[fol.8v] negligens, nonchallans ou en quelque autre maniere deffaillans de l'estat de la reguliere observance ou de la vraye intendence et regime de la maison et de la charité qu'ilz sont tenuz avoir envers les paouvres, ou si ilz se trouvent encheuz en aucunes faultes, ilz les pourront descharger et destituer de leurs offices sans aucun bruyt, proces ne figure de jugement et constituer aultres en leurs lieux.

26. Les doyen et chappitre de l'eglise Nostre Dame de Paris ou les prouviseurs et visiteurs par eulx deputtez pour l'honnesteté du divin service esliront six enffans de legitime mariaige pour estre enffans de cueur, lesquelz ung des religieux deputté par le maistre instruira et conduyra en bonnes meurs et bonne doctrine et en l'exercice du service divin.

27. Les doyen et chappitre susd. Prendront, oultre les religieux, quatre prebstres aux gaiges de la maison qui soient bien ecclesiasticques, de vie et conversation honneste, non convaincuz ne disfamez d'aulcun crime, lesquelz administreront les sacremens de l'eglise aux mallades entrans en la maison et estans en icelle quand besoing sera et a ceulx qui y decedderont et compaigneront les corps des trespassez pour l'inhumation et assisteront au service de l'eglise a toutes les heures et y feront leur sepmaine en leur ordre ou requeront ung religieux ou prebstre seculier pour les faire en leur lieu touteffois que le maistre verra estre expediant. Et auront robbes honnestes et longues jusques aux tallons selon la decence de l'estat. Et deffendons que nul /[fol.9] de eulx porte longue barbe ne long cheveulx mais soient honnestement raiz et tousjours[4] a

[3] *L'expression figure entre deux signes comparables à nos parenthèses.*

[4] *Lecture assurée mais il faudrait trouver* tonsurés *selon la leçon de l'article 43.*

tout le moins aux jours de dimanche et festes sollempnelles selon la maniere observee jusques a present en l'eglise de Paris.
28. Il ne se fera plus doresnavant en la maison de offrande a la messe fors que aux premieres messes des religieux et aux vestitions et professions d'iceulx et des soeurs et filles et a la Purification, a laquelle feste de Purification les gouverneurs de la temporalité pourvoiront de chandelles aux religieux, chappellains, enffans de coeur, soeurs, filles et aux serviteurs de la maison pour la procession et offertoire selon l'exigence de la sollempnité.

[fol.10[5]] Pour les choses appartenans speciallement aux religieux

29. Et pour ce que le divin service, l'administracion deue des sacremens aux soeurs, filles et domesticques, les obitz et fondacions et les offices reguliers ne peuvent estre utillement exercez sans nombre suffisant de religieux, nous statuons et ordonnons que doresnavant y aura en la maison neuf religieux profex a servir a l'eglise qui seront prebstres s'il est possible, desquelz ung sera le maistre de la maison s'il est trouvé entre eulx homme ydoisne a celle charge. Lesquelz religieulx seront esleuz et prouvez et aprés probacion receuz a profession par les doyen et chappitre de l'eglise de Paris ou par les visiteurs par eulx deputtez en la forme et maniere qui s'ensuyt.
30. Quand aucun, meu de zelle de son propre salut, se vouldra donner au service de Dieu et paouvres, s'il est a ce trouvé ydoisne et il est a son dix huitieme an pour le moins, il sera receu a l'habit et estat de novice, et pour ce sera presenté par les visiteurs deputtez aux doien /[fol.10v] et chappitre de l'eglise de Paris qui les vestiront de l'habit des novices et les prouveront par an et jours.
31. Le jour de la vestition, le novice premierement et avant toute oeuvre disposera sa conscience par confession sacramentelle et orra la messe en la chappelle et recepvera le tres sainct sacrement de l'eucharistie, puis sera chanté par le maistre et le coeur l'himne *Veni Creator Spiritus* entierement, le novice estant a genoulx devant le grand autel; lequel hymne finy, le maistre ou celluy qui celebrera la messe dira le ver *Emitte spiritum tuum et creabuntur R.*[6] *et renovationis faciem terre etc.* avec l'oraison *Deus qui corda*.
32. Ce faict, le prebstre qui celebrera la messe fera la benediction des habitz de religion desquelz le novice doit estre vestu, disant *Adjutorium nostrum in nomine Domini sit nomen Dominni benedictum etc.* avec l'horaison *Domine Jhesu Christe qui tegmen nostre mortalitatis etc.*
33. Icelle benediction faicte, le maistre menera celluy qui doit estre vestu au chappitre de l'eglise de Paris avec compaignie honneste au jour et heure de

[5] *Le verso du feuillet 9 est blanc.*
[6] *Lecture incertaine.*

chappitre et les presentera au doien et chappitre; laquelle presentation faicte avec suplication convenable, il sera vestu des habitz de religion benitz an[7] procedant comme dict est par le doyen ou plus ancien de chappitre /[fol.11] en luy disant »*Accipe fili habitum quem preferas ante tribunal Christi in nomine Patris et Filii et Spiritus Sancti Amen*« et cela faict, le novice vestu sera remené a l'hostel Dieu.

34. Quand les habitz de religion auront esté baillez a ung novice, ses habitz seculiers luy seront gardez par le maistre jusques au temps de la profession affin que, si d'aventure il ne persevere en son premier propos, ilz luy soient renduz en laissant les habitz de religion a la maison.

35. Et aprés l'an de probation, les visiteurs deputtez enquerront et orront le maistre et les religieux, la prieure et les seurs plus anciennes sur la vie, meurs et conversacion du novice et de la continuacion de son zelle a la religion predicte; laquelle inquisition faicte, iceulx visiteurs en feront la relation aux doien et chappitre et de la suffisance et ydoneité d'icelly novice, et ce faict, s'il est trouvé apte et convenable a la religion et il plaist ausd. seigneurs doien et chappitre, il sera receu a profession, ou sinon il sera renvoyé hors la maison.

36. Au jour de la profession, la messe sera celebree du Sainct Esperit en la chappelle de la maison et aprés la messe, celui qui doit faire profession recepvera la sainct sacrement de l'eucharistie et /[fol.11v] sera leu a voix manifeste et publicque l'evangille *Qui vult venire post me etc.* Puis sera mené par le maistre avec compagnie honneste au chappitre de l'eglise de Paris et sera presenté aux doyen et chappitre devant lesquelz il fera sa profession en la maniere qui s'ensuyt.

37. Je N. voue et prometz a Dieu et a la benoiste Vierge Marie et a tous les saincts paouvreté, chasteté, obedience et servir es choses divines aux soeurs et filles et aux povres tous les jours de ma vie en l'hostel Dieu de Paris ou ailleurs s'il m'est enjoinct par vous mes superieurs en gardant la reigle de sainct Augustin accommodee a nostre estat par les statuz de la refformation faicte par vostre auctorité a l'honneur de Dieu et de la benoiste Vierge Marie, de sainct Jehan Baptiste et de sainct Augustin noz patrons. Tesmoing mon seing manuel cy mis l'an, moys, jour etc. Laquelle profession, signee de la main propre du religieux qui la fera, sera laissee es mains des doyen et chappitre de Paris.

38. Ladicte profession faicte, le religieux sera vestu des habitz de profession et celluy qui le vestira dira ce qui s'ensuit: »*Accipe frater vestimentum quod proferat ante tribunal Christi in nomine Patris et Filii et Spiritus Sancti Amen*«. Puis sera aspergé d'eau benoiste; lequel incontinant remercira chascun des seigneurs de chappitre et le chappitre ensemble et aprés sera remené par la maistre a la chappelle de l'hostel Dieu et /[fol.12] la se prosternera devant le grant autel disant ce qui s'ensuyt:

[7] *Sic pour* en.

39. *»Suscipe me Domine secundum eloquium tuum et verba*[8] *et non confundas me ab expectatione mea«*, puis dira *»Kirie eleyson«*, et le coeur luy respondra *»Christe eleyson«*, et il dira derechef *»Kirie eleyson«*. Ce faict, le maistre dira a haulte voix *»Pater noster etc.«*, puis dira: *»Et ne nos inducas in tentationem«*, et le coeur respondra *»Sed libera etc.«*, puis il dira les preceps a ce ordonnés et les troys oraisons aux troys personnes de la Trinité, *Deus qui per coeternum,Domine Jhesu Christe qui es via, Sancte Spiritus qui Deum ac dominum Jhesum Christum.*

40. Toutes ces choses ainsi faictes que dessus est ordonné, le maistre aspergera le religieux d'eaue benoiste et luy baillera de l'encens puis le levera de sa main de sa prostraction et le recepvera au baiser de paix avec les autres religieulx par ordre selon la maniere de religion.

41. Ung chascun des religieux tant prebstres que autres aura six chemises de toille de chanvre du pris de quatre solz tournoys pour l'aulne, deux paires de chaulces et ung pourpoinct de blanchet du pris de trente solz tournoys pour aulne, une pellice et une jacquette de blanchet fourree d'aigneaulx blans, deux robbes de drap noir du pris de trente cinq solz tournoys close devant et derriere, six surplis de toille de lin du pris de huit solz tounoys, /[fol.12v] une chappe noire ouverte avec le scapulaire et camail du pris dessusd., des soulliers avec courrayes et des bottes rondes pour aller a l'eglise, une aumusse de sargette noire fourree sans queue, et lesquelles chappes et aulmuces ilz changeront par les temps en la maniere de l'eglise de Paris et des chanoynes regulliers de la refformation, et ne leveront poinct leurs chappes en l'eglise ne ailleurs si necessité ne les contraint.

42. Nulz des religieux soit prebstre ou autre personne [ne devra] se trouver ou cheminer en quelque partie de la maison ou en l'eglise s'ilz ne sont vestuz de seurplis et camail; et s'ilz vont hors de la maison par le congé du maistre, ilz seront tenuz estre vestuz de la chappe noire et scapulaire.

43. Quand les religieux yront hors la ville pour l'utiluté[9] de la maison par l'ordonnance du maistre, ilz auront ung manteau noir avec ung camail et chappeau noir pour obvier a l'intemperation du temps ainsi que les religieux refformez dud. ordre sainct Augustin. Les religieux tant prebstres que autres seront raiz et tompsurés ainsi que les chanoines regulliers de la refformacion dud. ordre sainct Augustin.

43[10]. Nous deffendons estroictement que doresennavant on ne reçoive en l'hostel Dieu de Paris deux freres germains, ne le nepveu avec l'oncle.

44. Pour oster et totallement desraciner toute peste de /[fol.13] proprieté et les occasions d'icelle qui a acoustumé de retirer les maisons relligieuses et leurs suppotz de la vraye observance reguliere, nous ordonnons et statuons que do-

[8] *Lecture incertaine.*
[9] *Sic pour* utilité.
[10] *La numérotation 43 est redoublée.*

resennavant aucun religieux de l'hostel Dieu de Paris ne presume tenir la possession de quelque benefice ou benefices, office ou offices, administracion ou administracions, excepté les offices et administracions regulieres d'icelluy hostel Dieu, ne iceulx procurer ne accepter ou demander dispense de superieur quelconcque pour les obtenir. Et s'il advient autrement, que Dieu ne permette, il ne demeurera a icelluy qui l'aura obtenu que le tiltre seul sans proprieté, et les fruictz, rentes et tous revenuz seront convertiz a l'utillité commune de la maison. Et si aucuns religieux presument contrevenir a ceste nostre ordonnance, nous, de present comme des lors et des lors comme de present, le decrettons absolz et deschargé de l'obediance de la maison et le declarons privé d'icelle. Et affin que la dessusd. proprieté ne preigne couleur ou occasion de respirer en icelluy hostel Dieu, nous deffendons estroictement que nul des freres presume soubz quelconque tiltre avoir en son particullier or ou argent, vesselle ou joyaulx d'or ou d'argent, soubz peyne deue a proprieté, fors touteffoys le maistre qui pourra recepvoir les aumosnes, dons et laiz communs faictz a la maison dont il sera tenu rendre compte aux gouverneurs du temporel touteffoys qu'il en sera par eulx requis. Et si aux offrandes des receptions, professions et premieres messes des religieux ou d'autre quelque maniere leur est offert ou donné aucune chose, le tout sera mis es mains /[fol.13v] du maistre pour estre converty aux usaiges communs de la maison par les mains des gouverneurs du temporel, lesquelz seront tenuz pourveoir et administrer aux religieux toutes choses a eulx necessaires tant en vivre que en vestir et autres choses concernantes l'estat et affaires de gens de religion, excepté les premiers habitz reguliers que les novices ou leurs parens auront procurés a leurs despens.

45. Et affin que la reguliere observance soit mieulx entretenue avec bonne vuyon[11] entre les suppotz, nous deffendons a tous les religieux en commum et particullier que il n'atemptent doresnavant vendre ne achepter, recepvoir ne bailler a estrangés ne domesticques aucune chose, ne escripre ou recevoir lectres sans l'especial congé du maistre.

46. Et affin que toute suspicion de evagation soit ostee aux religieux et que ilz vivent soubz observance deue, nous defendons que aucun religieux ne presume yssir hors le cloz de la maison pour quelque occasion que ce soit sans l'especial congé du maistre demandé et obtenu. Et si le maistre veoit qu'il soit expediant et il leur donne le congé, ilz ne yront point sinon avec l'habit et deux ensemble.

47. Et deffendons que doresennavant que[12] les religieux ne regardent par les fenestres ne que ilz se tiennent oyseulx aux huys ou portes de la maison, et

[11] *Lecture incertaine.*

[12] *Sic.*

pour contraincte qu'il ne leur soit imputté par les passans qui leur disent: »Pourquoy vous tenez vous icy oyseulx toute journee?«.

[fol.14] 48. Les religieux, prebstres seculiers et enffans de coeur soient presens tous a vespres, matines, messes et autres divins services s'ilz ne sont legitimement empeschez pour les necessités de mallades ou autres choses necessaires. Et s'il advient qu'ilz en soient absens par le congé du maistre, ce neanmoins ilz seront tenuz dire pour matines sept foys *Pater noster* et *Ave Maria*, cinq foys pour vespres et troys foys pour chascune des autres heures canoniales.

49. Les religieux tant prebstres que autres et aussi les prebstres seculiers, novices et enffans de coeur ne entront[13] poinct au coeur sans habit decent. Et quant il y entreront de quelque partie que ce soit, tousjours se enclineront vers l'hostel et vers le tres sacré corps de nostre Seigneur, et quant le divin service sera encommancé, ilz ne s'en partiront jusques a ce qu'il soit achevé sinon pour cause urgente et necessaire et avec signe tacite de congé du presidant sans lequel ilz s'en retourneront au coeur.

50. Le maistre deputté comme dessus est dict sera tenu oyr les confessions des freres, soeurs et filles ou a tout le moins deputter ung ou deux des freres qui orront icelles confessions touteffoys que mestier sera et administrer le sainct sacrement de l'eucharistie et le sacrement de extreme unction.

51. Si aucuns des religieux sont absens de la messe au temps de l'elevation du precieux corps de nostre Seigneur, en quelque affaire qu'ilz soient occuppez ou detenuz s'il est possible, ilz se mectront a genoulx au son de la cloche pour icelle susd. ellevation.

[fol.14v] 52. Les religieux auront ung refectoir commum ouquel tous emsemble prendront leur refection tant a disner que a soupper et aura chascun sa portion a part devant luy et seront assis tous d'un costé et se assembleront au son de la cloche et garderont silence.

53. Et en icelluy mesme refectoir, les freres laiz s'il y en a, les chappellains et enfans de coeur et les officiers prebstres se trouveront ensemble a prendre leur refection.

54. A toute la compaignie tant religieux que autres servira ung des freres chascun par sepmaine selon l'ordre de antiquité.

55. La benediction sera faicte selon la maniere de religion en refformation avant que de se mectre a table et la benediction faicte il y aura lecture durant chascune refection tant de disner que de soupper depuis la benediction jusques a graces; laquelle lecture seront tenuz faire les religieux ung chascun en son ordre selon la maniere de chanoynes reguliers en reformation.

56. La portion de pitance des religieux sera telle: aux jours de manger chair, ung chascun religieux aura la quarte partie d'un membre de mouton tant a dis-

[13] *Sic pour* entreront.

ner que a soupper ou de la chair de beuf ou de veau a l'equipollant, et aux festes solempnelles oultre la portion leur sera baillé recreation de chappons, poulletz, pigeons ou autre chair ou pitance convenable, assez amplement et en sorte qu'elle puisse /[fol.15] courir par toutes les tables ainsi qu'il est acoustumé de faire aux religions refformees dud. ordre, et au maistre sera baillé double portion.

57. Les religieux se abstiendront de menger chair tous les jours de jeusnes, toutes les vigilles de la benoiste Vierge Marie et tous les lundys et mercredys de l'an sinon que la feste de Noel, Circoncision ou Apparition ou aucune solempnelle de la Vierge Marie, de Toussaintz ou saint Augustin ou sainct Jehan Baptiste se trouvast a iceulx jours de lundy ou mercredy. Et aux jours de lad. abstinance de chair on baillera aux religieux des poix, des oeufz et autres viandes convenables a l'abstinance de chair et a jeusne selon le cours du temps et la quantité et pris de lad. portion de chair, et a telz jours sera augmenté la portion desd. religieux de la tierce partie.

58. Les chappellains et freres laiz et officiers prebstres auront semblablement portion de chair et autres viandes que dessus est dict quant ilz prendront leur reffection au refectoir commun avec les religieux; a chascun des enffans de coeur sera baillee portion en chascune refection ainsi que aux paouvres.

59. A tous les religieux, freres laiz, chappellains et prebstres officiers sera baillé du pain blanc et noir a suffisance.

60. Chascun religieux, chappellain ou prebstre officier /[fol.15v] en chascune des deux principalles refections aura troys demyons de vin pur et au jour de jeusnes leur en sera baillé a chascun pinte pour le disner et choppine pour la collation, et aux six enffans de coeur ensemble seront baillez cinq demys septiers de vin ausquelz sera mis ung demy septier d'eaue.

61. Nous statuons que doresnavant nulz des freres preigne refection ou viande hors la maison sans special congé du maistre et qu'il n'en prengne en la maison plus de deux foys le jour si le maistre ne veoit qu'il soit requis de faire autrement pour l'indisposition du temps ou des personnes, ouquel cas le maistre pourra ordonner qu'il leur soit administré au matin ou aprés disner quelque chose a menger ou a boire.

62. Nous statuons et ordonnons estroictement que doresnavant les religieux ou autres de quelque condition qu'ilz soient ne usent en refectoir de vesseaulx d'or ou d'argent mais boyvent et[14] verres, tasses ou gobeletz d'estain, lesquelz ilz tiendront a deux mains en buvant ainsi que ont acoustumé de faire les autres religieux refformez; et seront tenuz les vaisseaulx et ustancilles de table d'estain, d'arrain ou de cuyvre, excepté les cuilliers qui seront d'argent, selon le nombre de ceulx qui seront a la table, et seront apposees au commancement de la refection et recueillies a la fin et mise en la seulle garde du maistre.

[14] *Sic pour* en.

63. Les refections prinses, les ministres qui auront servi aux /[fol.16] tables recueilliront ce qui sera demouré tant de viande que de boire et le bailleront au despencier pour estre aplicqué aux usaiges des paouvres.
64. Les seculliers ne seront point receuz ne permis menger ne boire au refectoir avec les religieux, excepté les officiers prebstres et les clercs qui serviront en la chapelle, et ne sera licite a aucun des religieux menger hors le refectoir sinon en cas de malladie ou infirmité. Et si quelque fermier, bienfaicteur ou autre servant a la maison seurvient, le maistre le pourra recevoir, traicter et menger avec luy au lieu a ce deputté ou autre lieu tel qu'il aura ordonné.
65. Le disner finy, ilz renderont graces a Dieu en la maniere des chanoynes regulliers refformez et, icelles parfaictes, s'en yront ensemble deux a deux par ordre en la chappelle, chantant a voix moyenne le pseaulme *Miserere mei Deus* avec les oraisons acoustumez, puis diront le pseaulme *De profundis* avec les oraisons acoustumees pour les ames des biensfaicteurs trespassez, et se tiendront en oraison en icelle chappelle jusques a ce que le maistre ou celluy qui tiendra son lieu ay baillé le signe. Chascun s'en yra en sa selle avec silence affin qu'ilz puissent vacquer a saincte lecture, oraison et contemplacion et a aultres exercices et et[15] contemplacions honnestes ainsi que le maistre verra estre expediant. Et ne nourriront chiens ne oyseaulx affin qu'il ne leur vienne trop grande distracion d'espeoir.
[fol.16v] 66. Le soupper faict et graces rendues en la maniere que dessus aprés l'anthienne qu'ilz seront tenuz dire selon la convenance du temps et le signe baillé par le maistre, le son de silence ouy, chascun se retirera en sa celle en dortouer.
67. Le dortoir sera commum a tous les religieux, chapellains et enffans de coeur et sera fermé par le maistre ou par celluy qu'i deputera a neuf heures du soir aprés qu'il aura visité les paouvres et mallades, et sera par luy ouvert ou par son commandemant au premier son de matines, et lequel maistre ne gardera les clefz avec les autres clefz des portes de l'hostel et ne sera licite a aucun des freres de passer la nuyt hors icelluy dortoir.
68. Ung chascun des freres aura sa chambrette en dortoir et seront fermees en telle sorte que le maistre pourra ouvrir une chascune d'icelles d'une clef et y aura en chascune ung lict ou ilz coucheront chascun seul et a part sur mathelas, et ne coucheront jamais tous nudz et y garderont silence tant de jour que de nuyt, et n'y aura nulles cheminees esd. chambrettes fors que en celle du maistre, mais ilz auront ung chauffouer commum joignant le dortoir ouquel ilz se pourront chauffer touteffoys qu'ilz en auront besoing.
69. Et affin que les freres puissent passer commodement du refectoir jusques a l'eglise ou /[fol.17] ou[16] chappelle, il sera fait une ouverture ou chappitre affin

[15] *Sic.*
[16] *Sic.*

qu'ilz ne soient plus contraints passer par la salle des mallades ne communicquer avecq les soeurs ou filles.
70. Les soeurs ne les filles ne auront entree ne accez au dortoir, chambrettes ou refectoir des freres pour esviter les dangers qui en pourroient advenir tant aux freres que seurs et filles, excepté que si aucun des freres est detenu en griefve maladie ouquel cas deux d'icelles pourront visiter icelluy mallade et luy servir, mais nous prohibons et deffendons que une seule ne le face.
71. Nous statuons et ordonnons que pour la reception et traictement des freres mallades sera assignee et disposee une enfermerie garnye de litz de plume et de autres choses necessaires pour l'usage et consolation desd. mallades, et y aura troys tasses ou gobeletz, six cuilliers, deux escuelles a oreilles et deux ratissoirs d'argent, toutes lesquelles choses seront marquees a la volunté du maistre et seront soubz sa garde.
72. Le maistre soingnera piteablement et charitablement et en dilligence qu'il soit pourveu aux mallades de toutes choses necessaires et opportunes et qu'i n'advienne a aucun mallade decedder sans la reception des sacremens de saincte eglise.
73. Et pour esviter que quelque mal ou suspition de mal ne /[fol.17v] puisse venir de collocutions familieres entre les freres et soeurs et filles, nous deffendons que aucun frere pour quelque occasion que ce soit ne parle a aucune seur ou fille sinon de la specialle permission du maistre et de la prieure, et si ladicte permission est donnee pour quelque cause raisonnable, il ne se pourra faire touteffoys par quelque faculté qui soit sinon que le frere soit acompaigné d'un autre frere et la soeur ou fille d'une autre soeur.
74. Et pour ce qu'il se treuve le plus utille et convenable a une maison de religion avoir des freres laiz autrement appellez convers ou donnez qui ayent la sollicitude des affaires domesticques et exteriores par especial en ceste maison en laquelle sont prins et receuz religieux et religieuses tant pour le service de Dieu que des paouvres mallades, a ceste cause nous ordonnons et statuons que doresnavant s'il est possible soient receuz et entretenus en la maison six freres laiz convers ou donnez, ainsi qu'on les devera appeler, qui seront deputtez par les gouverneurs du temporel a exercer les offices reguliers et secculliers ainsi qu'i sera veu expediant pour le bien des paouvres et l'utillité de la maison. Et seront receuz a habit de religion et aux veuz de profession ainsi que les autres religieux en muant ce qui sera a muer. Et seront ainsi que les autres religieux soubz l'obedience, correction et direction du maistre et du chappitre de l'eglise de Paris. Et seront tenuz comparoir en chappitre avec les autres et subjetz a la discipline reguliere en leur regard tout ainsi que les autres.
[fol.18] 75. Tous les freres et seurs conviendront ensemble a tout le moins le vendredy a heure capitullaire au son de la cloche ou chappitre de la maison, ouquel lieu sera leu par le maistre quelque chose de la reigle sainct Augustin ou des presens statutz, et par luy en sera faicte exposition et declaration selon

la matiere subjete, et aprés, s'il y a quelques faultes entre les freres, soeurs ou filles, le maistre selon sa direction ordonnera les pugnitions et penitences qui seront a faire ou a bailler tant aux freres que soeurs et filles, mais la prieure les baillera aux soeurs et filles a part et hors la veue des freres. Et aussi le maistre les baillera a part aux freres hors la veue des soeurs et filles.

76. Nous statuons et ordonnons que d'icy en avant les freres ne iront point aux champs pour recreation sinon en certain temps et par faculté demandee et obtenue des visiteurs et proviseurs avec le conseil du maistre.

77. Si aucun frere offense en parolle et il confesse voluntairement son offence et demande pardon au maistre, penitence ligiere luy sera imposee.

78. Si aucun frere dict quelque convices, contumres ou approbres a ung autre frere ou s'il jure esnormement, il fera abstinence celluy jour de vin et silence, et si aucun en faict coustume, il sera pugny plus griefvement.

79. Si aucun frere religieux mect les mains viollantes en /[fol.18v] ung autre des freres, il jeusnera sept jours continuelz et mengera a la terre nue et se tiendra comme excommunié jusques a ce qu'il ait obtenu son absolution de celluy qui aura la puissance de l'absoudre, et ce pendant il sera evité de tous.

80. Si aucun frere fait effusion de sang ou il blesse quelqum enormement soit getté hors de la maison ou soit griefvement pugny a l'ordonnance des proviseurs et du maistre.

81. Si aucun frere est trouvé avoir proprieté en sa mort sans l'avoir declairé au maistre en sa vie, nul service divin sera faict pour luy mais sera ensepvely et inhumé ainsi que excommunié. Et si icelle proprieté est trouvee a aucun frere en sa vie, lequel l'aura cellee au maistre, il fera penitence quarente jours en mengeant a terre et jeusnant les vendredis en pain et en eaue.

82. Si aucun religieux commet homicide ou mect le feu en quelque lieu ou commet larcin ou adultere ou quelque grief peché contre le veu de chasteté et il est convaincu sur ce, soit [getté hors][17] de la maison ou pugny griefvement selon la discrection des proviseurs et la mesure ou qualité du cas.

83. Des aultres pechez et accusations le maistre jugera par le conseil des freres.

[fol.19] 84. Les segretz de la maison et choses qui seront dictes ou faictes en l'encloz de la maison ne seront point revellees ne communicquees aux estrangiers, et si aucun faict le contraire, il sera a la discipline reguliere selon l'ordonnance du maistre ou de la prieure en leur regard.

85. Si aucun frere ou seurs par la suasion de l'ennemy presume yssir hors de la maison sans licence et sont negligens ou reffusans ou en quelque maniere ne veullent revenir incontinant, ainsi que apostatz soient cherchez. Et si sont trouvez, soient ramenez a la congregation le plus tost que faire ce pourra en invocquant si mestier est l'aide du bras secullier. Et ce faict, leur sera imposee

[17] *Selon la leçon des articles 80 et 151.*

pugnition selon la qualité du cas par les proviseurs deputtez par le doyen ou chappitre. Et s'il appetent icelle penitence et l'acomplissent humblement, ilz seront restituez en leur lieu et degré et seront reconcilliés aux peres, freres et soeurs comme filz ou filles prodigues revenuz humblement a mercy.

[fol.20[18]] Les choses speciales pour les soeurs et filles

86. Le prince de philosophes Aristote tesmoigne et enseigne que la nature de la femme est plus incline et plus prompte a pitié et compassion que n'est la nature de l'home, et a icelle sentence convient et acorde le saige disant an[19] ung sixiesme chappitre de l'*Ecclesiastique*: »Ou il n'y a poinct de femme le mallade se plainct« et au vingt sixiesme chappitre d'icelluy: »La doulceur de la femme fidelle et dilligente faict plaisir a l'homme et engressera les os d'icelluy« . Pour ceste cause, ne voulons delaisser la premiere institution a cestuy hostel Dieu et approuvans l'ancienne coustume de assigner et deputter des soeurs religieuses aux services des paouvres mallades, nous ordonnons jouxte les statutz anciens que pour servir aux paouvres mallades y aura en cest hostel Dieu quarente soeurs religieuses professes de l'ordre sainct Augustin /[fol. 20v] et autant de filles blanches ayans regard au nombre des paouvres mallades gisans et affluans en la maison.

87. Les doyen et chappitre de l'eglise de Paris ou les visiteurs de la maison par eulx deputtez esliront des filles saines d'esprit et de corps, fortes, puissantes, entieres et de legitime mariaige, de l'aage de XVIII ans du moins, de bonne vollunté, pitoyables et charitables a servir jour et nuyt aux paouvres mallades et, affin que leur suffisance soit mieulx prouvee et qu'elles soient experimentees si elles sont ydoisnes et capables pour porter les charges de la maison avant que on leur donne l'habit des novices, la prieure et les soeurs conscidereront leur vie, leurs meurs, leur pitié et sollicitude envers les mallades, et se elles les treuvent ydoisnes et perseverantes en leur bon propos, elles en feront la rellacion au maistre et aux proviseurs, et les proviseurs les presenteront aux doyen et chappitre affin qu'elles soient vestues.

88. La forme de la reception sera telle le jour que une fille sera vestue de l'habit de novice: Premierement, elle disposera sa conscience par confession sacramentalle et orra messe en la chappelle et recepvera le tres sacré corps de nostre seigneur Jhesus Crist, puis par le maistre et le cueur sera chanté l'himne *Veni Creator*, /[fol. 21] la fille estant a genoulx, et l'himne finy, le maistre ou icelluy qui aura celebré la messe dira les preces et oraisons ainsi qu'il est ordonné contenu au livre a ce disposé.

[18] *Le verso du feuillet 19 est blanc.*
[19] *Sic pour* en.

89. Ces choses premises, le prebstre qui aura celebré la messe benistra les habitz de relligion dont est a vestir la novice en disant les preces et oraisons ordonnees.
90. Ce faict, le maistre avec les freres, la prieure avec honneste compaignie des soeurs, a jour et heure capitullaire meneront la fille qui sera a vestir au chappitre de Paris et, aprés la rellation faicte de la bonne vie et meurs de la fille et la requeste pour la vesture d'icelle, le doyen ou plus ancien luy baillera l'habit en disant: »Accipe filia etc.«, c'est a dire: »Prenez ma fille ung vestement que vous porterer[20] devant le tribunal de Jhesus Crist ou nom du Pere et du Filz et du Sainct Esperit«. Puis sera aspergee d'eaue benoiste et aprés graces rendues aux seigneurs et doyen et chappitre, elle sera remenee a la maison.
91. Les vestemens seculiers de la novice de nouveau vestue seront reservez par le temps que ilz pourront estre utillement gardez affin qu'ilz luy soient renduz s'il advient qu'elle ne persevere en son sainct /[fol. 21v] propos, et le cas offrant en luy rendant ses habitz seculliers, les habitz regulliers demeureront en la maison pour estre convertis aux usaiges d'icelle, et si lesd. vestemens seculliers ne peuvent estre utillement gardez, ilz seront appreciez et venduz et le pris d'iceulx sera restitué a celle qui ne vouldra ou pourra perseverer.
92. Chascune fille aura six chemises et six seurplis rochetz comme on les vouldra appeler longs jusques aux tallons de toille de chanvre du pris de quatre solz parisis pour aulne a servir aux paouvres, six voilles de toille de chanvre du pris dessus dict, une pellice de aigneaulx ou une cotte fourree de aigneaulx blans, deux robbes de drap noir du pris de trente cinq solz qui ne soient ne trop courtes ne trop longues ne trop larges, des pectoralles de beau linge a couvrir leur estomag et des mentonnieres de linge. Pareillement une saincture noire de layne ou de cuyr, des chausses blanches et des solliers a courrayes avec des bottes rondes. Toutes lesquelles choses seront renouvellees touteffoys qu'i sera veu expediant aux proviseurs, au maistre, a la prieure et aux gouverneurs du temporel. Et quant nouveaulx vestemens seront baillez, les vieulx seront renduz pour estre convertis aux usaiges piteables de la maison. Et sera tenue une novice querir et procurer a ses despens tous ses premiers vestemens dessus declairés. Puis aprés, tandiz qu'elle demeurera en la maison au service /[fol. 22] des paouvres, la maison sera tenue luy pourveoir de toutes choses a elle necessaires tant en vivre que en vestir sans riens luy demander. Mais nous n'entendons pas touteffoys prohiber ne deffendre a la maison que pour l'avenir elle ne preigne des filles ou de leurs parens ou amys ce qui seront offert et presenté voluntairement et franchement.
93. La novice vestue en la maniere que dict est sera prouvee jusques a vingt ans acompliz en l'exercice de obediance, paouvreté et chasteté et en la sollicitude vigilante, begninité et compassion envers les paouvres mallades, et si elle

[20] *Sic.*

est trouvee ydoisne a la maison et au service des paouvres par le maistre, la prieure et les soeurs, ilz feront la relation de la suffisance aux visiteurs par lesquelz luy sera assigné jour et heure cappitulaire pour faire les veuz.

94. Le jour de la profession, la messe sera celebree du Sainct Esperit en la chappelle de la maison et la fille recepvera le precieulx corps de nostre seigneur Jhesu Crist. Puis sera leu a haulte voix l'evangille »*Qui vult venire post me*«, et ce faict, elle sera menee au chappitre de l'eglise de Paris par le maistre et la prieure avec honneste compaignie et sera presentee aux doien et chappitre et requerra estre receue a profession, et sa requeste faicte on luy exposera la reigle de l'observance de la maison. /[fol. 22v] Et si elle dict que elle la veulle bien garder, elle lira a haulte voix s'il ce peult faire sa profession en la forme et maniere qui s'ensuyt.

95. Je N. voue et prometz a Dieu et a la benoiste Vierge Marie et a tous les saincts paouvreté, chasteté et obediance et servir aux paouvres tous les jours de ma vie en l'hostel Dieu de Paris ou aillieurs s'il m'est enjoinct par vous mes supperieurs en gardant la reigle de sainct Augustin acommodee a nostre estat par les statuz de la refformation faicte par vostre auctorité a l'honneur de Dieu, de la tres bien emee Vierge Marie, de sainct Jehan Baptiste et de sainct Augustin noz patrons. Tesmoing mon seing manuel cy mis l'an, jour, moys, etc.

96. Laquelle profession signee de la propre main de la religieuse sera laissee es mains des doyen et chappitre.

97. Lad. profession ainsi faicte, la soeur sera vestue des habitz de profession benitz au preceddant en la chappelle en la fin de la messe par celluy qui l'aura celebree, et celluy qui la vestira dira a l'imposition du voille ce qui s'ensuyt: »*Accipe soro vellum etc.*« , c'est a dire: »Prenez ma soeur ung voille sur vostre chef que vous porterer devant le tribunal de Jhesu Crist, au nom du Pere, du Filz et du Sainct Esperit«. Et a l'imposition du manteau, /[fol. 23 non numéroté] il dira ce qui s'ensuyt: »*Accipe soro vestimentum*«, ainsi que a l'habit de novice, et sera aspergee d'eaue benoiste, et incontinant elle rendra graces aux doyen et chappitre. Et ce faict, elle sera ramenee par le maistre et les freres, la prieure et les soeurs a la chappelle de l'hostel Dieu en laquelle elle dira, prosternee devant le grand austel, les vers »*Suscipe me etc.*«, »*Kirie eleyson*« et le maistre *Pater noster*, et les preces et oraisons, le tout ainsi qu'il est ordonné et contenu au livre a ce disposé.

98. Toutes ces choses ainsi faictes, le maistre aspergera la soeur nouvelle professe de eaue benoiste et luy baillera de l'encens, et la prieure, soubz prieure ou autres anciennes leveront icelle professe de sa prostraction et la recepveront au baiser de paix et les aultres religieuses par ordre.

99. La soeur professe aura tous telz habitz que dessus a esté dict de la novice et en oultre aura le voille et le manteau, et seront renouvellez en la maniere dessus dicte de la novice. Et touteffoys que mestier sera pour l'entretenement

et stabilité de l'estat des soeurs et filles et pour la direction d'icelles, tant en l'estat de l'observance reguliere que a faire la piteable et charitable service aux paouvres, il /[fol. 23v] est requis que l'une des soeurs dessusd. soit deputtee et preferee sur les autres laquelle excedde les autres de tout le chef en bonne vye, meurs, charité, doulceur et compassion, sollicitude, vigilance et experiance. Pour ceste cause, les doien et chappitre de Paris ou les proviseurs par eulx deputtez esliront de toutes les soeurs une laquelle il verront ornee et decoree des conditions dessusd. qui sera nommee prieure et en tiendra le lieu et excercera l'office, a laquelle toutes et chascunes les soeurs et filles seront tenues obeyr et elles, avec le conseil du maistre, deputtera les officiaires a ministrer aux poauvres qu'elle verra les plus ydoisnes et si leur pourvoira de aide convenable et suffisant. Elle aymera les soeurs comme leur mere, elle les adressera avec bonne sollicitude et vigilance ainsi que leur soeur et les excitera a l'observance de l'estat et a la cure et sollicitude des paouvres selon l'estat.

100. Elle provocquera les negligentes par parolle ou par exemple a exercer les offices de charitté et, comme vraye chambriere et servante de Jhesu Crist, elle corrigera les delinquantes en doulceur et en misericorde ainsi que l'aigle ses petis, elle pugnira les rebelles et constumaces a l'estroict selon la qualitté des delitz en requerant le conseil et faveur du maistre. Et quand le chappitre aura esté tenu par le maistre, elle ira bailler les disciplines a part hors la compaignie des freres, /[fol. 24] elle presidera et sera sur les soeurs et filles en tous lieux et a toutes heures juste la coustume et statut ancien, elle ensepvelira les mors affin qu'elle monstre aux autres exemple de pitié et humilitté, et veillera nuyt et jour sur les conventuelles et officieres affin qu'elle voye si et comment une chascune se exercera deuement et charitablement alentour des paouvres mallades.

101. Et affin que la mere prieure exerce plus convenablement son office sans destriment de sa personne et qu'elle ne defaille en la voye, une des soeurs qui sera veue la plus ydoisne aprés icelle prieure et qui la puisse bien aider en son office et excercer icelluy son office quand elle sera absente pour cause de malladie ou autres causes quelzconcques sera esleue et constituee par les doien et chappitre dessusd.

102. A laquelle seront tenues toutes les soeurs et filles obeyr en toutes bonnes choses et tout ainsi que les dessusd. prieure et soubz prieure instituees par les doien et chappitre ou leurs visiteurs aussi seront par eulx destituees quant ilz verront estre expediant sans aucun bruyt ne figure de proces ne jugement.

103. Et pour esviter que la cruelle et pestifere convoitise d'or ou d'argent ou de autres joyaulx ne embrase, atire, deçoipve, capture et enjure les coeurs des soeurs ou filles et les concite a telle deviation et alienation /[fol. 24v] d'esperit que, en mettant leurs voeux et profession en oubly et la sollicitude des paouvres mallades, elles se adonnent a charger leurs propres affections et volluntez

et choses appartenantes a la convoitise de ce monde et non pas aux choses qui appartiennent a nostre seigneur Jhesu Crist.

104. Nous statuons et ordonnons estroictement que doresnavant nulle des soeurs ou filles blanches aura ou retiendra en sa garde or ou argent soit en monnoye ou autrement ne aucuns joyaulx ou vesseaulx d'or ou d'argent ou aucunes choses faictes ou composees d'or ou d'argent pour quelque occasion que ce soit et que toutes telles choses que elles ont eues jusques a present. Et si aucunes en ont de present, icelles soeurs et filles les mettront es mains du maistre, lequel baillera tout aux gouverneurs du temporel de la maison affin que ilz rendent ou facent rendre bon compte de la valleur d'icelles choses au proffict de la maison et des paouvres.

105. Le maistre recepvera tous les dons et oblacions qui seront faictes en leurs receptions et professions et rendra compte de tout aux gouverneurs du temporel a celle fin que tout soit converty et aplicqué aux usaiges des paouvres.

105. Le maistre recepvera tous les dons et oblacions qui seront faictes en leurs receptions et professions et rendra compte de tout aux gouverneurs du temporel a celle fin que tout soit converty et aplicqué aux usaiges des paouvres.

106. Si aucune soeur est trouvee avoir proprieté en sa mort qu'elle ait cellee en sa vie, on ne fera aucun service pour elle et sera ensepvelye et inhumee ainsi que excommuniee. Et si en sa vie elle est trouvee avoir /[fol. 25] proprieté qu'elle ait cellee et elle est excommuniee de ce crime, elle fera penitance quarente jours, lesquelz durant elle mengera a terre et jeusnera tous les vendredis en pain et en eaue.

107. Les soeurs auront ung refectoir commun ouquel elles prenderont tous emsemble leurs refections, et seront toutes assises d'un costé par les tables et mengeront et buront de ce qui leur sera ministré, et chascune aura sa portion a part, et garderont silence et escoutteront devottement la lecture qui se fera en publicq affin de prendre la refection spirituelle ensemble avec la corporelle. Et ne sera permis ne licite a aucune yssir hors icelluy refectoir durant la refection sans necessité et sans le congé de la prieure ou d'autre tenans son lieu.

108. Toutes les soeurs emsemble conviendront au son de la cloche au disner aprés la grand messe finye en l'eglise de Paris et au soupper aprés les vespres, et seront baillez aux soeurs et filles semblables vivres jouxte la quantité, qualité et nombre dessus determiné aux freres ausquelz elles auront a soy comformer es abstinances, excepté que a chascune des soeurs et des filles sera baillé seullement choppine de vin pur tant a disner que a soupper et demyon a desjeusner au matin, et aux jours sollempnelz leur sera baillé recreation ainsi que aux freres, et quant elles /[fol. 25v] beuront elles tiendront la tasse ou gobelet a deux mains ainsi que les freres, et serviront a tables tant a disner que a soupper les soeurs et les filles deputtees par la prieure par ordre et par sepmaines, et ne permectront doresnavant aucun serviteur ou servante seculliere a servir avec elles pour quelque occasion qu'elles puissent avoir.

109. Les viandes, pain et boire seront portees par le cuysinier, pennetier et cellerier a l'huis de la salle des mallades auquel lieu seront receuz et portez au refectoir d'icelles par lesd. soeurs ou filles deputtees a servir a table, et par icelles ministrez seront distribuez et en la fin de la reffection lesd. ministres recueilliront le residu des tables et le bailleront au despencier a l'huis de la salle dessusd. Et ne sera licitte a aucune des soeurs ou filles retenir, donner ou disposer de aucune chose d'icelluy residu affin que elles n'encourent au crime de traistre judas.
110. Durant la refection tant de disner que de soupper sera faicte lecture en la maniere de religion et reformation dudict ordre pour laquelle faire aucunes soeurs scavantes lire seront deputtees par la prieure ou soubz prieure selon leur ordre par sepmaines.
111. L'usaige de vesseaulx d'or ou d'argent en refectoir est deffendu aux soeurs et filles pour l'advenir /[fol. 26] ainsi que aux freres excepté les cuilliers d'argent qui seront administrees a chascune des soeurs et filles une quant besoing sera au commancemant de la reffection et en la fin seront recueillies par la soeur qui servira a table et seront conservees en seure garde.
112. La soeur deputtee pour lire en refectoir prendra sa refection aprés la refection des autres avec les seurs et filles qui auront servy a table, esquelles nous permetons prendre quelque peu de manger et boire avant les reffections affin qu'elles puissent mieulx excercer leurs charges et obediances.
113. Nous deffendons que aucunes personnes secullieres ou religieuses, de quelque sexe, estat ou condition qu'ilz soient, soient permis ne receuz en icelluy refectoir durant des refections ne a y menger ou boire pour quelque occasion que ce soit.
114. Nulles des soeurs ou filles mengera ou boira en la maison hors icelluy refectoir excepté les officieres appellees chevetaines et les filles deputtees avec elles.
115. Les refections finies des soeurs et des filles, graces seront dictes audict refectoir ainsi qu'il est acoustumé les dire es maisons des religieuses refformees dud. ordre sainct Augustin, lesquelles finies, les soeurs /[fol. 26v] et filles s'en yront par ordre deux a deux du reffectoir a leur oratoire disant a voix assez entendible le pseaulme *Misere mei Deus* tout au long avec les preces acoustumez et le pseaulme *De profundis* et les oraisons determinees pour les freres.
116. Ce faict, chascune des soeurs et filles s'en yront exercer les oeuvres et affaires ainsi qu'il leur sera enjoint par la prieure ou soubz prieure ou envers les personnes des mallades ou environ les choses convenables a leur estat ou a l'estat de la maison, et mectera peyne une chascune de excercer si prudentement, fidellement et charitablement ce qui leur sera enjoinct que elle puisse monter de degré parfaict en plus parfaict et profficter de bien en mieulx en la voye et exercice de charitté et misericorde.

117. Ung dortouer commun sera assigné aux soeurs et filles hors lequel ne sera licite a aucune soeur ou fille passer la nuyt excepté les vigilantes dont sera aprés faicte mention en la matiere du service des mallades. Et aura en icelluy dortouer des chambrettes jouxte le nombre des soeurs, et en chascune chambrette y aura ung lict de mathelas, esquelles chambrettes et lictz coucheront icelles soeurs chascune seulle et a part et ne coucheront jamais nues mais tousjours vestues de quelque vestement de drap ou de linge, et pourront avoir des draps de toille de chanvre, /[fol. 27] et ne leur sera jamais licite user de litz de plume excepté douze des plus anciennes de present, esquelles sera tolleré et permis coucher en litz de plume se elles y veullent et ayment mieulx y coucher pour le regard et supportation de leur antiquité. Et aux filles seront determinees a chascune ung lict ou elles coucheront chascune seulle et a part ainsi que les soeurs, sans clausture, et seront leurs dictz litz divisez et separez seullement de quelques custodes, rideaulx ou courtines affin que nulle d'icelle voye l'autre gisante. Et aux chambrettes des soeurs ne sera permise aucune cheminee ou chauffoir et, si elles sont fermees, la prieure aura une clef de laquelle elle pourra quand elle vouldra ouvrir chascune d'icelles, et ne sera permis a aucune personne seculliere de quelque estat ou condition qu'elle soit entrer en icelluy dortoir sinon en cas determiné de droict.
118. Il ne sera licite a aucune des soeurs ou filles avoir ou nourrir chiens ou oyseaulx en leurs chambres et se doibvent toutes garder de curiosité de tappiz ou courtines en leur chambrettes affin qu'elles ne soient veues degenerer et soy departir de la simplicité de l'observance reguliere et passer successivement a la vanité seculiere et mundaine.
119. Le dortoir des soeurs et filles sera fermé de nuyt et a icelluy toutes tant soeurs que filles se retirerent[21] /[fol. 27v] au soir aprés le salut et son de la clochc. Et aprés qu'elles y seront entrees, la prieure ou souppricure le fermera fidellement sans aucune faulte et ne sera ouvert avant le son de la cloche de matines en telle maniere que nulle des soeurs ou filles puisse yssir de icelluy dortoir ne dormir hors icelluy, et y sera gardé silence continuement et nulle presumera entrer en la chambrette de la maison pour esviter toute sinistre et mauvaise suspition de quelconcque personne. Mais touteffoys, nous enjoignons a la prieure et souppricure ou a aultre a ce deputtee par elles que elles yssent hors icelluy dortoir par chascune nuyt a tout le moins deux ou trois foys a heures incertaines pour visiter les soeurs et filles deputtees a la garde des mallades et veoir si elles excerceront fidellement la charge a elle baillee entour les mallades.
120. Et affin qu'il soit pourveu aux necessittés des soeurs et filles qui leur pourroient advenir par deffaulte de feu, nous ordonnons que doresnavant aura ung chauffoir commum joignant le dortoir auquel les soeurs et filles pourront

[21] *Sic pour* retireront.

aller eulx chauffer touteffoiz qu'elles en auront necessitté, hors lequel chauffouer, comme dict est, on ne fera feu en aucun lieu pour les chauffer hors aux officieres des salles des paouvres pour chauffer les viandes des mallades et autres leurs necessités.

121. Et si charité, compassion et sollicitude est exhibee /[fol. 28] et exercee environ les mallades affluans en l'hostel Dieu, il n'en doit pas estre moins faict ne exhibé envers les soeurs et filles qui sont depputtees a la cure et sollicitude desd. mallades quant elles viendront a quelque infirmité ou debilité de nature ou quant il conviendra les seigner par le conseil du medecin.

122. Pour ceste cause sera raisonnablement assigné et ordonné ung lieu convenable et spacieux ouquel seront mis des litz de plume en nombre competant, et y aura une cheminee et des ustancilles necessaires aux soeurs et filles, et sera esleue par le maistre et la prieure une des soeurs qui sera appellee l'emfermiere des soeurs, et ne recepvera aucune mallade si elle n'est premierement confessee et administra[22] pitoyablement, charitablement et songneusment tout ce qui sera necessaire a icelles soeurs mallades pour la consolacion desquelles seront mises entre les mains de ladicte enfermiere six tasses ou gobeletz, six escuelles a oreilles et douze cuilliers d'argent, desquelles ladicte emfermiere aura la garde et seront marqueez a la discrection des gouverneurs du temporel.

123. Et pour ce qu'il advient souvent que aucunes des soeurs ou filles soit vexees de malladie contagieuse comme est la peste, pour ceste cause sera et est requis deputer ung lieu a ce convenable ouquel telles mallades de peste s'il y en a soient receues et traictees a part et /[fol. 28v] sollicitees et gouvernees en toute doulceur, compassion et charité par une autre emfermiere que la dessusdicte et deputtee du nombre des autres soeurs ou filles pour esviter que de la communication d'icelles mallades de peste les autres mallades ne soient infectees, et a icelle sera pourveu de lictz, vaisselles selon le nombre des mallades et la teneur de l'article precedant.

124. L'emfermerie des soeurs mallades de peste et aussi la dessus dicte emfermerie des autres mallades soigneront et prouveront en souveraine dilligence que les sacremens ecclesiasticques soient administrez en temps opportun a celles qui seront griefvement mallades, et si donneront garde qu'il ne advienne a aucune religieuse decedder sans la reception d'iceulx sacremens.

125. Nous deffendons aux soeurs et aux filles de escripre ou faire escripre lectres a quelzconcques personnes, soient estranges ou domesticques, ne en recepvoir aucunes ou prendre aucuns dons de quelque personne ou donner, vendre ou achapter aucune chose ou parler avecques quelque personne, soit estrange ou domesticque, sans l'auctorité du maistre ou de la prieure et pour l'utillité de la maison, et s'il eschet que quelque religieuse veille parler a au-

[22] *Sic pour* administrera.

cun des religieux, elle ne le pourra faire par quelconcque licence ou faculté que ce soit sinon en la presence d'ung autre religieux et d'une autre religieuse.
[fol. 29] 126. Il ne sera permis doresnavant a aucune religieuse aller en la ville ou cité sans compaignie religieuse et sans l'habit, et s'il advient que aucune voyse hors de la maison sans congé ou sans habit ou sans compaignie religieuse ou yssir hors les portes et y faire arret, elle sera griefvement pugnye. Et ne sera jamais a aucune permis aller hors la ville pour quelque cause que ce soit sans la faculté expresse du doyen ou des visiteurs, lequel cas advenant elle tiendra telle observance et abstinance en menger et boire que en la maison.
127. Nous deffendons en vertu de saincte obediance que doresnavant aucune soeur ou fille ne voyse aux champs ou a la ville pour garder aucuns mallades s'ilz ne sont prince ou constituez en grande prelature ou de grande noblesse pour les dangiers manifestes qui en pourroient advenir.
128. Et affin que les soeurs et filles servent aux mallades avec purité et integrité de cueur, et intencion toute mauvaise et sinistre suspicion ostee, nous deffendons que doresnavant elles ne sollicitent aucuns mallades a resigner leurs benefices en faveur de quelques personnes ou en quelque autre maniere.
129. Quant les soeurs et filles et autres domesticques reguliers ou seculliers seront occuppez en quelque affaire de la maison, si l'elevation du precieux corps et sang de nostre Seigneur est faicte en la messe et on sonne pour icelle, ilz se mettront /[fol. 29v] a genoulx et feront oraison en quelque officine qu'ilz soient et donneront signes et exemples de cordiale devotion tant aux mallades que aux assistans.
130. Et pour ce que le juste chet sept foys de jour et n'y a homme ne femme qui ne peche, nous statuons et ordonnons que pour l'advenir les soeurs et filles ne confesseront au maistre ou aux deputtez de par luy aux festes solempnelles, et aux jours d'icelles recepveront en bonne devotion et preparation le sainct sacrement de l'eucharistie, et aux autres temps elle se confesseront de quinzaine en quinzaine et seront administrees en la forme et maniere des autres religieuses refformees de l'ordre.
131. Et affin que aucun destriment ou inconvenient ne en advienne aux mallades, le maistre et la prieure pourvoiront des jours et heures par bonne discrection selon qu'il sera expediant.
132. Et affin que les soeurs et filles soient plus inclinees a excercer les offices de charitté et misericorde envers les mallades par la grace du Sainct Esperit, elles assisteront a la messe a vespres, a matines et aux autres heures canonialees et offices ecclesiasticques affin qu'elles aient bonne occasion de invocquer les suffraiges des saincts et l'aide de Dieu. Et si pour quelque cause raisonnable et urgente comme pour la necessité des mallades elles ne assistent point aux offices dessusd. /[fol. 30] mesmes par la licence de la prieure, elles diront chascune pour l'absence des matines sept foys *Pater noster* et *Ave Ma-*

ria, pour la messe vingt cinq foys, pour vespres cinq foys et pour chascune des autres heures troys foys.

133. Tout ce que les soeurs et filles blanches acquerront du labeur de leurs mains sera mis es mains du maistre pour estre converty aux usaiges communs de la maison et des paouvres par les gouverneurs du temporel.

134. Il ne sera licite a aucun des freres ou des seculliers entrer aux officines des soeurs ne aux soeurs ou filles entrer aux officines des freres sans le congé du maistre et de la prieure, et ne sera baillee icelle faculté sinon bien a tard comme es cas permis de droit.

135. Et pour esviter que defaulte de ordre ne engendre confusion en celles qui adminnistront et serviront aux mallades et soit cause de detriment ou inconvenance aux mallades, aulcuns des soeurs et des filles en nombre competant seront deputtees par le maistre et la prieure jouxte le nombre des salles et selon l'exigence des mallades, lesquelles soient les plus promptes et plus inclinees a compassion et misericorde et les plus cordialles et voluntaires a aider et consoller les paouvres mallades, et seront assignees et determinees selon la distinction des salles affin qu'elles /[fol. 30v] subviennent deuement et par bon ordre aux necessités des mallades sans empecher ne troubler l'une l'autre a y exhiber leurs services, et a iceulx services des mallades ne seront permises aucunes personnes seculieres de quelque sexe qu'elles soient soubz couleur de faire quelque service aux soeurs ou aux mallades.

136. Et pourvoiront les gouverneurs du temporel de six cuilliers et deux ratissoirs d'argent en chascune officine des salles des mallades de la maison pour servir aux paouvres, desquelz la pruncipalle officiere aura la garde et en sera tenue rendre compte quant besoing sera.

137. Les officieres des salles qui sont appellees chevetaines seront permises prendre leurs refections en leurs officines avec leur aides et ne recepveront avec elles a refection aucunes soeurs ou filles ou personnes estranges.

138. Pour plus grande consolation des malades nous dispensons que par chascune septmaine soit mise quelque somme d'argent par le maistre a sa discrection jouxte le nombre des mallades es mains de chascune principalle officiere des salles appellee chevetaine pour avoir quelque doulce recrecion[23] a iceulx povres mallades ainsi que icelles officieres verront qu'i sera duysant et proffitable aux dessusd. mallades, duquel argent chascune desd. officieres /[fol. 31] chevetaines rendra compte au maistre en la fin de chascune septmaine, et ne sera licite a aucune autre soeur ou fille de quelque estat ou office qu'elle soit de retenir ou garder aucun argent ou pecune excepté celles qui auront la charge des dons et oblations des relicques et choses semblables qui seront mis aux troncs ad ce ordonnez.

[23] *Sic pour* recreacion.

139. Le maistre et la prieure esliront deux des soeurs non suspectes de propriетté desquelles l'une recepvra les dons et oblations qui seront faictes aux relicques en la porte du parvis et l'autre en la porte du petit pont, et mectront le tout fidellement aux troncs sans riens en retenir en leurs mains excepté la somme de six blancs au plus en liards et en doubles et petis deniers que chascune d'icelles aura en ung plat pour bailler le change a ceulx qui feront iceulx dons et oblations, et desquelz troncs les gouverneurs du temporel auront les clefz.
140. Si aucuns fidelles demandent des lettres de confessionaulx en vertu des indulgences de la maison, le maistre seul les baillera et recepvera l'argent qui en viendra duquel il sera tenu rendre compte aux gouverneurs du temporel.
141. Nous statuons et ordonnons que doresnavant, pour esviter les occasions de mal, se trouverront et n'y aura aucune personne seculieres de quelque sexe ou condition qu'elles soient au lavoir a aider a faire ou a laver la lexive du linge ou aultres quelzconcques mundations de choses que soit mesmes /[fol. 31v] a porter les charges des draps, linges, boys ou aultres choses, mais soit pourveu de aide suffisant de soeurs et de filles blanches pour seurvenir a celles qui auront la charge desd. lexives, lotions, mundations et choses predictes en cest article.
142. Et affin que ne soit donnee aux soeurs ou filles occasion de perdre ou prejudicer leur chasteté pour les choses qui sont veues et oyes en la salle des paouvres femmes estantes en travail d'enffant ou en couche, lesquelles choses ne sont decentes a estre oyes ou veues des filles ou soeurs chastes et dediees a Dieu.
143. Nous statuons que pour l'advenir ne aura aucunes des soeurs ou filles en la salle desd. femmes en travail d'enffant ou en couche, lesquelles choses ne sont decentes, sera prinse une honneste femme de bien, soit mariee ou vefve avec sa chambriere et l'obstetrice ou saige femme avec sa chambriere par semblable. Et icelles quatre auront la cure, sollicitude et gouvernement des paouvres femmes dessusd. en leur enfantement et en leur couche. Et seront esleues par le maistre et la prieure et auront sallaire compectant des gouverneurs du temporel.
144. On ne recepvera en lad. salle des femmes gisantes d'enffant aucune femme sinon qu'elle soit prochaine de son enfantement comme d'un moys au plus loing. Et quand elle aura enfanté et que les jours de sa purification seront /[fol. 32] acomplis, elle se retirera et ne sera plus tenue en lad. salle. Et s'il advient qu'elle puisse gaigner quelque chose de l'oeuvre de ses mains tandiz qu'elle sera nourrie en la maison, il sera converty a l'utilité de la maison.
145. Si aucune soeur ou fille offence en parolle et elle confesse sa faulte et en demande pardon au maistre, penitence ligiere luy soit baillee, mais si une le tire a coustume, elle sera submise a la discipline reguliere.

146. Si aucune dict injure a l'autre ou a aultre personne ou si quelcune injure esnormement celluy fera abstinance de vin et de cildre et si une en faict coustume elle sera pugnie plus griefvement.
147. Si une mect la main violante en l'autre, elle jeusnera septs jours continuelz et mengera a la terre nue et se tiendra excommuniee jusques a ce qu'elle ait receu son absolution de celluy qui aura la puissance de l'absouldre et ce pendant elle sera evitee de tous selon qu'il est ordonné es saincts decretz.
148. Si aucune faict effusion de sang ou blesse quelque personne, elle sera pugnie tres griefvement par le jugement des visiteurs avec le conseil du maistre.
149. Si aucune soeur est trouvee avoir proprieté en sa mort /[fol. 32v] et en sa vie ne l'auroit declairé au maistre, nul obseque ne divin service sera faict pour elle mais sera inhumee comme excommuniee.
150. Et si aucune est trouvee avoir en sa vie proprieté qu'elle ait cellee au maistre, elle fera penitance par l'espace de quarente jours en mangeant a terre et ce pendant jusnera tous les vendredys en pain et en eaue.
151. Si aucune faict homicidde ou mect le feu mauvaisement ou commet larcin, adultaire ou quelque peché deshonneste contre chasteté et est sur ce convaincue, elle sera gettee hors la maison ou autrement pugnie ainsi qu'il semblera bon aux visiteurs.
152. Le maistre jugera les autres pechez et accusations en chappitre et enjoindra les pugnitions ainsi qu'il verra estre a faire.

[fol. 33] Pour la reception et service des mallades

153. Pour ce que l'intencion des fondateurs et bienfaicteurs de cest hostel Dieu est que les paouvres y soient receuz en intime et cordiale charité et que ilz y soient traictés et refectz en compassion, doulceur et vigilante sollicitude, nous statuons et ordonnons que avant que aucun mallade soit homme ou femme y soit receu, il confessera ses pechés au prebstre a ce deputté et aprés sera mené le mallade a la salle et lict convenable a sa malladie par la soeur a ce deputtee ou il sera porté si mestier est, ouquel lieu il sera traicté et refect selon sa necessité, la faculté de la maison, et seront mis les vestemens d'icelluy mallade en seure garde affin que ilz luy soient renduz si vient a convalescence et santé.
154. La religieuse qui aura la charge de recepvoir et collocquer les mallades se donnera souverainement de garde de coucher ung mallade qui n'est poinct infecté de peste ou aultre malladie contagieuse avecques ceulx qui en sont infectés et semblablement que elle ne /[fol. 33v] mecte ung mallade de peste avecques ceulx qui n'en sont point mallades. Et aussi que elle ne mecte ung mallade venu de nouveau au lict d'un trespassé que devant elle ait nectoyé, purgé

le lict et que elle l'aict bien honnestement disposé et qu'elle y ait mis des draps blancs.

155. Si aucuns des mallades gisans en la maison vient de ligiere malladie a fort griefve malladie, il sera osté de la commune compaignie des mallades de l'officine en laquelle il avoit esté mis et sera mis en l'enfermerie des griefvement mallades en luy administrant premierement le sainct sacrement de l'eucharistie s'il se peult faire commodement, et adoncques luy sera subvenu et pourveu plus dilligemment que devant des choses necessaires et ne sera laissé ne nuyt ne jour sans bonne garde.

156. Et pour ce que ou il appert plus grand dangier plus grande sollicitude doit estre exhibee, nous admonestons les soeurs et filles et les exhortons en vertu de vraye compassion et doulceur de charitté que elles aient souveraine cure et sollicitude envers les mallades qui labeurent en extremité. Et entre autre choses que le sacrement de extreme unction leur soit administré le plus reveramment et plus religieusement qu'il sera possible, et aprés soit pourveu de ung homme d'eglise qui les exhorte devottement, doulcement et cordiallement quant ilz decederont de ce monde. Par après, leur soit preparé le cierge benist allumé avec la croix et l'eaue benoiste affin /[fol. 34] que les mallades passans de ce siecle soient provocqués prendre les armes de la chevallerie et deffence chretienne contre les malices spirituelles des enemys de salut.

157. Ung chascun paouvre mallade gisant en la maison aura pour sa pitance ung morceau de mouton dont il y aura cinquante telz en ung mouton de moyenne sorte, et quand on baillera ung pied de mouton pour ung morceau, la fresseure avec les autres intestines sera divisee en douze parties qui seront baillees avec douze piedz de moutons a douze paouvres mallades. Et si les mallades demandent du beuf ou autre grosse chair, alors en sera baillé a ceulx qui l'auront demandé a l'equivalensce desd. morceaulx de mouton s'il y en a.

158. Et aux jours meigres, c'est assavoir le mercredy, vendredy et sabmedy en[24] les jours de jeusnes, sera baillé portion de pitance aux paouvres mallades en poisson ou en oeuf a l'equivallant de la pitance de chair selon le cours du marché a la discrection du maistre et du despencier.

159. Les mallades qui labeureront en griefve malladie auront au dimanche, mardy et jeudy, pitance de veau ou vollailles pour leur recreation et substantacion, et se iceulx mallades ne pevent menger de chair, les officieres chevetaines leur fairont quelques brouetz a humer ou quelque couliz d'icelle chair qui leur seront administrez selon leur appetit. /[fol. 34v] Et seront interrogez les mallades s'ilz ayment mieulx de la chair boulye ou rostie, et aux jours de poisson il leur sera pourveu du petit poisson frix selon le cours du temps ou cuitz autrement selon leur appetit ou d'autres doulceurs ainsi que les officieres congnoistront estre meilleur et plus proffitable aux mallades dessusditz.

[24] *Sic pour* et.

160. A chascun mallade sera baillé tant a disner que a soupper demyon de vin entier et sain et au desjeusner la moictié de demyon. Et aux griefvement mallades sera pourveu de meilleur vin en ensuyvant l'intencion des bienffaicteurs qui, a celle fin, ont laissé les vignes a la maison.
161. Et affin que entre les heures ne seurvienne aux mallades quelque griefve necessité par deffaulte de vin, le scellerier ne se absentera point de la maison affin que en temps opportun il leur puisse administrer du vin a leur necessité.
162. Si aucun don est faict en la maison pour le present usaige des paouvres mallades, soit distribué par celluy qui le aura donné ou apporté, voire toutesfoys que la vollunté de celluy qui l'aura donné soit devant signiffié au maistre ou a la prieure. Et ne sera licite pour l'advenir aux sœurs, officieres ou filles en faire distribution sans l'ordonnance du maistre ou de la prieure.
[fol. 35][25] En chascune officine des salles des paouvres mallades y aura tousjours quatre manteaulx longs de gros draps pour couvrir les mallades voullans aller a leurs necessités secrettes avec quatre paires de penthoufles.
163. Et pour ce que les officieres chevetaines des salles avec les filles deputtees avecq elles a la garde des mallades et au service desd. officieres ne pourroient perseverer a porter telz labeurs jour et nuyt, affin qu'il leur soit pourveu et donné temps convenable de repos, le maistre et la prieure esliront jouxte le nombre des mallades quatre soeurs et quatre filles que[26] seront appellees vigilantes pour subvenir es mallades de nuyt tandiz que lesdictes officieres et filles deputtees reposeront, et icelles vigilantes se reposeront de jour.
164. Et quand les mallades auront receu santé competante et seront revenuz a leur force, pour esviter que par trop hastif departement ilz ne viennent a recidiver, ilz seront substentez par sept jours en la maison aprés la recuperacion de leur santé. Et ce faict, ilz seront renvoiez a l'hospital du Sainct Esperit avec le tesmoignaige du maistre de cest hostel Dieu.
165. Tous les mallades seront comptés chascun jour a diverses heures par ung des chappellains que le maistre aura depputé et par les officieres secrettaines des salles qui en refereront le nombre au despencier affin qu'il /[fol. 35v] puisse pourveoir du nombre des portions jouxte le nombre des paouvres mallades par bonne ordre et sans defaulte.
166. Et affin que les paouvres mallades et autres domesticques ne soient frustrés de l'aide de la medecine humaine, il y aura ung medecin deputté qui visitera en temps et heures a ce convenables et ordonnees les soeurs, filles et paouvres et donnera le conseil de ce qui luy semblera leur estre utille et necessaire pour venir a santé, auquel medecin ung lieu convenable luy sera assigné pour visiter les urines.

[25] *Le paragraphe suivant est très nettement disjoint du précédent qui s'achève au début d'une ligne au bas de la page; il ne porte cependant pas de numérotation en marge gauche.*
[26] *Sic pour* qui.

167. Par semblable sera pourveu d'un cirurgien qui ait a survenir aux mallades selon son art.
168. Il sera pourveu de une officine de appoticquairerie et de toutes choses necessaires a confections de medecines et onguemens necessaires aux mallades, de laquelle aura la charge une des soeurs a ce experte et songneuse avec l'aide qui luy sera necessaire affin qu'elle puisse aider les mallades jouxte le conseil du medecin ou cirurgien.
169. Le maistre et la prieure auront a pourveoir de une soeur apte et convenable qui recepvera tous les vestements de ceulx qui decedderont en l'hostel Dieu et les mectera a poinct en lieu a ce convenable et les gardera fidellement qu'ilz ne perissent, et /[fol. 36 non numéroté] seront distribuez ou venduz selon qui sera veu estre a ffaire par le maistre et la prieure, et le maistre recepvera l'argent venant de la vendition, duquel argent il rendra compte aux gouverneurs du temporel quant il en sera requis, et se donnera de garder bien songneusement la soeur qui en aura charge qu'elle ne defraulde, donne, allienne, vende aucune chose desd. vestemens ou permette aucune chose d'iceulx en estre defrauldee et subtraicte.
170. En oultre, soit pourveu de hommes honnestes, fidelles et de bonne conscience, de bon tesmoigniage et bien vigillans qui exercent les offices regulliers de la maison si aucuns ne sont trouvez ydoisnes et suffisans entre les freres pour les exercer.
171. Soit pourveu aussi de hommes honnestes exemps de toute mauvaise suspicion qui recoivent tous les revenuz de la maison tant en argent, grains, vin que autres choses provenantes, donnez et offertes a icelle et qui rendent compte par chascun an de la dicte recepte. Et soit pareillement pourveu de bons et loyaulx servicteurs qui puissent deuement exercer les aultres offices secullieres.
172. Nous exhortons et enjoignons en la doulceur et vertu de souveraine et affectueuse charité a tous et chascuns les freres, soeurs et filles et aultres domesticques, et a tous ayans la cure des paouvres de cest hostel Dieu que doresnavant ung chascun en son office et degré se monstre et exibe fidelle, /[fol. 36v] pitoyable et misericordieux envers les mallades en leurs affaires et qu'ilz aient a les traicter de face sereyne et gratieux regard et de doulce begnité et affable parolle.
173. Affin que lesd. mallades ne soient contristez, affligez et ennuyez de tristesse par les parolles dures que leur seroient proferees ou par les signes ou gesteur qui leur seront tenues et que par ce leur malladie ne en soit agravee.
174. Et pour ce que c'est chose saincte et salutaire de prier pour les trespassez affin qu'ilz soient deschargez de leurs pechez, pour ceste cause, quant aulcun des freres de la maison deceddera, ung chascun religieux prebstre sera tenu celebrer pour le remedde de l'ame du trespassé troys messes et autant pour les soeurs, novices et filles, et les soeurs et filles novices, religieux non prebstres

seront tenuz dire pour les trespassez ou trespassees cent cinquante foys *Pater noster* et *Ave Maria*, le tout en oultre l'obit et obseque solennel qui a acoustumé d'estre celebré aux decez des freres, soeurs et autres.

Ces presents statutz concluds et signés l'an, jour, moys, et promulguez audict hostel Dieu par nous commis et depputtez dessusd. de l'auctorité dessusd. en la presence des aultres personnaiges dessus nommez cy aprés, signés l'an, jour, moys.

[fol. 37] Ainsi signez Merlin, Bertheul, Bordiet, *abbas Sancti Victoris*, Godquin, *prior Sancti Lazari*, de Merle, Lelieur.

JOHN HENDERSON

CARING FOR THE POOR

Commessi and *commesse* in the Hospitals of Renaissance Florence

1. Introduction

Martin Luther's comments about Italian hospitals which he both saw and visited on his journey to Rome in 1510–1511 serve as a reminder of the reputation of these institutions at this time not just in Italy but throughout Europe. Two of the main characteristics on which this reputation was based and which have been seen as differentiating Italian hospitals from those in many parts of northern Europe were the impressive size and design of their premises and the advanced medical care they provided. However, what also emerges from the laudatory comments of writers from the XIVth century onwards and which has received surprisingly little attention from historians of Italian hospitals was the role of the nursing staff in providing much of the care in the wards[1]. This was already noted at the time of Matteo Villani, whose description of the inheritance of Florence's major medical hospital, S. Maria Nuova, following the Black Death is well worth repeating in this context[2]:

> The hospital is a great charity and is always full of a large number of male and female patients, who are served and treated with much diligence and given an abundance of excellent food and drink, and looked after by saintly men and women.

[1] Two exceptions for Tuscany are: O. REDON, Autour de l'Hôpital S. Maria della Scala à Sienne au XIIIe siècle, Ricerche storiche, 15.1 (1985) p. 17–34; E.P. ROTHRAUFF, Charity in a Medieval Community: Politics, Piety and Poor-relief in Pisa, 1257–1312, PhD dissertation, University of California at Berkeley 1994, ch. 2. Studies of the subject outside Italy include: P.H. CULLUM, Cremetts and Corrodies: Care of the Poor and Sick at St Leonard's Hospital, York, in the Middle Ages, University of York Borthwick Paper no. 79, York 1991; A. SAUNIER, »Le pauvre malade« dans le cadre hospitalier medieval. France du nord. vers 1300–1500, Paris 1993; C. RAWCLIFFE, Hospital Nurses and their Work, in: R. BRITNELL (ed.), Daily Life in the Late Middle Ages, Stroud 1998, p. 43–64, 202–206; Les mouvances laiques des ordres religieux. Actes du troisième colloque international du CERCOR. Tournus, 17–20 Juin 1992, Saint-Étienne 1996, p. 135–193.

[2] Cronica di Matteo Villani a miglior lezione ridotta, Florence 1825, I.7.

It was the combination of all these factors noted by contempories as characteristic of hospitals in the large urban centres of late medieval and renaissance Italy – their size, the medical services and the large number of patients – which necessitated the presence of a substantial nursing staff. However, before examining their role and identity, it will first be useful to remind ourselves of the scale of the activities of the major medical hospitals of renaissance Florence, thus providing some idea of the potential demand for people to tend to the poor sick housed in these institutions.

2. Florentine hospitals in XVth century Florence[3]

Benedetto Varchi writing in Book IX of his *Storie Fiorentine* made a basic distinction between three main types of hospitals in the city[4]:

> In Florence there are two types (*maniera*) of hospitals, those which receive the sick, both men and women, though they are housed separately from each other, where they are treated and cared for until they are cured, and this is without charging anybody anything [...]. The other type of hospitals are those which receive and give lodging only to travellers or other healthy but poor people from the city [...] Furthermore in addition to these there is the constantly praised Spedale degl'Innocenti, commonly called the Nocenti, which [...] feeds, dresses and teaches a profession to all the male and female children for whatever reason they have been left there and whoever brought them; the number of these, without counting the servants, who bring them up, is a little over 1,000.

Putting all these different types of institutions together, there were in the region thirty to thirty-five institutions, which called themselves *spedale* in XIVth and XVth century Florence. However, I shall concentrate on only Varchi's first *maniera* of *spedale*: the medical institutions for the sick poor, of which there were four main ones in Florence by the early XVth century[5]. The largest was that mentioned by both Luther and Villani, S. Maria Nuova. Founded in 1288,

[3] The most comprehensive study of Florentine hospitals is still: L. PASSERINI, Storia degli stabilmenti di beneficenza e d'istruzione elementare gratuita nella città di Firenze, Florence 1853. More recent studies include: J. HENDERSON, The Hospitals of Late Medieval Florence: a preliminary survey, in: L. GRANSHAW, R. PORTER (eds.), The Hospital in History, London 1989, p. 63–92; L. SANDRI, Aspetti dell'assistenza ospedaliera a Firenze nel xv secolo, in: Città e servizi nell'Italia dei secoli XII–XV, Pistoia 1990, p. 237–57; K. PARK, Healing the Poor: Hospitals and Medical Assistance in Renaissance Florence, in: J. BARRY, C. JONES (eds.), Medicine and Charity Before the Welfare State, London 1991, p. 26–45; J. HENDERSON, Splendide case di cura. Spedali, medicina ed assistenza a Firenze nel Trecento, in: A.J. GRIECO, L. SANDRI (eds.), Ospedali e città. L'Italia del centro-Nord, XIII–XVI secolo, Florence 1997, p. 15–50.

[4] B. VARCHI, Storia fiorentina, ed. L. ARBIB, Florence 1839–41, vol. 2, book IX, p. 101.

[5] See: HENDERSON, The Hospitals (see note 3).

it already had 120 beds by 1376. The other *spedali* for the sick poor were certainly smaller, but even so their operations were not negligible. The oldest was S. Paolo, dating from the late XIIth century, which was developed and run by the Franciscan Order of Penitenti; by 1404 it had 34 beds. The two foundations dating from the second half of the XIVth century where S. Matteo having 60 beds and Messer Bonifazio had 31.

It should be remembered that for a patient population one should double these figures, since it was normal practice to place two people in each bed. This would have meant that by the early XVth century these four hospitals alone would have provided in-house treatment for about 2% of the Florentine population, and this is not taking into account the thirty other *spedali* of the city. But this does not tell us anything about turnover; for since patients stayed for only brief periods, the numbers treated each year could be very considerable. By the early XVIth century when Luther stayed at S. Maria Nuova the hospital received on average 6,500 male and female patients per year, equal to 10% of the city's resident population and in addition, we should not forget that the hospital also had an important out-patient service[6].

Clearly, then, these were very considerable organisations, and hospitals were among the largest property-holders in late medieval Italian cities[7]. Indeed Varchi described S. Maria Nuova as »almost a city in itself«. But he was not alone in being impressed by the scale of the city's hospitals, whether reflected in literary eulogies of the city's institutions or when graphically represented in the maps or *vedute* of Florence from the Quattrocento onwards.

I am less concerned here by the financial and economic implications of the scale of Florentine hospitals, except in as far as they also point to the existence of a large staff, whether employed in the administrative or financial sectors, or for the maintenance of their buildings and gardens and other properties in the city and *contado*, or the medical and spiritual care of the sick poor. Instead, to state the obvious, but perhaps worth underlining given the common assumption by many renaissance historians concerning the secularization of charity in this period, religion and medicine continued to play a complementary role in the treatment of hospital patients[8]. In many of the chapters of the statutes of S.

[6] On patients in Florentine hospitals see: L. SANDRI, Ospedali e utenti dell'assistenza nella Firenze del Quattrocento, in: G. PINTO (ed.), La società del bisogno. Povertà e assistenza nella Toscana medievale, Florence 1989, p. 61–100; K. PARK, Healing the Poor (see note 3); J. HENDERSON, Antechambers of Death? Poverty and Sickness in the Hospitals of Renaissance Florence, in: V. ZAMAGNI (ed.), Forme di povertà e innovazioni istituzionali in Italia dal Medioevo ad oggi, Bologna 2000, p. 111–129.

[7] D. HERLIHY, Medieval and Renaissance Pistoia: The social history of an Italian town, New Haven 1967, p. 247 et seq.; E. DIANA, San Matteo e San Giovanni di Dio: due ospedali nella storia fiorentina, Florence 1999, chs. 1 and 2.

[8] See J. HENDERSON, Healing the body and saving the souls: hospitals in Renaissance Florence, in: Renaissance Studies 15 (2001) p. 188–216.

Maria Nuova, for example, the role of the hospital in caring for the sick poor was justified through the exercise of Christian charity. Patients were seen in religious terms »almost like Christ in their persons«[9]. And all the members of the hospital were instructed to look after the sick »for the health of their souls«. This theme is one which remains fundamental to understanding the role of those men and women at the centre of this article, the *conversi* and *converse* who came to live and work in late medieval and renaissance hospitals. In what follows I shall concentrate more exclusively on the role of the female rather than the male nursing staff.

3. *Commesse* and their duties

The theme of religion is fundamental to understanding the motivation and role of the nursing staff, who were known by a series of names, including *conversa*, *oblata*, and *dedicata*. Their roles spring from the same tradition as the Third Orders (and indeed in some cases their paths even combine) and were not just associated with hospitals, but with monastic Orders and also established small separate independent houses of *devote*[10].

Furthermore the life of a *commessa* or *oblata* was to some extent based on a monastic model – as was indeed the renaissance hospital – and this was reflected in the rules governing their lives. In the first place they were dressed in a habit; the emphasis was on simplicity. Thus, the *converse* of S. Maria Nuova were instructed to wear »a simple habit of coarse and inexpensive grey cloth marked with the seal of the hospital, a crutch cut from red or green cloth«[11]. Then each *converso* or *conversa* was required to confess three times a year, take communion twice, and attend Mass twice a day either in the ward chapel or in the hospital church. Then at the end of their lives each was buried in the hospital cemetery. As in a monastery, meals were taken communally in the refectory – though in separate areas for males and females – and all present had to remain silent while listening to a reading from the scriptures.

[9] I capitoli di S. Maria Nuova del 1374, in: Il Regio Arcispedale di S. Maria Nuova. I suoi benefattori e le sue antiche memorie, Florence 1888, p. 63 (cited as: SMN [1374]).

[10] A. BENVENUTI-PAPI, In Castro Poenitentiae. Santità e società femminile nell'Italia medievale, Rome 1990, p. 647 et seq. See in general: C. DE MIRAMON, Les donnés au Moyen Âge. Une forme de vie religieuse laïque (v. 1180–v. 1500), Paris 1999.

[11] K.P. PARK, J. HENDERSON, The First Hospital Among Christians: The Ospedale di Santa Maria Nuova in Early Sixteenth-Century Florence, in: Medical History 35 (1991) p. 177; the 1330 statutes merely say of the habits: those that »usuato nel detto spedale«: I capitoli di S. Maria Nuova del 1330, in: Il Regio Arcispedale di S. Maria Nuova. I suoi benefattori e le sue antiche memorie, Florence 1888, p. 54 (cited as: SMN [1330]).

The early XVIth-century »Ordinances« of S. Maria Nuova outline how women patients and nursing staff were kept separate and in the process provide guidelines for visitors[12]. While women were allowed to come and go as they pleased, no man was allowed to enter the southern half of the site »without legitimate cause« and only with the consent of the director or Spedalingo, and male visitors had to be accompanied at all times. As far as male employees were concerned only the religious could enter: »The sacristan of our church and an elderly priest of blameless life and irreproachable habits hear the women's confessions and administer to them the sacraments both day and night«. Further, not even trusting these people of »irreproachable habits«, they were always to be accompanied by two older male servants, although when the priests were admitted into the women's ward, the older servants remained in the vestibule. In addition, the Spedalingo visited the female section once a month: »to admonish them to lead a good and honest life [...] investigating if there are any scandles among them«. A series of punishments followed; if after the third time they had not corrected their ways they were expelled from the hospital.

At night-time the women's quarters and hospital were closed at dusk, and the key taken by one of the lay brothers. Thus:

If a patient needs the sacraments, they call for a priest by ringing a bell. If a sick woman is brought to the hospital during the night for a legitimate reason, the hospital is opened to receive her. They ring the bell once if a patient wants the sacraments, twice if she wants communion, and three times if she needs extreme unction[13].

These instructions can be better understood if one examines the physical context of the hospital (*see p. 173, Figure 1, Plan of S. Maria Nuova in c. 1500*):

S. Maria Nuova was unique in Florence in having a split site to divide the sexes; the section for women was to the south of the Piazza. Women staff had their own ward and cloister (7, 8) as well as a refectory to the north of the cloister. The sleeping areas for the *converse*, as in the northern part of the hospital, would have been situated on the first floor. The location of the cloisters for female patients and staff symbolised their roles in the hospital complex. They were positioned in such a way as to be further away from the public face of the hospital than the male part (3), reflecting the more separate and private life of the female patients and staff. This is even clearer at the hospital of S. Matteo, which followed the pattern of monastic communities where the more private areas were positioned in the »deeper« spaces in order to limit public

[12] SMN (1330) (see note 11), p. 57 et seq.; SMN (1374) (see note 9), p. 72; PARK, HENDERSON, The First Hospital (see note 11), p. 186 et seq.

[13] Ibid.

access[14]. Both at S. Maria Nuova and S. Matteo these courtyards were distanced from the street by a number of rooms. While at S. Matteo access was gained to the cloister and the female residential areas through the further end of the women's ward, at S. Maria Nuova it was through a series of rooms and then past the refectory.

The ward was the area which typified a medical hospital and where one could see the main activities of the nursing staff in action. At S. Maria Nuova and S. Matteo the basic unit of the ward was an open hall with a chapel at one end so that the patients could see the celebration of Mass. However, S. Maria Nuova responded to demand during the XIVth and XVth centuries by expanding its male ward to form a »T« shape and 100 years later eventually added a final northern arm to create a cruciform (1a–f). At each stage, however, the aim was not just to tend to the medical health of patients, but also their spiritual health and so the ward chapel remained at the centre of their vision.

Whether a simple hall or a cruciform, beds were ranged along the sides of the ward and the main job of the *commesse*, as in a hospital today, was to tend to the needs of the patients. While S. Maria Nuova's female ward was visited by physicians and surgeons from north of the Piazza, the independent nature of their life meant that women also developed medical skills. The 1510 »Ordinamenti« state with pride: »The women include several skilled in surgery, for experience is the mistress of all things. These have many remarkable cures to their credit and are even more trusted than the men«[15].

The *converse* were also expected to perform many other duties, including making the bread, cooking and preparing the food for the whole community, and doing the laundry. Furthermore, as the »Ordinances« state: »Eight look after the chickens, hens, geese, and ducks, of which there are incidentally 1,000. For the hospital consumes 20,000 chickens each year and as many eggs«[16].

From looking at the general duties and living conditions of the *commesse*, I shall turn next to discuss their numbers, identity, and contractual arangements.

4. *Commesse*: numbers and identity

While the eulogistic descriptions of contemporaries from Matteo Villani, Martin Luther and Benedetto Varchi all comment on the fine service provided by

[14] R. GILCHRIST, Gender and Material Culture. The archaeology of religious women, London 1994; 1997 ed., ch. 6.
[15] PARK, HENDERSON, The First Hospital (see note 11), p. 186.
[16] Ibid.

the nursing staff, none give a clear idea of their numbers or ratio to the patients. More detailed information is provided instead by other types of records from statutes to tax registers. Thus, S. Maria Nuova's early XVIth-century »Ordinances« record that female patients were looked after by 100 perpetual servants and assistants, which given that there were about 100 beds in the female ward would have given a ratio of one member of staff for each bed containing two patients[17]. A century earlier Messer Bonifazio had 31 patients and 26 nurses, of which 20 were female, while the patients in S. Matteo's 54 beds were tended by 36 male and female nurses[18]. Even though these figures can only act as a guideline to the ratio between nurses and patients, since only a proportion of the staff would have been in the ward at any one time, they do give the impression of a relatively high level of personal attention. But it is at this point that we have to make sure that we loose any XXIst-century preconceptions we may have derived from a modern, secular hospital. The distinction between patient, nurse, and resident was far from being clear-cut and customs varied from one hospital to another.

The flexibility of the relationship between *commesse* and a hospital can be examined through surviving contracts, which record the mutual obligations of institution and individual. One of the most detailed collections is from the archive of the Florentine hospital of S. Matteo for the 1490s when the hospital had arrangements with fifty-three different *conversi* or *converse*. The following section will provide the results of a preliminary analysis which will be developed in much more detail elsewhere[19].

The first most striking characteristic of these contracts is that there were more female *commesse* than male *commessi*: 60% of the total. Secondly, an examination of the marital status of the women reveals that almost exactly the same number were widowed as married. This would have been over double the proportion of widows in the population of the city[20]. This points to the fact that the role of the *conversa* was not just chosen by an individual as a way of devoting her life to the service of the poor, but also as a survival strategy for herself. Indeed an analysis of the occupations of their fathers or husbands suggests that many came from humble but respectable households in which the death or incapacity of the main wage-earner would have led to the impoverishment of the family. Taking these records in conjunction with those from S. Maria Nuova suggests that many came from either the minor rungs of the tex-

[17] PARK, HENDERSON, The First Hospital (see note 11), p. 186.

[18] ASF, Catasto 291, fol. 34r; 185.II, fol. 606v; PASSERINI, Storia (see note 3), p. 302, 305.

[19] Discussion and analysis of this subject is developed in detail in John HENDERSON, The Renaissance Hospital. Healing the Soul and Healing the Body, New Haven, London 2006.

[20] D. HERLIHY, C. KLAPISCH-ZUBER, Tuscans and their Families, New Haven, London 1985, p. 216: table 7.3.

tile or building industries or they were servants recommended by their employers or even retired employees of the hospital itself.

The basis of the contract drawn up between S. Matteo and potential *commesse* or *commessi* was fairly simple: an individual approached the hospital with a sum of money or a house which remained the property of the institution following his or her death. In return the hospital would provide either food or lodging or both. The contract appears to have been as flexible as individual circumstances required. It was also possible for individuals to come and live in S. Matteo as paying guests, as in the example of the widow Monna Antonia who in 1490 »has come to stay here in our hospital and we must look after her in illness and health and must house her in the body of our hospital and give her sufficient food and drink on which to live«[21]. In return Monna Antonia was to give them 24 *fiorini di suggello* each year. Other arrangements included that with Monna Lucia di Piero *pinzochera* who in 1488 provided them with 27 florins and in return received »2 bushels of good wheat«. However, as in other cases of contracts with *commesse*, Monna Lucia remained living in her house[22].

Not all *commesse* were single. There are examples of married couples coming to live together in the hospital and each providing a service to the sick. Indeed twelve of the fifty-three contracts examined for the 1490s were between couples and the hospital. Many of them decided to remain living in their own houses, receiving an annual payment of wheat, wine, oil and fixed quantities of wood, in return for leaving the hospital a sum of money or property. Others decided to live together in the hospital and either worked for the hospital or did so in conjunction with working outside[23].

Even offering money or property to a hospital did not guarantee acceptance as a *commessa*. This can be seen in the case of Monna Piera, who had been a patient in the hospital. In May 1521 when she petitioned for entry she was described as about forty years old. She offered them 50 florins to come and live there, but was told that she was too young at the moment and had to wait for another seven years before she could join the hospital's community[24]. The question of the age of *commesse* was obviously of some importance to Tuscan hospitals. For example, as Odile Redon has shown, those admitted to S. Maria della Scala in Siena 200 years before were all over forty, and many over sixty. This accords well with the ages of many of the people who ran the smaller hospitals in Florence and its *contado*; both Spedalinghi and their wives tended

[21] Archivio di Stato di Firenze (cited as ASF), Ospedale di S. Matteo (cited as SM), 191, fol. 145r: 29.xi.1490.

[22] ASF, SM 190, fol. 132r.

[23] Examples of agreements between couples and S. Matteo include: ASF, SM 189, fol. 121r (1486); SM 190, fol. 136r (1488); SM 190, fol. 139v, 141r (1489).

[24] ASF, SM 198, fol. 265v: May 1521

to be in their later rather than their earlier middle age[25]. Elsewhere too there were strict rules governing the age of nurses. The Grey Sisters of the Third Order of St. Francis, for example, at the Hotel Dieu of Wisbecq in France had to be over thirty[26]. While at St. Giles's Hospital in Norwich they were to be over fifty, and at the Savoy in London, based on the example of S. Maria Nuova in Florence, they had to be over thirty-six and either virgins or respectable widows[27].

Employment of older rather than younger *commesse* had both positive and negative implications for the hospital. A decided advantage, as has been pointed out for English hospitals in this period, was that the presence of older rather than younger staff was a way to avoid undermining discipline through the »miasma of sin«[28]. Accepting older women also meant that while the institution would inherit the individual's property more rapidly, it would also have to pay for the expenses involved in looking after the *commessa* in sickness and old age. For the *commessa*, of course, this was precisely the attraction of such a contract, especially as it helped to guarantee her with not just a system of physical but also spiritual insurance. Indeed, as with Florentine confraternities[29], the members of the community were guaranteed a proper funeral, as one can see in the case of Monna Salvestra, widow of Piero Papi on 7 November 1461[30]:

> Then she was dressed in her widow's clothes and put into a bier in the middle of the ward, that is by the medicheria towards the door, in an open bier with many benches around so that her relatives [...] could sit on the said benches and at the head and foot of the said bier there were two large lit candles in their candlesticks each weighing lb. 6. And she was buried in the tomb next to the door which exits onto Via del Chochomero.

The death of Monna Salvestra is a convenient point to draw together the threads of this chapter. Though this short contribution has concentrated on the Florentine evidence, it should be emphasized that this form of contract with a pious instititution was found throughout medieval Europe. It was especially popular for women at the lower (but not the lowest) end of the social scale who had been left with a small amount of money or property which they could use to come to an agreement with a hospital and thereby guarantee some form of income in cash or kind for their old age. For the hospital this had the advantage of increasing their patrimony. It also formed an important and regular

25 REDON, Autour (see note 1); HENDERSON, The Hospitals (see note 3), p. 80.
26 SAUNIER, Le pauvre malade (see note 1), p. 122 et seq.
27 RAWCLIFFE, Hospital Nurses (see note 1), p. 48 et seq.
28 RAWCLIFFE, Hospital Nurses (see note 1).
29 J. HENDERSON, Piety and Charity in Late Medieval Florence, Oxford 1994 (Chicago ²1997), ch. 5.
30 ASF, SM 184, fol. 45v.

source of personnel to nurse their patient population and to undertake many of the menial tasks associated with the care of the sick. It is important, however, not to think of these contractual arrangements purely in terms of reciprocal material advantages. The hospital was essentially a religious institution in which the *commesse* performed their tasks in a spirit of Christian charity in which care of the soul of the staff and patients through spiritual medicine was as important as the care of their body through physical medicine.

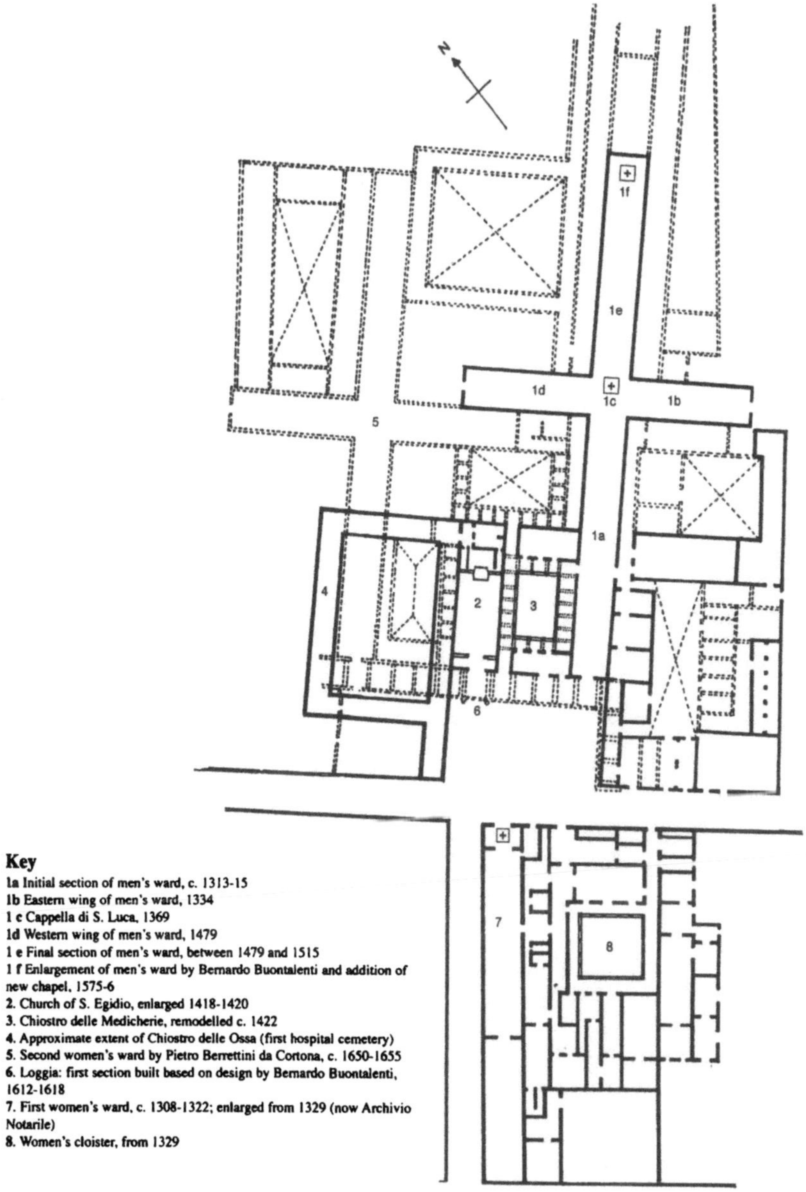

Figure 1 Sketch Plan of the Ospedale di Santa Maria Nuova, Florence.
Solid lines represent construction of c. 1500. Based on a plan drawn Patrick Sweeney.

Brigitte Kurmann-Schwarz

DES ŒUVRES D'ART COMMANDITÉES POUR UN HÔPITAL

L'exemple de Notre-Dame-des-Fontenilles à Tonnerre*

L'hôpital de Tonnerre est l'exemple le plus ancien conservé en France du type à grande salle, après ceux de Saint-Jean d'Angers[1] et du Coëffort du Mans[2]. Contrairement à ces derniers, constitués de halles voûtées à trois vaisseaux, celui de Tonnerre est du type à grande salle en vaisseau unique terminée par une chapelle tripartite[3], autrement dit trois chapelles côte à côte (fig. 1). Les logis du personnel, les bâtiments de service et le château de la fondatrice ont été disposés autour d'une cour trapézoïdale située sur le flanc nord de la grande salle qui est actuellement le seul élément d'origine de cet ensemble médiéval conservé de façon plus ou moins intacte. Le bâtiment forme un rectangle terminé par les trois chapelles, celle du milieu comportant une abside à cinq pans, tandis que les deux autres s'élèvent sur un plan carré. Les chapelles sont voûtées et éclairées par des fenêtres à deux lancettes couronnées d'un quadrilobe non encadré par un oculus (fig. 2, 3). L'espace liturgique se distingue de la salle des malades par ces éléments architecturaux et les deux parties étaient jadis séparées par un jubé en bois. Quarante lits étaient placés le long

*Claudine Lautier, Paris, a bien voulu relire cet article, a fourni des images et longuement discuté avec moi des problèmes scientifiques portant sur l'architecture et le vitrail de l'hôpital de Tonnerre; je l'en remercie chaleureusement. Merci également au professeur Claude Schaefer qui, après si longtemps, a bien voulu se pencher sur le dossier des sculptures de Tonnerre qu'il avait traitées dans sa thèse (voir n. 36, ci-dessous). Je remercie également Daniel Guérin, directeur des Archives de l'Yonne, pour les informations concernant la charte de Boniface VIII contenant la confirmation de la fondation de l'hôpital Notre-Dame des Fontenilles à Tonnerre. J'adresse également mes remerciements chaleureux au professeur Andreas Meyer qui a bien voulu prendre soin de l'édition de la bulle papale pour ce volume.

[1] André MUSSAT, L'Hôpital Saint-Jean à Angers, dans: Congrès archéologique de France 122 (1964) p. 78–87.

[2] Robert VASSAS, La Maison-Dieu de Coëffort au Mans. Grande salle des malades, dans: Bulletin monumental 112 (1954) p. 61–87; Catherine ARMINJON et Francis MUEL, Un ensemble exceptionnel d'orfèvrerie civile médiévale: Le trésor de Coëffort, dans: Bulletin monumental 142 (1984) p. 133–185.

[3] Francis SALET, L'hôpital Notre-Dame des Fontenilles à Tonnerre, dans: Congrès archéologique 116 (1958), p. 225–239; Noël QUÉNÉE, L'Hôpital Notre-Dame des Fontenilles à Tonnerre, La Pierre-Qui-Vire 1979.

des murs percés par des fenêtres à deux lancettes en arc brisé au fond d'une profonde niche en plein cintre[4]. Une galerie de bois longeait les murs à la hauteur de l'appui des fenêtres et permettait de surveiller les lits (fig. 4). La salle est couverte par un berceau en bois soutenu par des entraits longs de 18,30 m et des poinçons à base moulurée[5]. Le berceau est recouvert de frises de lambris reliées par des contre-joints moulurés et percés de trilobes servant à l'aération. L'extérieur est aujourd'hui dominé par l'annexe construite au XVIIIe siècle à la place de la façade occidentale. Seules les façades latérales ont gardé leurs formes médiévales: elles sont structurées par les paires de fenêtres en arc brisé et les contreforts saillants.

Le type de l'hôpital à une grande salle s'est d'abord développé dans l'architecture monastique. On peut faire remonter ce type au plan de Saint-Gall, mais peu de vestiges de ce genre de bâtiments sont encore conservés. En France, seule la salle des malades du monastère d'Ourscamp appelée »salle des morts« (construite autour de 1210) est entièrement préservée. Elle a échappé à la destruction parce qu'elle avait été transformée en église paroissiale. Comme les hôpitaux d'Angers et du Coëffort, l'infirmerie d'Ourscamp est construite sur le plan d'une grande halle à trois vaisseaux. La dénomination de »salle des morts« souligne la fonction double de l'hôpital au Moyen Âge: Les malades pouvaient espérer y recevoir des soins corporels, mais aussi et surtout des soins pour leurs âmes[6]. Comparé à cette halle à trois nefs voûtées, le vaisseau unique de Tonnerre avec son berceau en bois montre une réduction du point de vue des formes architecturales. La voûte en pierre est réservée à l'espace sacré des trois chapelles. Ces dernières ne sont pas seulement mises en valeur par leurs voûtes, mais également par un éclairage plus abondant qui les distingue

[4] Un dessin reconstituant le mobilier de la grande salle est publié dans: QUÉNÉE, L'hôpital, fig. 10. Concernant le nombre de lits voir: Hermann KAMP, Memoria und Selbstdarstellung. Die Stiftungen des burgundischen Kanzlers Rolin, Sigmaringen 1993, p. 308.

[5] Patrick HOFFSUMMER, Jannie MEYER, Les charpentes du XIe au XIXe siècle. Typologie et évolution en France du Nord et en Belgique, Paris 2002, p. 70, 85, 156–157, 2003, 270, 292–293. La longueur des entraits de Tonnerre est spectaculaire. Normalement ils ne mesurent pas plus de 12 m.

[6] Une étude récente traitant de l'histoire de l'architecture des hôpitaux du Moyen Âge fait défaut. Il faut donc toujours se tourner vers Ulrich CRAEMER, Das Hospital als Bautyp des Mittelalters, Cologne 1963, p. 62–63 (Tonnerre; comme titre de l'hôpital, l'auteur indique erronément hôtel-Dieu du Saint-Esprit, erreur reprise dans d'autres études); Dankwart LEISTIKOW, Hospitalbauten in Europa aus 10 Jahrhunderten. Ein Beitrag zur Geschichte des Krankenhausbaues, Ingelheim 1967, p. 106 (Tonnerre); John D. THOMPSON, Grace GOLDIN, The Hospital: A Social and Architectural History, New Haven, Londres 1975, p. 22–25 (Tonnerre); Dieter JETTER, Das europäische Hospital von der Spätantike bis 1800, Cologne 1986, p. 59–61 (Tonnerre); 700 Jahre Elisabethkirche in Marburg 1283–1983. Das Hospital im späten Mittelalter, catalogue de l'exposition 6, Marburg 1983 (pour Tonnerre, p. 80 et 84; la suggestion que Marguerite de Bourgogne confia sa fondation à l'ordre du Saint-Esprit doit être corrigée); voir maintenant aussi: François-Olivier Touati (dir.), Archéologie et Architecture Hospitalière de l'Antiquité tardive à l'aube des temps moderne, Paris 2004.

nettement de celui de la salle. Aujourd'hui encore, en entrant dans la salle, les hautes fenêtres des chapelles forment un écran lumineux au fond de cet espace allongé. La simplicité des formes architecturales est, comme dans les églises des ordres mendiants, compensée par les dimensions du bâtiment et par son éclairage nuancé. Par ces caractères, l'architecture est révélatrice des grandes exigences du commanditaire, également soulignées par l'ensemble de l'hôpital, avec ses dépendances et la muraille crénelée qui l'entourait jadis et lui donnait l'aspect d'une petite ville à part (fig. 1).

L'hôtel-Dieu de Tonnerre fut fondé par Marguerite de Bourgogne, comtesse de Tonnerre, jadis reine de Jérusalem et de Sicile[7]. Elle fut mariée en 1268 au roi Charles d'Anjou, frère de saint Louis. Devenue veuve en janvier 1285, elle retourna en France et regagna son comté après avoir déposé le cœur de son époux Charles d'Anjou dans l'église des Jacobins de Paris (le monument funéraire érigé par les soins de Clémence de Hongrie en 1326 est aujourd'hui conservé à Saint-Denis[8]). Les érudits ne sont pas unanimes en ce qui concerne les dates du voyage de la reine veuve en France ainsi que de celles de son retour à Tonnerre. Les uns la voient se fixer à Tonnerre en mai 1285 déjà, les autres pensent qu'elle n'est revenue en France qu'en 1288[9]. Quoiqu'il en soit, au cours de l'été 1292, elle mentionna la première fois le projet de fonder un hôpital à Tonnerre. Bien qu'elle partageât ses biens entre ses neveux (Louis et Robert de Flandres ainsi que Guillaume de Chalon), elle se réserva des terres pour doter l'établissement hospitalier qu'elle avait l'intention de fonder[10]. La charte de fondation de l'hôpital fut émise à l'octave de Pâques 1293 et confirmée par une bulle de la chancellerie de Boniface VIII le 5 septembre 1297 (l'an trois du pontificat de ce pape)[11]. Ces documents fixent les intentions de la

[7] Jean FROMAGEOT, Tonnerre et son comté. Des origines à la Révolution de 1789, Dijon, Tonnerre 1973, p. 93–100; Jean RICHARD, Marguerite de Bourgogne, reine de Jérusalem, dans: Actes du VIIe centenaire de l'hôtel-Dieu des Fontenilles, Tonnerre 1292–1992, Tonnerre 1992, p. 21–33.

[8] Alain ERLANDE-BRANDENBURG, Le roi est mort. Étude sur les funérailles, les sépultures et les tombeaux des rois de France jusqu'à la fin du XIIIe siècle, Genève 1975, p. 118, 120.

[9] Il n'est donc pas sûr qu'elle soit rentrée en Bourgogne en 1285 ou seulement après la libération de Charles II de sa prison aragonaise en 1288. Meredith Parsons LILLICH, The Queen of Sicily and Gothic Stained Glass in Mussy and Tonnerre, Philadelphia 1998, p. 71, indique mai 1285 comme date de ce retour; Jean DUNBABIN, Charles I of Anjou. Power, Kingship and State-Making in Thirteenth-Century Europe, Harlow 1998, p. 36, suppose qu'elle est restée à Naples jusqu'en 1289; RICHARD, Marguerite de Bourgogne, p. 31, reste incertain en ce qui concerne la date du retour de la reine, mais il suppose qu'elle a voyagé avec le cœur de son mari. Selon cet auteur, elle ne retourna pas tout de suite à Tonnerre, mais séjourna d'abord à Montmirail.

[10] FROMAGEOT, Tonnerre et son comté, p. 99–100.

[11] La charte de fondation n'est plus conservée. Elle est inserrée dans la bulle papale de 1297 conservée aux archives de l'hôpital à Tonnerre (H supplément 2840/A 1) et elle peut également être consultée sur microfilm aux Archives départementales de l'Yonne à Auxerre: Line SKORKA, Les archives de l'Hôpital de Tonnerre, dans: Bulletin de la Société des fouilles

fondatrice, la localisation exacte des bâtiments, l'organisation de l'hôpital, les fondations des autels, la dotation et les obligations du personnel, parmi lesquelles la célébration des obits de Charles d'Anjou et de la fondatrice[12]. Les historiens avancent des dates différentes pour la consécration de l'édifice et de ses quatre autels. Selon tel ou tel auteur, on trouve le 13 mars 1295[13], le 16 mars 1295[14], le 4 avril 1295[15], et encore 1296 sans précision du jour et du mois[16]. La dernière date s'harmoniserait mieux avec l'analyse dendrochronologique de la charpente, car les arbres qui ont servi à la bâtir ont pu être coupés pendant une période comprise entre l'année 1295 et le début de 1296[17]. L'hôpital et le maître-autel étaient dédiés à la Vierge, les trois autres autels à saint Jean-Baptiste, la Madeleine et sainte Elisabeth de Thuringe[18]. Quoique les archives de l'hôpital soient presque entièrement conservées, elles restent muettes en ce qui concerne l'histoire et la chronologie de la construction, et celle de la création du décor de l'hôpital. Beaucoup de questions portant sur l'histoire de l'architecture sont donc contestées ou restent encore ouvertes.

Francis Salet a avancé l'hypothèse qu'entre 1293 et 1295, l'hôpital de Tonnerre fut construit par l'architecte qui, peu après, érigea le chœur de la nouvelle collégiale de Mussy-sur-Seine (anciennement dénommé Mussy-l'Évêque, car le lieu appartenait à l'évêque de Langres)[19]. Les deux bâtiments se ressemblent par leur simplicité, mais ils offrent par là même peu d'éléments

archéologiques et des monuments historiques de l'Yonne 9 (1992) p. 75–80; Ernest PETIT, Archives de l'hôpital de Tonnerre. Le cartulaire – l'obituaire, dans: Bulletin historique et philologique du Comité des travaux historiques et scientifiques (1906) p. 10–32.

[12] David ANDRY, Chartres [sic] et titres anciens des habitans de Tonnerre, Auxerre 1630, p. 105–122 (bulle papale en latin); Ambroise CHALLE, Histoire du comté de Tonnerre, Marseille 1979 (Auxerre 1875), p. 203–220 (traduction en français de la confirmation papale avec la charte de fondation insérée). Voir maintenant l'édition de la charte par Andreas Meyer dans ce volume.

[13] SALET, L'hôpital, p. 226.

[14] LILLICH, The Queen, p. 74.

[15] Robert BRITOU, Sondage au Vieil Hôpital, dans: Bulletin de la Société des fouilles archéologiques et des monuments historiques de l'Yonne 9 (1992) p. 89–92.

[16] CHALLE, Histoire, p. 103.

[17] Voir la n. 5 ci-dessus.

[18] Tonnerre, Archives de l'hôpital, H supplément 2840/ A 1, confirmation de la charte de fondation de l'hôpital par Boniface VIII: *In quibus locis construi volumus et edificari capellam et oratorium cum quatuor altaribus in eisdem, maius videlicet altare in honore beate Marie virginis, secundum in honore beati Iohannis baptiste, tertium in honore beate Marie Magdalene et quartum in honore beate Elisabeth de Duringo.*

[19] SALET, L'hôpital, p. 233, et également, L'église de Mussy-sur-Seine, dans Congrès archéologique 113 (1955) p. 320–337. En revanche, LILLICH, The Queen, p. 72–74, avance une date de construction de l'église de Mussy entre 1288 et 1292. Selon elle, l'argent pour la nouvelle construction n'a pas été donné par Guillaume de Mussy, mais par Marguerite de Bourgogne. Cette hypothèse ne peut s'appuyer sur aucun document. Je remercie Bruno Klein, Dresde, qui a bien voulu discuter les problèmes de l'architecture de Mussy avec moi et qui confirme la datation de la construction avancée par Salet.

de comparaison. Les réseaux des trois chapelles de l'hôpital de Tonnerre sont très simples et presque archaïques pour la dernière décennie du XIIIe siècle. Leur forme est répandue dès les années 1230 où ils dominent, par exemple, le décor architectural de l'abbatiale Saint-Nicaise de Reims (construite à partir de 1231)[20] ou encore les fenêtres hautes du chœur de l'abbatiale de Saint-Germain d'Auxerre commencée en 1277[21], dont les parties supérieures doivent être presque contemporaines des chapelles de Tonnerre. La simplicité de l'hôpital était certainement voulue. Les formes communes avec celles de l'architecture des ordres mendiants ont déjà été mentionnées. Rappelons également que la fondatrice stipula dans la charte de fondation qu'un des quatre autels serait dédié à sainte Elisabeth de Thuringe, princesse qui avait délibérément choisi la pauvreté et s'était mise au service des pauvres et des malades[22]. Les chroniqueurs qui relatèrent la vie de Marguerite de Bourgogne la modelèrent sur celle d'Elisabeth, également fondatrice d'un hôpital, parallèle que la recherche n'a pas pris en considération préférant la mythification romantique de la personne de Marguerite de Bourgogne[23].

La mention du roi Charles comme fondateur de l'hôpital – *fundator noster* selon l'obituaire[24] – et la prescription de la célébration de son anniversaire dans la charte de fondation, a aussi beaucoup excité l'imagination de certains auteurs qui ont forgé de toutes pièces une histoire d'amour du couple princier. Que la reine ait conservé ou non »de l'amour, des regrets et un souvenir puissant de son époux«[25], la fondation de Marguerite de Bourgogne n'eut très pro-

[20] Maryse BIDEAULT, Claudine LAUTIER, Saint-Nicaise de Reims. Chronologie et nouvelles remarques sur l'architecture, dans: Bulletin monumental 135 (1977) p. 295–330, pour les dates de la construction de l'édifice gothique, voir p. 296–298.

[21] Archéologie et architecture d'un site monastique, V^{e}–XXe siècles, 10 ans de recherches à l'abbaye Saint-Germain d'Auxerre sous la direction de Christian SAPIN, Auxerre 2000, p. 139–143.

[22] Marguerite de Bourgogne n'avait pas à ses côtés un personnage comme Conrad de Marbourg qui façonna délibérément la vie d'Elizabeth de Thuringe pour en faire une sainte. L'ancienne reine de Sicile avait construit elle-même sa réputation sur la fondation de l'hôpital. C'est en tant que femme charitable et vertueuse qu'elle a voulu perpétuer sa mémoire. Voir à ce sujet DUNBABIN, Charles I of Anjou, p. 183. Pour la vie d'Elisabeth de Thuringe voir: Sankt Elisabeth, Fürstin, Dienerin, Heilige, Aufsätze Dokumentation Katalog, Sigmaringen 1981 (concernant la vie et la sainteté d'Elisabeth voir surtout les articles de Paul Gerhard SCHMIDT et de Matthias WERNER)

[23] En dernier lieu: LILLICH, The Queen, p. 32–33, 110–112, qui fait référence à un texte du XIXe siècle et à l'inscription du tombeau. Celle-ci a certainement été composée à la demande de l'ancienne reine de Sicile elle-même: en utilisant tous les moyens de la rhétorique contemporaine, elle forgeait ainsi sa propre réputation.

[24] PETIT, Archives de l'hôpital, p. 24: *Januarius, Anno Domini M°CC°octogesimo quarto [die septimo januarii] obiit Karolus precellentissimus Rex Sicilie et Jerusalem, fondator noster. Anniversarium duplex cum XIII cereis.*

[25] Comme le dit Émile AMÉ, Les Carrelages émaillés du Moyen-Âge et de la Renaissance, Paris 1859, part II, p. 33–38 (cité par LILLICH, The Queen, p. 32). Les pavements de l'ancien château de Tonnerre, détruits au XIXe siècle étaient ornés de fleurs stylisées que M. Lillich

blablement rien de sentimental, mais relevait en revanche des devoirs d'une dame haut placée à l'égard de ses proches[26]. Non seulement l'âme de la fondatrice, mais aussi celle de son mari défunt, devaient profiter des fruits spirituels des œuvres de miséricorde exercées par le maître de l'hôpital, les chapelains et les sœurs, et par conséquent aussi des prières des pauvres considérés comme leurs intercesseurs auprès du Christ[27]. Se constituer un trésor spirituel était une source d'inspiration pour toutes les fondations pieuses du Moyen Âge et même au-delà de cette époque. Au lieu de se perdre dans la fiction romantique, il convient plutôt prendre en considération la situation des femmes de la condition sociale de Marguerite de Bourgogne. Les recherches entreprises sur les fondations des grandes dames en Angleterre aux XIIIe et XIVe siècles ont conclu que celles-ci, comparées aux hommes, fondaient de préférence des couvents de femmes et rarement des hôpitaux[28]. Mis à part le fait que sainte Elisabeth était le modèle prééminent dont la reine voulait suivre l'exemple, la situation géographique de Tonnerre, sur une route importante menant de Langres à Auxerre, a pu jouer un rôle dans son choix[29]. Dans d'autres cas, il a aussi été observé que les hôpitaux offraient aux femmes une participation active aux œuvres de miséricorde, moins contraignante que l'entrée dans les ordres qui les obligeait à mener une vie totalement contemplative[30].

pense être des marguerites, semblables à celles des bordures des vitraux de l'hôpital (voir ci-dessous). Mais cette variété botanique est assez commune dans l'ornement puisqu'on la reconnaît, par exemple, sur des carrelages d'une maison parisienne conservés sous les arcades de la cour du Musée national du Moyen-Âge et des Thermes de Cluny à Paris.

26 Les fonctions des reines de France et du Saint-Empire n'étaient pas réglementées par les usages, mais dépendaient beaucoup de la personnalité propre de ces femmes. Les reines les plus intelligentes réglaient leur comportement selon ce que la société attendait d'elles: Elles mettaient des héritiers au monde, menaient une vie vertueuse, s'occupaient de charité et du salut de l'âme de leurs proches. Voir: Amalie FÖSSEL, Die Königin im mittelalterlichen Reich, Herrschaftsausübung, Herrschaftsrechte, Handlungsspielräume, Stuttgart 2000; Janet L. NELSON, Medieval Queenship, dans: Linda E. MITCHELL (dir.), Women in Medieval Western European Culture, New York, Londres 1999, p. 179–207; Matthew INNES, Keeping it in the family: women and aristocratic memory, 700–1200, dans: Elisabeth VAN HOUTS (dir.), Medieval Memories. Men, Women and the Past 700–1300, Harlow 2001, p. 17–35

27 Tonnerre, Archives de l'hôpital, H supplément 2840/ A 1, confirmation de la charte de fondation de l'hôpital par Boniface VIII: *Volentes, quod magister, fratres et sorores ipsius hospitalis anniversarium felicis recordationis domini K. quondam Ierosolimitani et Sicilie regis consortis nostri carissimi singulis annis die obitus sui sollempniter celebrent et post decessum nostrum anniversarium nostrum una cum suo ipsa die obitus sui et iterum suum una cum nostro die obitus nostri in eodem hospitali singulis annis celebrare sollempniter tenebuntur.*

28 Loveday Lewes GEE, Women, Art and Patronage from Henry III to Edward III, 1216–1377, Woodbridge 2002, p. 130–131.

29 LILLICH, The Queen, p. 72.

30 Voir Roberta GILCHRIST, Gender and Material Culture. The Archaeology of Religious Women, Londres, New York 1994, p. 172–187.

Les érudits ont peu essayé jusqu'à présent d'éclaircir les circonstances de la fondation de l'hôpital. La question a été posée de savoir s'il y eut une raison concrète, un événement historique, qui aurait poussé Marguerite de Bourgogne à faire œuvre de charité. Le fait qu'elle ait donné beaucoup d'importance aux prières en faveur du roi Charles, a fait penser à l'épisode de l'exécution de Conradin à Naples le 29 octobre 1268 sur ordre de Charles[31]. Cet argument a aussi joué un rôle dans les recherches concernant d'autres donations de la famille royale à Naples. La participation de celle-ci à la fondation de Santa Maria del Carmine a été interprétée comme un acte expiatoire pour la mort de Conradin et on a attribué l'initiative de cette fondation à Marguerite de Bourgogne, mais les documents ne contiennent aucune référence relative à cela. Il est probable en revanche que la reine ait fondé une messe aux Carmes de Naples en commémoraison du prince exécuté[32]. L'expiation de la mort violente de Conradin peut sans doute figurer parmi les raisons ayant conduit à cette fondation, mais on doit aussi penser à un autre épisode de la vie de la reine Marguerite qui compta certainement plus pour elle. Après que Marie d'Antioche eut vendu au roi Charles Ier de Sicile ses prétentions au royaume de Jérusalem, la reine Marguerite fit le vœu de faire le pèlerinage aux Lieux Saints. Ne pouvant réaliser ce projet, elle pria le pape Martin IV en 1285 de l'autoriser à transférer ce vœu sur un autre projet. Jean Richard s'est demandé si elle ne pensait pas déjà, au moment de sa supplication au pape, à la fondation de l'hôpital de Tonnerre[33]. Quoiqu'il en soit, cette fondation a été motivée par plusieurs raisons: elle permettait à la reine veuve de s'aménager une résidence protégée pourvue de *muris altis, latis et amplis munitis turribus et crenellis,* et de faire activement pénitence en s'occupant elle-même des pauvres qui cherchaient refuge à l'hôpital, suivant ainsi le modèle de sainte Elisabeth. En obligeant le personnel à des cérémonies liturgiques régulières, elle pouvait préparer sa tombe et la commémoraison pour elle-même et pour son mari défunt, à l'intérieur de l'institution qu'elle avait fondée. La fondation était cons-

[31] Line SKORKA, Jean Pierre FONTAINE, Tonnerre, Rennes 1992, p. 9. Conradin de Hohenstaufen, le dernier de cette dynastie, né en 1252, fut vaincu par Charles d'Anjou à la bataille de Tagliacozzo le 23 août 1268. Le jeune roi put s'enfuir du champ de bataille. Mais peu de temps après, il fut reconnu et fait prisonnier par un serviteur de Charles d'Anjou. Ce dernier lui intenta un procès et le fit condamner à mort. Le 29 octobre 1268 le jeune roi fut exécuté à Naples: Lexikon des Mittelalters 5, 1991, col.1368 (P. Herde).

[32] Lorenz ENDERLEIN, Die Grablegen des Hauses Anjou in Unteritalien. Totenkult und Monumente 1266–1343, Worms 1997, p. 24–25. En revanche, Tanja MICHALSKI, Memoria und Repräsentation. Die Grabmäler des Königshauses Anjou in Italien, Göttingen 2000, p. 32–33, 96–97, 365–367, ne mentionne que les messes que Marguerite de Bourgogne y avait fondées pour elle-même et sa donation de 1000 ducats pour la construction de l'église en 1301. La reine veuve fut honorée par une statue en marbre (Naples, Museo nazionale di San Martino). Une tradition récente la relia au tombeau de Conradin dans l'église des Carmes et l'identifia avec la mère du prince, ce qui est peu crédible.

[33] RICHARD, Marguerite de Bourgogne, p. 29–30.

tituée pour une longue durée, de sorte que les prières pouvaient se poursuivre au-delà de la vie de la fondatrice, en principe jusqu'au Jugement dernier.

L'hôpital, comme résidence d'une fondatrice haut placée, comme lieu de charité et de commémoraisons des morts, reçut aussi un décor dont des éléments, à l'état de vestiges, sont conservés: plusieurs fragments de l'ancien portail principal représentant le Jugement dernier; une tête de Christ ayant probablement appartenu à un groupe du Couronnement de la Vierge[34]; quelques panneaux de vitraux très endommagés par le bombardement allemand de 1940[35] (en dépôt dans la région) et représentant, en plus de quelques éléments purement décoratifs, les armoiries de la fondatrice et de son mari ainsi que des bustes de rois et de reines; la statue d'une Vierge, aujourd'hui placée sur le grand retable baroque de la chapelle principale, probablement l'ancienne image cultuelle de l'autel majeur[36]; enfin deux statues de femmes en bois conservées au Musée de l'hôpital aménagé dans les bâtiments ajoutés à la grande salle au XVIIIe siècle[37]. Le tombeau de Marguerite de Bourgogne (fig. 5) qui prenait place à l'entrée de la chapelle principale, dans l'axe du maître-autel, est perdu depuis la Révolution et fut remplacé par un monument créé au XIXe siècle[38]. L'aspect du tombeau médiéval nous est connu par un dessin ancien et des descriptions. D'après ces documents, il apparaît que le gisant en métal de la reine, dont la tête était encadrée de deux anges et dont les pieds s'appuyaient sur un lion, couvrait un sarcophage en pierre. Les armoiries de son père et celles de son mari étaient disposées des deux côtés de l'image de la

[34] Françoise BARON, Tête de Christ couronné, dans: L'art au temps des rois maudits. Philippe le Bel et ses fils 1285–1328, Paris 1998, p. 115. Outre la tête du Louvre, des fragments de sculptures sont conservés dans le musée de l'hôpital à Tonnerre même.

[35] Tonnerre fut bombardée à deux reprises pendant la dernière guerre: le 15 juin 1940 par les Allemands et le 25 mai 1944 par les Américains. Les deux bombardements ont gravement touché la ville et celui de 1940 atteignit aussi le côté nord de l'hôpital. Pour les fragments des vitraux voir Annick BEAU, André MATTON, Iconographie tonnerroise. Vitraux du vieil hôpital représentant les portraits de Marguerite de Bourgogne et de son époux Charles Ier d'Anjou, dans: Bulletin de la Société d'archéologie et d'histoire du Tonnerrois 26 (1973) p. 51–55; Les vitraux de Bourgogne, Franche-Comté et Rhône-Alpes, Corpus Vitrearum France, Paris 1986 (Recensement des vitraux anciens de la France, 3), p. 203; LILLICH, The Queen, p. 77–95; Claudine LAUTIER, Trois panneaux de vitrail: Bustes d'une reine et d'un roi, grisailles et ornements, dans: L'art au temps des rois maudits. Philippe le Bel et ses fils 1285–1328, Paris 1998, p. 387.

[36] Claude SCHAEFER, La sculpture en ronde-bosse au XIVe siècle dans le duché de Bourgogne. Paris 1954, p. 99–101 et 175–176; Josef Adolf SCHMOLL GEN. EISENWERTH, Die Madonna von Bayel (Südchampagne) und ihre Schlüsselrolle für die lothringische Skulptur des frühen 14. Jahrhunderts, dans: Wiener Jahrbuch 46/47 (1993/94) p. 641–656; Françoise BARON, La Vierge et l'enfant, dans: L'art au temps des rois maudits. Philippe le Bel et ses fils 1285–1328, Paris 1998, p. 112–114.

[37] Françoise BARON, Deux effigies de femmes, debout et les mains jointes, dans: Ibid. p. 119–120.

[38] QUÉNÉE, L'hôpital, fig. 34 (dessin d'après Dormois); LILLICH, The Queen, p. 112.

reine. Une longue inscription, utilisant la très haute rhétorique du temps, était insérée entre la plaque tombale et l'arcature aveugle décorant les côtés du sarcophage. Elle mettait en évidence les vertus et la charité de la reine, incitant les fidèles à prier pour elle[39].

Ce que nous savons du décor sculpté de l'hôpital confirme l'opinion déjà énoncée que celui-ci fut fondé dans la perspective de l'éternité et des fins dernières, et qu'il servait ainsi à la mémoire et au salut des âmes de la fondatrice et de son mari. En franchissant la porte du porche précédant la façade de la salle des malades, le pauvre cherchant refuge à l'hôpital se trouvait devant le grand portail où le drame du Jugement dernier se déroulait. La représentation monumentale rappelait à ceux qui sollicitaient un abri et de la nourriture, de ne pas seulement penser à leurs besoins matériels, mais de se soucier également du salut de leur âme et de se préparer pour le moment où ils auraient à comparaître devant le trône du juge[40]. Visualisant le verset biblique *ego sum ostium* (Jo 10, 9), la statue du Christ se trouvait au trumeau du portail comme dans les grandes cathédrales[41]. Par son iconographie, cette statue fait également référence au psaume 91 (90), verset 13, montrant le Christ triomphant du mal: *Super aspidem et basiliscum ambulabis, Et conculcabis leonem et draconem.* L'exégèse mit le psaume 91 (90) en rapport avec la tentation du Christ par le diable. En résistant à Satan, Jésus surmonta le mal et vainquit le tentateur par son humilité. Selon Pierre le Lombard, c'est cette humilité dont le Christ témoigne vis-à-vis de Satan, que les fidèles doivent imiter et, en entrant ainsi par la porte qui est le Christ, ils l'imitent et lui ressemblent[42]. Le Christ au portail de l'hôpital n'exhorte pas seulement celui qui entre à suivre son modèle, mais il lui rappelle que les pauvres séjournant dans l'hôpital représentent en eux-mêmes le Christ et acquièrent ainsi la position privilégiée d'intercesseurs.

[39] *Hic iacet illustrissima Domina, vita morumque floribus decorata, Domine Margareta quondam Regina Hierasulemni et Siciliae, filia incliti Odonis Comitis Nivernensis, filii nobilissimi Ducis Burgundiae, fundatrix ipsius Hospitalis, de propriis bonis et dotrix, humilitatis speculum, caritatis refugium, puritatis vestigium, quae obiit A.D. M III VIII die quarta mensis septembris – oratis pro anima eius*: FROMAGEOT, Tonnerre et son comté, p. 111.

[40] Description de l'ancienne façade occidentale détruite en 1764: Camille DORMOIS, Description des bâtiments de l'Hôpital de Tonnerre, dans: Bulletin de la Société des sciences historiques et naturelles de l'Yonne 6 (1852) p. 177–189: *En face de la porte du porche se présentait celle de l'église; elle* [*la porte*] *était formée de deux baies avec pilastre au milieu; la couverte de ces deux baies était d'un seul bloc; au dessus on voyait, du côté du porche, l'image du Sauveur* (p. 177).

[41] Ainsi les portails du Jugement dernier des cathédrales de Chartres, d'Amiens et de Paris: Bruno BOERNER, Par caritas, par meritum. Studien zur Theologie des gotischen Weltgerichtsportals in Frankreich – am Beispiel des mittleren Westeingangs von Notre-Dame in Paris, Fribourg/Br. 1998.

[42] Wilhelm SCHLINK, Der Beau-Dieu von Amiens. Das Christusbild der gotischen Kathedrale, Francfort/M., Leipzig 1991, p. 13–57. Pour le rapport entre le Christ et les pauvres: KAMP, Memoria, p. 183–184.

La description de Camille Dormois de 1852 atteste, outre la présence du Christ au trumeau du portail, l'existence d'un groupe sculpté ornant la façade occidentale du côté de la salle des malades, donc au revers de la façade, et comprenant une autre statue du Christ[43]. L'hypothèse a été avancée que la tête barbue et couronnée conservée au Louvre, provenant de Tonnerre, est identifiable à ce Christ. Puisque la tête est légèrement tournée vers la gauche, elle ne pouvait appartenir ni à un Christ juge ni à la statue du trumeau du portail. En revanche, la tête devait plus probablement appartenir à un groupe formé de deux personnages tournés, l'un vers l'autre comme un couronnement de la Vierge[44]. Si l'on pense que le couronnement de la Vierge est intimement lié à la mort de la Mère de Dieu[45], le sujet était approprié au lieu où la mort devait être souvent présente. Au Moyen Âge, non seulement le trépas de la Vierge était le modèle même de la mort chrétienne, mais de plus, être accueilli au paradis pour être assis auprès du Christ à l'instar de la Vierge était le but de tous les fidèles[46]. Ces réflexions peuvent être appuyées par deux exemples: une série de reliefs insérés dans les murs des chapelles latérales du côté nord de Notre-Dame de Paris représentant la mort, les funérailles et le couronnement de la Vierge, marquait le chemin au cimetière des chanoines[47]. En sortant de la cathédrale, le cortège funèbre se dirigeait le long de ce mur pour se rendre au lieu de la sépulture à l'est du chœur. On peut également faire référence à un couronnement de la Vierge dans le contexte hospitalier: il est peint sur le mur nord de la chapelle de l'hôpital du Saint-Esprit à Lübeck (XIVe siècle)[48].

[43] DORMOIS, Description, p. 177–178: *et du côté de l'église un groupe en pierre représentant le Jugement dernier; de ce groupe dépendaient deux statues qui offraient l'image du Père éternel étendant la main sur son fils.* Ce groupe fut détruit vers 1820 et en 1852 n'existait plus que la tête du Père éternel. La description de l'auteur n'est pas tout à fait claire parce que selon lui le Jugement était placé sur le revers de la façade, tourné vers l'intérieur de la salle. Il serait plus logique de voir le Jugement au tympan du portail bipartite avec l'image du Sauveur décrit par DORMOIS (voir n. 40).

[44] Jean-René GABORIT, Tête de Christ couronné, dans: Musée du Louvre, Nouvelles acquisitions du département des sculptures (1980–1983), Paris 1984, No 4.

[45] Penny Schine GOLD, The Lady and the Virgin. Image, Attitude, and Experience in Twelfth Century France, Chicago, Londres 1985, p. 51–68.

[46] Klaus SCHREINER, Der Tod Marias als Inbegriff christlichen Sterbens. Sterbekunst im Spiegel mittelalterlicher Legendenbildung, dans: Tod im Mittelalter, dir. par Arno BORST, Gerhart VON GRAEVENITZ, Alexander PATSCHOVSKY, Karlheinz STIERLE, Constance 1993, p. 261–312; Peter KURMANN, Eckart Conrad LUTZ, Marienkrönungen in Text und Bild, dans: Timothy R. JACKSON, Nigel F. PALMER, Almut SUERBAUM (dir.), Die Vermittlung geistlicher Inhalte im deutschen Mittelalter, Internationales Symposium, Roscrea 1994, Tübingen 1996, p. 23–54.

[47] Cesare GNUDI, I rilievi esterni del coro di Notre-Dame et la Vergine Annunciata del Metropolitan Museum, dans: Albert CHÂTELET, Nicole REYNAUD (dir.), Études d'art offertes à Charles Sterling, Paris 1975, p. 41–46; Agnès BOS, Xavier DECTOT, Le cloître Notre-Dame, dans: Alain ERLANDE-BRANBDENBURG, Jean-Michel LENIAUD et al. (dir.), Autour de Notre-Dame, Paris 2003, p. 117.

[48] CRAEMER, Das Hospital als Bautyp, Abb. 15.

Tandis que la Vierge de l'hypothétique groupe du Couronnement a disparu, une Vierge au buisson ardent, l'image cultuelle du maître-autel, est conservée. La création de cette sculpture remonte à l'époque de la construction de l'hôpital et, depuis le XVIIe siècle, elle est placée sur le retable baroque. Moïse devant le buisson ardent aux pieds de la Vierge est le type vétéro-testamentaire de la virginité de Marie. La scène est aussi un signe de la présence de Dieu qui se manifestait chaque fois que l'un des quatre chapelains célébrait l'eucharistie pendant les deux messes journalières stipulées dans la charte de fondation, comme lors de celles définies dans l'obituaire[49].

Les sculptures de Tonnerre, aussi bien les fragments du portail que la statue mariale du maître-autel, sont liées du point de vue stylistique à un groupe d'œuvres conservées en Bourgogne septentrionale et au sud de la Champagne comtale (l'actuel département de l'Aube)[50]. Le plus grand nombre de sculptures de ce groupe est à Mussy-sur-Seine, déjà mentionné pour son architecture[51]. La Vierge de Tonnerre, exécutée vers 1295 et montrant à ses pieds Moïse devant le buisson ardent, partage cette particularité iconographique avec plusieurs autres Madones du groupe. Une statue semblable est conservée à la cathédrale de Langres[52]. En ce qui concerne la localisation de l'atelier, on ne peut pas affirmer avec certitude s'il se trouvait à Mussy ou à Troyes[53].

Les deux statues en bois représentant des femmes aux proportions très allongées, l'une portant les traces d'une couronne, sont d'une toute autre facture que la Vierge du maître-autel. Leur fonction et leur emplacement primitif sont inconnus et les tentatives pour les identifier n'ont pas abouti à l'unanimité des chercheurs. Il semble pourtant que la dame portant la couronne peut être identifiée comme Marguerite de Bourgogne, et l'autre serait Marguerite de Beaumont. Venant de Naples, cette dernière accompagna la reine veuve à Tonnerre et fit partie de sa petite cour jusqu'à sa mort. Les statues des deux femmes peuvent être datées au début du XIVe siècle d'après leurs caractères formels,

[49] Tonnerre, Archives de l'hôpital, H supplément 2840/ A 1, confirmation de la charte de fondation de l'hôpital par Boniface VIII: *Volumus, ibi magistrum institui personam litteratam cum quatuor capellanis et quatuor pueris clericis, qui caste et continenter ibi vivant et celebrent ad minus singulis diebus ibidem duas missas, unam videlicet de sancto spiritu, quamdiu vixerimus, et post mortem nostram pro defunctis, nisi festum fuerit annale, et aliam de virgine Maria vel de die seu de festo, si, quod evenerit, ipsa die vel de quocumque maluerint, secundum quod viderint expedire.*

[50] SCHMOLL GEN. EISENWERTH, Die Madonna von Bayel, p. 641–656, en dernier lieu: Françoise BARON, L'atelier de Mussy-l'Evêque, dans: L'art au temps des rois maudits. Philippe le Bel et ses fils 1285–1328, Paris 1998, p. 114–119.

[51] BARON, La Vierge et l'enfant, p. 112–114.

[52] Georges VIARD, Benoit DECRON, Fang-Cheng WU, La cathédrale Saint-Mammès de Langres. Histoire – Architecture – Décor, Langres 1994, p. 92–93.

[53] SCHMOLL GEN. EISENWERTH, Die Madonna von Bayel, p. 647–651. L'auteur pense également à un déplacement temporaire à Tonnerre.

les spécialistes les attribuant à un sculpteur bourguignon[54]. Peut-être jouaient-elles un rôle dans la commémoraison des morts[55], de la même manière que le tombeau perdu de Marguerite de Bourgogne[56].

Avant le bombardement de 1940, deux fenêtres du côté nord de la grande salle et les couronnements des baies de la chapelle triple possédaient encore des vitraux médiévaux. Il semble qu'à l'époque de la construction de l'hôpital toutes les fenêtres de la salle des malades aient été vitrées de panneaux de verres incolores. Leurs ornements géométriques et végétaux étaient disposés autour d'un losange de couleur enfermant des armoiries – l'écu de Bourgogne et d'Anjou – ou la tête d'un roi (fig. 6) ou d'une reine (fig. 7), dans lesquels on a unanimement reconnu les portraits de Marguerite de Bourgogne et de Charles d'Anjou[57]. La vitrerie était encadrée par une bordure ornée d'un rinceau d'églantines rouges[58].

Les fragments des verrières médiévales de Tonnerre témoignent d'un type aujourd'hui presque entièrement disparu, mais bien adapté à un espace dont la fonction n'aurait pas toléré des vitraux de couleur trop sombre. Tandis que les fragments de grisailles contenant les têtes royales et les armoiries de Bourgo-

[54] Ernest PETIT, Statue de sainte Catherine à l'hôpital de Tonnerre, dans: Bulletin de la Société des sciences historiques et naturelles de l'Yonne 64 (1910) p. 5–7; SCHAEFER, La sculpture en ronde-bosse, p. 85, 176; BARON, Deux effigies de femmes, p. 119–120; LILLICH, The Queen, p. 120–123.

[55] Ernst SCHUBERT, Der Naumburger Dom, Halle/S. 1997, p. 112–122, montre que les statues érigées dans le chœur occidental faisaient partie des cérémonies de commémoraison en faveur des fondateurs du diocèse et de la cathédrale de Naumbourg. On peut penser que lors des célébrations des obits, le clergé de Tonnerre s'est servi des images de Marguerite de Bourgogne et de Marguerite de Beaumont de la même façon qu'à Naumbourg.

[56] Le tombeau était au centre des cérémonies liturgiques le jour de la mort de la reine et l'inscription qu'elle avait fait faire rappelait au personnel ecclésiastique de l'hôpital, mais aussi aux sœurs et aux pauvres, de prier pour la fondatrice. Les études sur cet aspect du tombeau et des images du défunt se sont multipliées ces dernières années: Otto Gerhard OEXLE, Memoria und Memorialbild, dans: Karl SCHMID, Joachim WOLLASCH (dir.), Memoria. Der geschichtliche Zeugniswert des liturgischen Gedenkens im Mittelalter, Munich 1984 (Münstersche Mittelalterschriften, 48), p. 384–440; Christine SAUER, Fundatio et memoria, Stifter und Klostergründer im Bild 1100–1350, Göttingen 1993 (Veröffentlichungen des Max-Planck-Instituts für Geschichte, 109); Brigitte KURMANN-SCHWARZ, Die Sorge um die Memoria. Das Habsburger Grab zu Königsfelden im Lichte seiner Bildausstattung, dans: Art et Architecture 50 (1999) p. 12–23. Pour le rôle du tombeau dans le culte des morts voir aussi: Thomas MEIER, Die Archäologie des mittelalterlichen Königsgrabes im christlichen Europa, Sigmaringen 2002, p. 225–228.

[57] Voir n. 34. Seule LAUTIER, Trois panneaux de vitrail, p. 387, met en garde contre des spéculations allant trop loin.

[58] Les cinq pétales et les feuilles aux bords dentelés sont la définition botanique de cette fleur: Harry GARMS, Pflanzen und Tiere Europas. Das große Bestimmungsbuch, Zürich 1975, p. 20. Au XIIIe siècle l'églantine était considérée comme un symbole de la Vierge. Voir à ce sujet: Lottlisa BEHLING, Die Pflanzenwelt der mittelalterlichen Kathedralen, Cologne, Graz 1964, p. 67–68.

gne et d'Anjou proviennent certainement des fenêtres de la salle, rien n'est conservé de la vitrerie qui se trouvait primitivement dans les lancettes des baies des trois chapelles, dont seuls des éléments en couleurs des couronnements sont préservés. Peut-être une vitrerie ornementale a-t-elle également rempli les baies des chapelles. Cependant dans les fenêtres d'institutions semblables, on voit souvent les images des fondateurs et des saints vénérés aux autels, dans une disposition dite »en litre«, c'est-à-dire un large bandeau de pleine couleur au milieu de panneaux incolores ou partiellement colorés. Rien ne permet d'affirmer qu'il en était de même à Tonnerre[59].

Un des éléments décoratifs, la bordure d'églantines, a récemment suscité des discussions: Meredith Lillich a désigné les fleurettes de la bordure comme des marguerites, qu'elle déclare être l'emblème de la reine veuve fondatrice de l'hôpital[60]. Or ce motif existe ailleurs. On le trouve dans d'autres ensembles vitrés créés en France et en Allemagne à la fin du XIIIe et au début du XIVe siècle, comme l'ancienne collégiale de Mussy-sur-Seine[61], la chapelle axiale de l'abbatiale de la Trinité de Fécamp[62], ou encore le chœur des religieuses du couvent de Wienhausen en Allemagne[63], pour ne mentionner que quelques exemples. S'appuyant sur ce motif, l'auteur avance l'hypothèse que Marguerite de Bourgogne a également commandité une partie des vitraux de la collégiale de Mussy-sur-Seine. Mais il n'est conservé aucun document faisant référence à des donations de la reine veuve en faveur de la collégiale reconstruite à la fin du XIIIe siècle. Cette question ne nous préoccuperait pas si l'auteur n'attribuait pas les vitraux de Mussy et de Tonnerre au même atelier[64]. Cependant, les vitraux de l'hôpital de Tonnerre offrent aussi peu d'éléments de comparaison avec la vitrerie de Mussy que l'architecture des deux édifices. Il conviendrait donc de manifester beaucoup de prudence sur les rapports éventuels entre l'architecture des deux monuments, aussi bien qu'entre ceux concernant leurs vitraux et leur chronologie respectifs.

En plus des fragments du décor de l'hôpital datant de l'époque même de sa construction, on doit examiner le Saint-Sépulcre du milieu du XVe siècle qui y

[59] Par exemple dans la chapelle de l'hôtel-Dieu de Beaune: KAMP, Memoria, p. 223. Ces vitraux ne sont plus conservés, mais on connaît leur existence par des descriptions anciennes.

[60] LILLICH, The Queen, p. 26–37.

[61] Les vitraux de Champagne-Ardenne, Corpus Vitrearum France, Paris 1992 (Recensement des vitraux anciens de la France, 4), p. 146–149.

[62] Martine CALLIAS BEY, Véronique CHAUSSE, Françoise GATOUILLAT, Michel HÉROLD, Les vitraux de Haute Normandie, Corpus Vitrearum France, Paris 2001 (Recensement des vitraux anciens de la France, 6), p. 305–306

[63] Rüdiger BECKSMANN, Ulf-Dietrich KORN, Die mittelalterlichen Glasmalereien in Lüneburg und den Heideklöstern, Niedersachsen, Teil 2 (Corpus Vitrearum Medii Aevi Deutschland, 7), Berlin 1992, S. 203–245 (232–242 pour le chœur des moniales), pl. 60, fig. 214.

[64] LILLICH, The Queen, p. 96–112.

est conservé[65]. Non seulement cet ensemble est de grande importance pour l'histoire de la sculpture du XVe siècle en France, mais encore les circonstances de sa donation sont particulièrement bien connues. Plusieurs documents conservés aux archives de l'hôpital s'y réfèrent. L'ensemble fut commandité par Lancelot de Buronfosse, marchand de Tonnerre[66]. Il fit sa donation en l'honneur de Dieu et *pour l'augmentation, grand bien, utilité et proffict de nostre eglise et hospital et de nous, oures et pour le temps advenir, ung moult riche, notable et devoult sanctuaire c'est assçavoir ung sainct sepulcre, lequel est assis et apposé en une chapelle de nostre dicte eglise*. En outre, le bienfaiteur souhaitait que le sépulcre, qui avait coûté fort cher, soit utilisé pour le plus grand profit de l'hôpital. En effet, en échange de sa donation, le maître de l'hôpital s'engageait à célébrer au maître-autel un anniversaire solennel comportant *la veille, vigilles, et laudes des trespassez à neuf leçons*, ainsi que trois messes en faveur de l'âme de Lancelot, de celle de ses amis, parents et bienfaiteurs[67]. Ces dispositions sont rares voire uniques, car on ne connaît pas d'autre cas où la commémoration liturgique d'un bienfaiteur était célébrée uniquement en échange d'une œuvre d'art, c'est-à-dire non accompagnée de fondations de messes par le donateur comme c'était le cas normalement[68]. Le document souligne que Lancelot de Buronfosse ne devait aucune autre redevance à l'hôpital pour la célébration de son anniversaire pour laquelle le maître de l'hôpital assignait une rente de 30 sols tournois[69]. Enfin le commanditaire stipulait qu'il serait inhumé dans la chapelle du Saint-Sépulcre, qui fut ensuite ouverte aux visiteurs comme un trésor de reliques, c'est-à-dire moyennant une somme d'argent.

Exceptionnellement, nous ne connaissons pas seulement les circonstances de la donation de l'ensemble sculpté, mais également les noms des artistes qui

[65] Bernard PROST, Le Saint Sépulcre de l'hôpital de Tonnerre, dans: Gazette des Beaux-Arts III 9 (1893) 1, p. 492–501; William FORSYTH, The Entombment of Christ, French Sculpture of the 15th and 16th Centuries, Cambridge Mass. 1970, p. 65–69; Michel MARTIN, La Statuaire de la Mise au Tombeau du Christ des XVe et XVIe siècles en Europe occidentale, Paris 1997, p. 56–57, 218–220

[66] PROST, Le Saint Sépulcre, p. 492–496.

[67] Ibid. p. 494–495: *les dictes messes sera de Sainct Esprit, la seconde de Nostre Dame et la tierce des Trespassez.*

[68] En général les auteurs qui se penchent sur les donations du Moyen Âge font référence à l'iceberg. Seules les œuvres d'art sont visibles tandis que sous la surface de l'eau se cachent les fondations liturgiques encore plus importantes que les commandes artistiques les accompagnant: Peter JEZLER, Jenseitsmodelle und Jenseitsvorsorge – Eine Einführung, dans: Himmel, Hölle, Fegefeuer. Das Jenseits im Mittelalter, catalogue de l'exposition au Musée national, Zürich 1994, p. 13–26.

[69] PROST, Le Saint Sépulcre, p. 495: L'office des morts ou vigiles eurent lieu le dimanche soir, les messes le lundi après l'Invention de la Croix au mois de mai: *sans en pour ce payer par icelluy Lancellot ne par ses ayans cause, oures ne pour le temps advenir, aucune aultre redevance à la dicte eglise, exepté de faire leurs devoir à l'offrande, se bon leur semble, selon* [illegible] *devotions*

l'ont créé. Après avoir terminé le Saint-Sépulcre, Jean Michel et George de la Sonette sont mentionnés à plusieurs reprises dans les comptes de l'hôpital entre 1452 et 1454[70], où les artistes sont toujours désignés comme *imageurs qui ont fait le Sepulcre*. On peut donc en déduire que le groupe fut achevé en 1452 quoique la donation de Lancelot de Buronfosse ne datât que de 1454. Plusieurs ouvriers furent payés entre 1452 et 1454 pour des travaux faits à la chapelle où le Saint-Sépulcre se trouve encore, ainsi que pour le transport et la pose des sculptures[71].

Pour conclure, revenons aux discussions relatives aux volontés des commanditaires exprimées à travers la fondation de l'hôpital et de son décor, et à la question de savoir si ce décor montre des traits spécifiques à l'édifice pour lequel il était destiné. Comme nous l'avons déjà mentionné, la fondation servait de remède à l'âme de la fondatrice, mais également à celle de ses proches, en premier lieu à celle de son mari le roi Charles. La fondation fut faite dans une perspective eschatologique, affirmée par le Jugement dernier sculpté à l'entrée de la salle des malades, le tombeau de la fondatrice et les fondations de messes qu'elle y avait faites. Le décor du portail, mais aussi l'association de la salle des malades avec des chapelles, ne laissent aucun doute sur le fait que l'hôpital de Tonnerre était une institution religieuse, ce qui était d'ailleurs le cas de tous les autres établissements médiévaux de ce genre[72]. Son caractère ecclésiastique permit à la fondatrice d'institutionnaliser la commémoration des morts pour elle et pour sa famille, mais également d'y faire exercer les œuvres de miséricorde. Celles-ci ont joué un rôle important dans le culte des morts. Les fondateurs d'obits ont souvent ordonné de distribuer de l'argent ou des vivres le jour de la commémoraison de leur propre mort[73]. Aussi la fondation de Marguerite de Bourgogne réunit-elle deux buts: le bien des âmes de la fon-

[70] Ibid. p. 497. Les comptes de l'hôpital (Tonnerre, Archives de l'hôpital E 3) contiennent, entre la Saint-Remi (le 1er octobre) de 1452 jusqu'à la même date en 1454, plusieurs payments à *Jean Michiel et à Gorge de la Sonnecte, ymageurs, qui ont fait le sepulcre dudit hospital*. Les comptes de l'hôpital sont les seuls documents qui mentionnent les deux artistes.

[71] Ibid. p. 498–499.

[72] Ulrich KNEFELKAMP, Materielle Kultur und religiöse Stiftung in Spätmittelalter und Reformationszeit. Das Beispiel des Spitals, dans: Materielle Kultur und religiöse Stiftung im Spätmittelalter, Vienne 1990, (Veröffentlichungen des Institutes für mittelalterliche Realienkunde Österreichs, 12), p. 95–108. L'auteur souligne que d'habitude l'hôpital est désigné dans les documents comme *Gotshaus* (hôtel-Dieu).

[73] Par exemple à Königsfelden (Suisse) où les fondateurs de la famille des Habsbourg ont stipulé qu'entre 10 et 30 muids de grains ont dû être utilisé pour fabriquer du pain à distribuer aux pauvres le jour de la célébration de leurs obits: Peter KURMANN, Brigitte KURMANN-SCHWARZ, Das religiöse Kunstwerk der Gotik als Zeichen der Übereinkunft zwischen Pfaffen und Laien, dans: Eckard Conrad LUTZ, Ernst TREMP (dir.), Pfaffen und Laien – ein mittelalterlicher Antagonismus?, Freiburger Colloquium, Fribourg/Br. 1999, p. 78–99. Brigitte KURMANN-SCHWARZ, Glasmalerei im Kanton Aargau, Königsfelden, Zofingen, Staufberg, Aarau 2002, p. 46–49.

datrice et de sa famille ainsi que les bienfaits aux pauvres et aux malades qui, quant à eux, se joignaient aux clercs pour prier en faveur de la fondatrice. D'une part ces intentions sont manifestes dans la charte de fondation, d'autre part elles sont affichées dans le décor sculpté et peint sur verre. Les sources écrites et visuelles soulignent le statut royal de la fondation, sa fonction charitable et son rôle commémoratif. Pendant la première moitié du XVe siècle, cette fondation avait encore assez de poids pour qu'un personnage aussi important que le chancelier Nicolas Rolin l'ait prise comme modèle pour sa propre fondation hospitalière à Beaune[74]. On y trouve aussi bien l'exhortation envers le visiteur et les habitants à penser aux fins dernières, que le rôle prépondérant de la Vierge comme médiatrice entre les hommes et Dieu. Contrairement à la reine Marguerite, le chancelier ne mit pas le Jugement dernier au portail, mais il choisit de le placer au retable de l'autel de la chapelle[75]. Les malades avaient donc la scène continuellement devant les yeux. En installant l'image du drame de la fin du monde sur le retable de l'autel principal, le commanditaire le mettait aussi en rapport direct avec la messe. Depuis le temps des Pères de l'Eglise[76], la messe était le moyen le plus puissant pour aider les âmes des morts, en donnant ainsi une perspective positive à leur sort.

Nous pouvons donc constater des traits communs mais aussi des différences entre l'architecture aussi bien que le décor des hôpitaux de Tonnerre et de Beaune. Pourtant ces observations permettent de conclure que Nicolas Rolin a connu la fondation de Marguerite de Bourgogne et que celle-ci lui a servi de modèle, au moins pour certains aspects de sa propre œuvre de charité. Pour savoir s'il existait au Moyen Âge une tradition du décor des hôpitaux, il faudrait réunir l'ensemble des données conservées pour d'autres hôpitaux médiévaux, étude qui n'est pas encore faite. C'est seulement sur cette base qu'on pourrait définir la place exacte des fragments du décor qui a survécu à Tonnerre. Il faudrait surtout poser la question du ou des modèles d'hôpitaux que Marguerite de Bourgogne a voulu imiter. L'hôpital Comtesse à Lille fondé par Jeanne de Flandre pourrait être l'un d'eux, quoique les bâtiments du XIIIe siècle aient disparu après un incendie de 1467[77]. Avant la Révolution, on

[74] KAMP, Memoria, p. 267; ID., Le fondateur Rolin, le salut de l'âme et l'imitation du duc, dans: La splendeur des Rolin. Un mécénat privé à la cour de Bourgogne, textes réunis par Brigitte MAURICE-CHABARD, Paris 1999, p. 67–80.

[75] KAMP, Memoria, p. 170–182; Hans BELTING, Christiane KRUSE, Die Erfindung des Gemäldes. Das erste Jahrhundert der niederländischen Malerei, Munich 1994, p. 188–190.

[76] Michel LAUWERS, La mémoire des ancêtres, le souci des morts. Morts, rites et société au Moyen Âge (diocèse de Liège, XIe–XIIIe siècles), Paris 1997, p. 67–89.

[77] Je remercie Charles de Miramon qui a bien voulu attirer mon attention sur l'Hospice-Comtesse de Lille. La fondatrice Jeanne de Constantinople, comtesse de Flandre, était également une grande bienfaitrice des Dominicains qu'elle avait aidés à s'implanter dans les villes de Flandre et de Hainaut: Gilles MEERSSEMAN O.P., Jeanne de Constantinople et les frères prêcheurs. À propos d'un livre récent, dans: Archivum Fratrum Praedicatorum 19

y voyait la fondatrice et sa sœur Marguerite en prière devant la Vierge sur le tympan du portail, et l'une des chapelles de l'hôpital était, comme à Tonnerre, dédiée à sainte Elisabeth de Thuringe. La charte de fondation montre également des parallèles avec celle de Tonnerre. Comme Marguerite de Bourgogne, Jeanne de Flandre fonda son hôpital comme remède en faveur de son âme et de celle de son époux Ferrand de Portugal. Cette brève comparaison de trois cas différents de commandes artistiques pour des hôpitaux médiévaux met en évidence des traits communs concernant la volonté des commanditaires, plus qu'on ne pourrait le penser au vu du peu d'œuvres conservées. L'analyse des rares vestiges matériels peut être complétée en prenant en considération les archives souvent abondantes de ces institutions disparues.

(1949) p. 122–168 et également: ID., Les frères prêcheurs et le mouvement dévot en Flandre au XIIIe siècle, dans: Ibid. 18 (1948) p. 69–130. Pour la fondation, l'histoire et l'administration de l'Hospice Comtesse: Aude CORDONNIER, Miroir de Lille et des Pays-Bas, Musée de l'Hospice Comtesse, Lille 1994, p. 24–25, 32, 52–65.

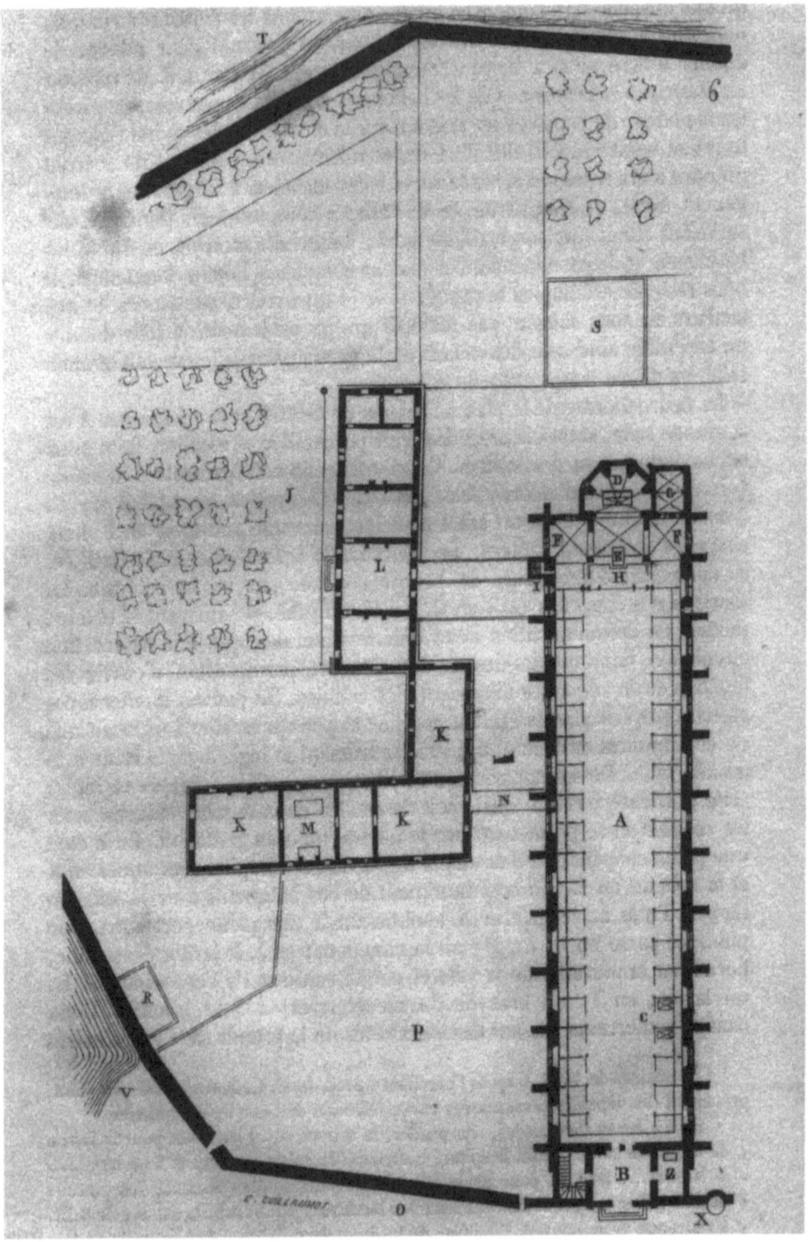

T
6
S
J
D
G
F
F
E
L
I
H
K
N
X
M
K
A
C
R
P
V
B
Z
O
X

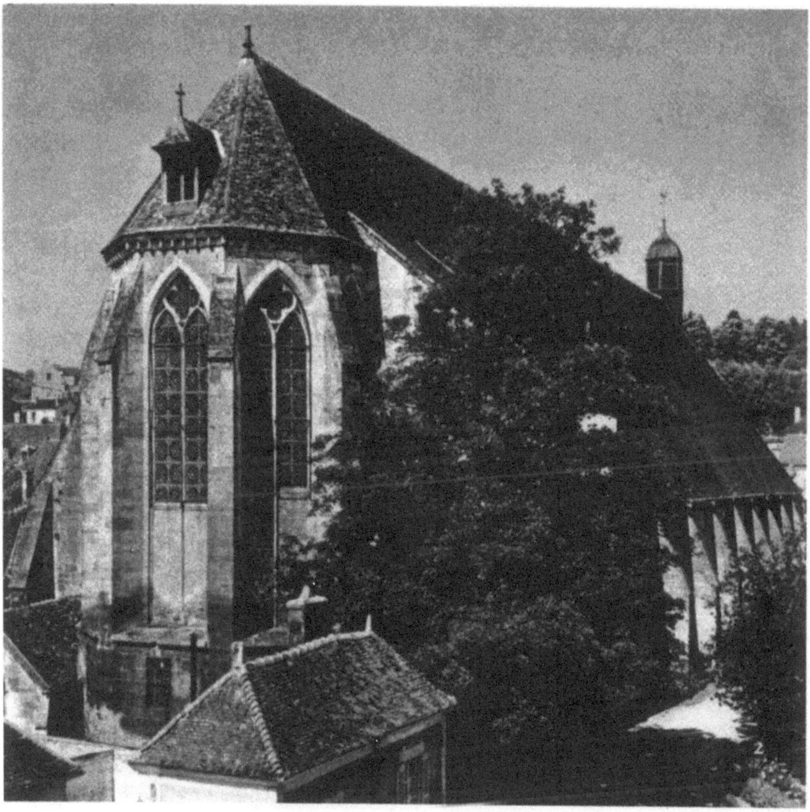

Figure 2

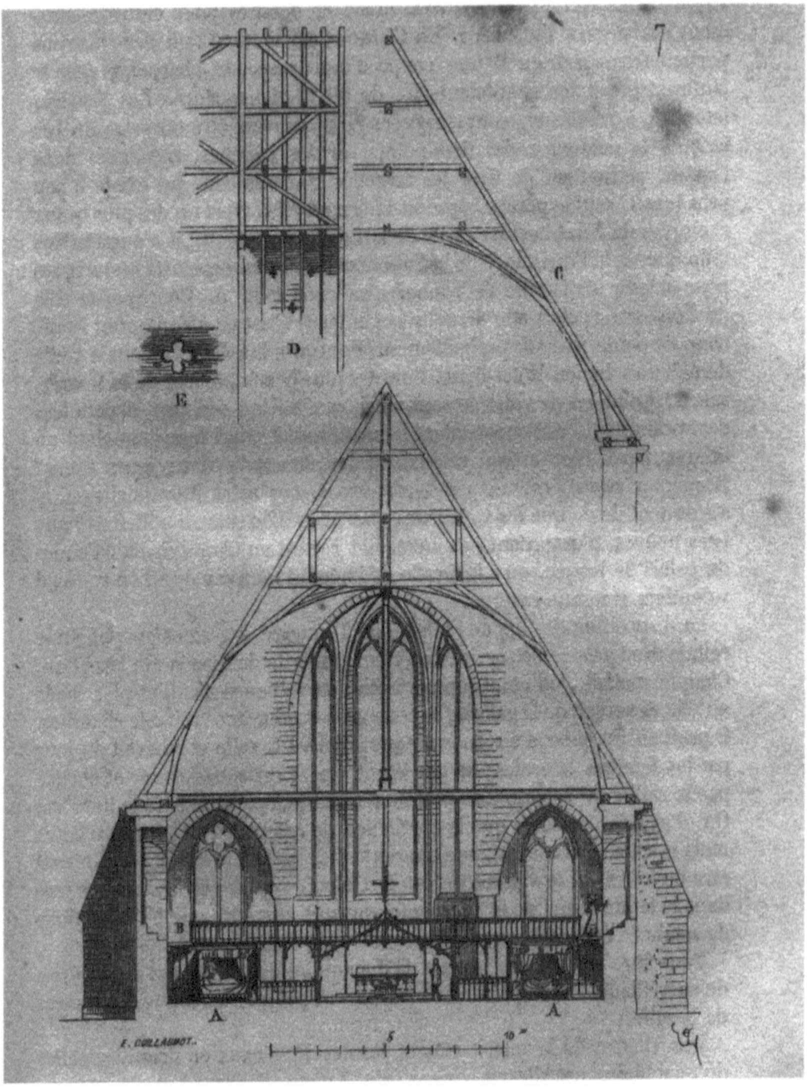

Figure 3

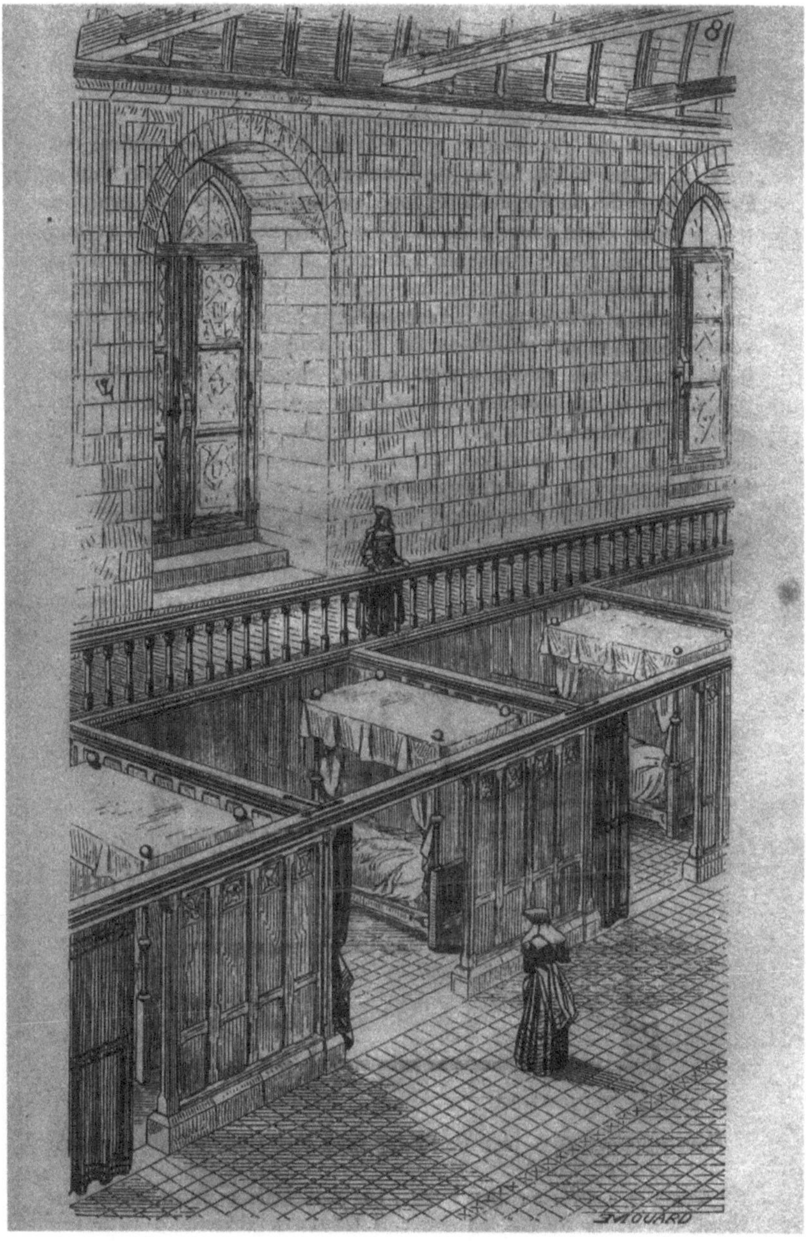

Figure 4

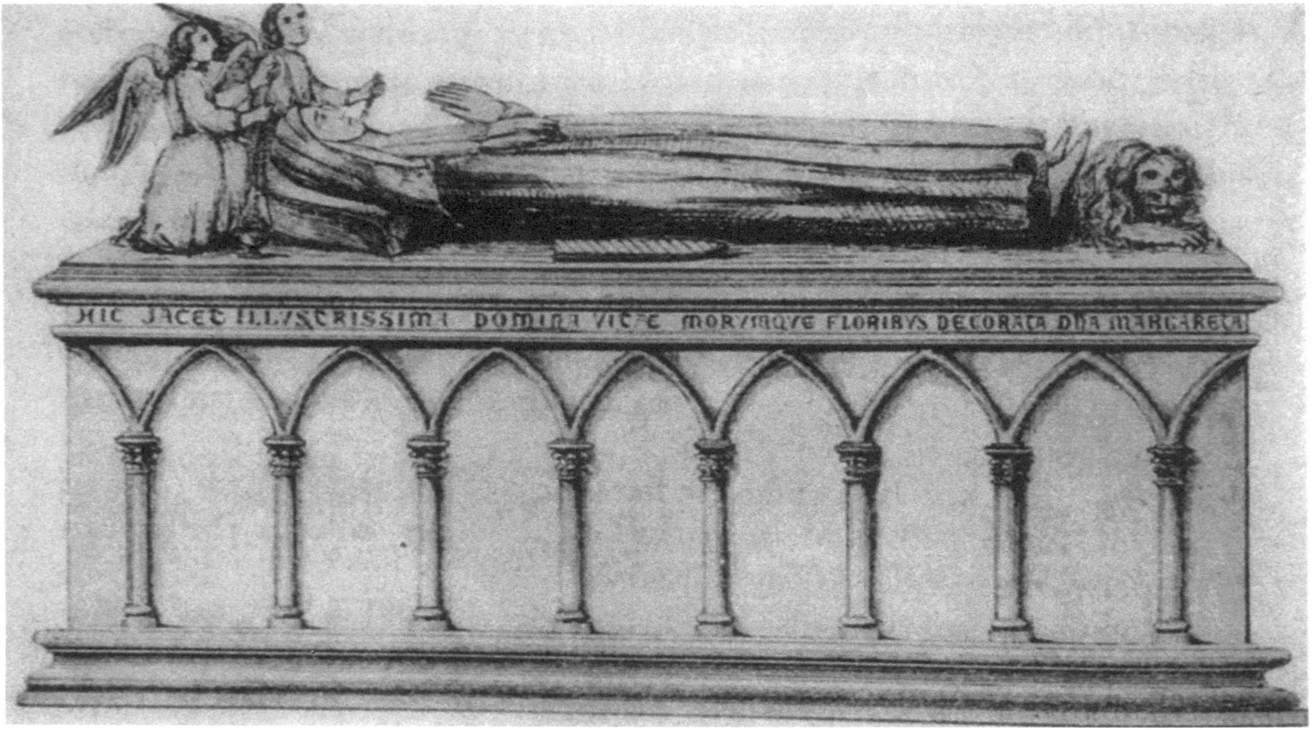
HIC JACET ILLUSTRISSIMA DOMINA VITE MORUMQUE FLORIBUS DECORATA DNA MARGARETA

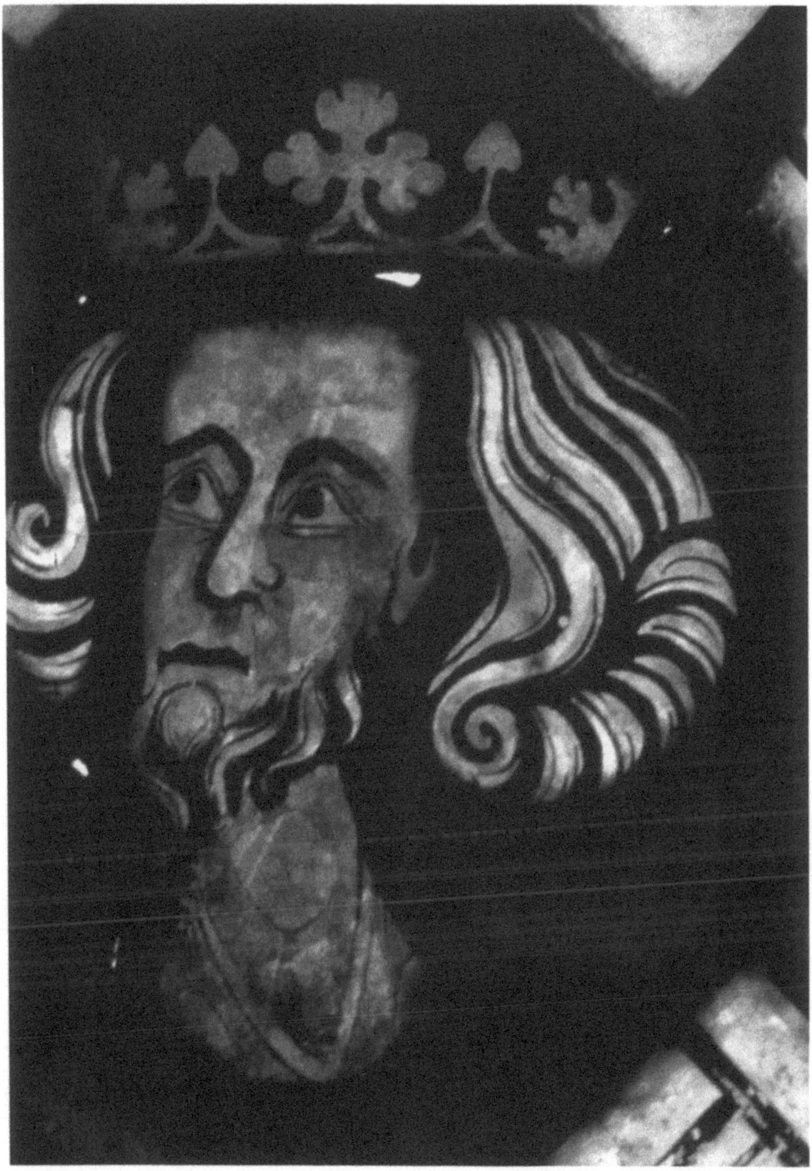

Figure 6

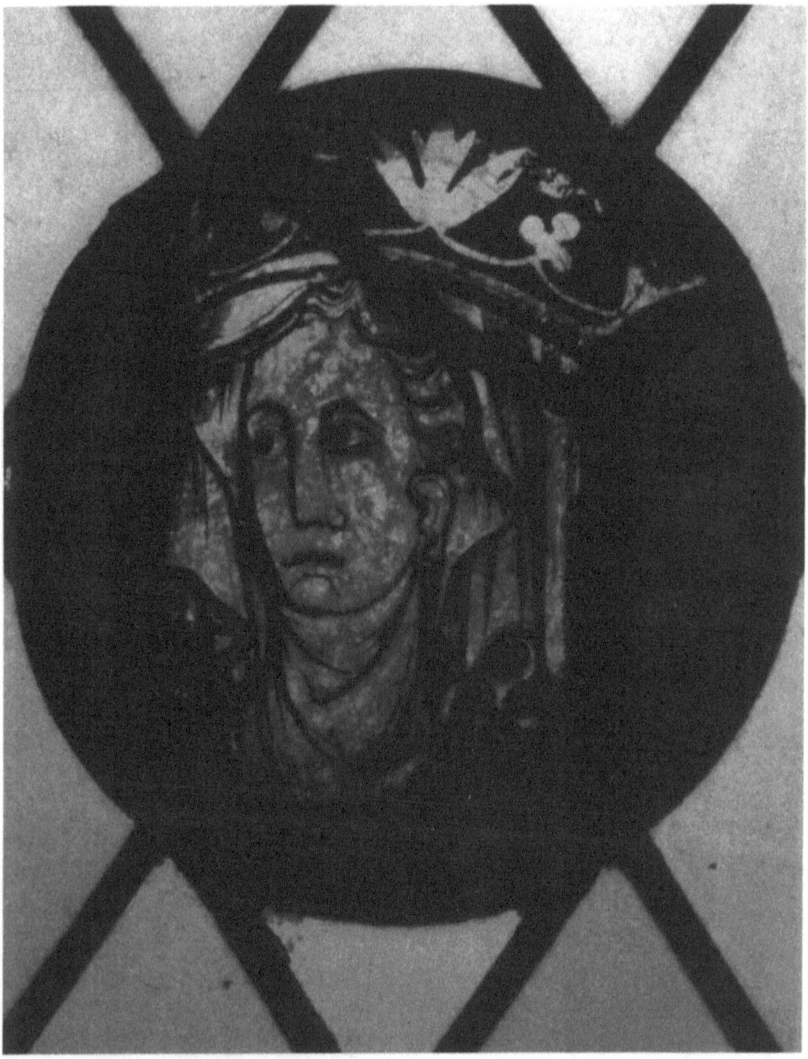

Figure 7

Andreas Meyer

Die Gründungsurkunde des Hospitals Notre-Dame-des-Fontenilles in Tonnerre

Die Urkunde, mit der Papst Bonifaz VIII. im Jahre 1297 die Stiftung des Hospitals Notre-Dame-des-Fontenilles in Tonnerre bestätigte, fällt dem Betrachter zunächst einmal wegen ihren Maßen auf. Sie gehört zweifellos zu den größten und längsten Papsturkunden, die je geschrieben wurden. Der Historiker schätzt natürlich vor allem ihre präzisen und detaillierten Angaben über das Aussehen, die Struktur und die Funktion der neuen Anstalt. Da dieses außerordentliche Dokument nur in einem mangelhaften Druck von 1630 vorliegt, wird es an dieser Stelle neu ediert.

Edition

Orvieto, 1297 September 5

Bonifaz VIII. bestätigt auf Bitten Margaretas, Königin von Sizilien und Gräfin von Tonnerre, des Meisters und der Brüder des Hospitals von Tonnerre die am 9. April 1293 erfolgte Stiftung des Hospitals und läßt die Stiftungsurkunde inserieren.

A Tonnerre, Archives de l'Hôpital Notre-Dame des Fontenilles, H supplément 2840/ A 1 (Original mit Bleisiegel an Seidelbündel); der Edition liegt der Mikrofilm der Archives départementales in Auxerre zugrunde; ***B*** *Città del Vaticano, Archivio Segreto Vaticano, Reg. Vat. 48 fol. 310v–314r Nr. CCCCI.*

Druck: David Andry, Chartres (!) et titres anciens des habitans de Tonnerre, Auxerre 1630, S. 105–122 (nach A).

Regest: August Potthast, Regesta pontificum Romanorum, 2 Bde., Berlin 1875, hier Bd. 2 Nr. 24569 mit dem falschen Incipit Cum a nobis; *Les registres de Boniface VIII (1294–1303). Recueil des bulles de ce pape publiées ou analysées d'après les manuscrits originaux des Archives du Vatican par Georges Digard et al., 4 Bde., Paris 1884–1939, hier Bd. 1 Sp. 813f. Nr. 2118.*

Bonifacius episcopus servus servorum Dei[a]. Dilectis filiis .. magistro et fratribus hospitalis sancte Marie de castro Tornodori ad Romanam ecclesiam nullo medio pertinentis Lingonensis diocesis salutem et apostolicam benedic-

[a] *Bonifatius – Dei* fehlt B

tionem[a]. Hiis, que[b] a Christi fidelibus pro divini amore nominis misericorditer peraguntur, libenter adicimus apostolici muniminis firmitatem, ut intemerata consistant, que nostro fuerint presidio communita. Sane petitio vestra nobis exhibita continebat, quod carissima in Christo filia nostra Margareta regina Sicilie illustris comitissa Tornodori relicta clare memorie C.[1] Sicilie regis vidua provide sua novissima memorans et attendens, quod bona sua non poterat melius propriis utilitatibus applicare quam si de ipsis aliqua[c] in honorem bonorum omnium largitoris expenderet, de cuius[d] recepit[e] habundanti[f] gratia universa, hospitale vestrum sancte Marie de castro Tornodori ad opus infirmorum et pauperum necnon capellam seu oratorium et altaria, ut ibidem iugiter divina officia celebrentur, de bonis propriis construens sive construi faciens quasdam domos, terras, possessiones, redditus, iura, iurisdictiones et nonnulla alia bona ad ipsam spectantia hospitali predicto in perpetuum pia et provida deliberatione contulit et donavit vobis et eidem hospitali quasdam libertates et immunitates nichilominus concedendo ac etiam quasdam ordinationes faciendo in dicto hospitali perpetuis temporibus observandas, prout in patentibus litteris inde confectis predicte regine sigillo munitis plenius continetur. Nos itaque predicte regine ac vestris supplicationibus inclinati, collationes, donationes, concessiones[g], ordinationes huiusmodi et quecumque super predictis a prefata regina facta[h] sunt in eisdem contenta[i] litteris rata et grata habentes ac defectum, si quis ex eo fuerit[j] in premissis, quod sine assensu venerabilis fratris nostri .. episcopi Lingonensis, a quo eadem regina comitatum Tornodori in feudum tenere dicitur, prefatum hospitale vestrum pro maiori parte de bonis dicti comitatus fundatum esse noscitur[k] et dotatum, supplentes de apostolice plenitudine potestatis ea auctoritate apostolica ex certa scientia confirmamus et presentis scripti patrocinio communimus, tenorem predictarum litterarum de verbo ad verbum presentibus inseri facientes, qui talis est:
In nomine patris et filii et spiritus sancti amen. Nos Margareta Dei gratia Ierusalemitana[l] et Sicilie regina Tornodori comitissa notum facimus universis presentes litteras inspecturis, quod nos attendentes verba evangelii, quo legitur „Estote misericordes sicut et pater vester misericors est“, advertentes etiam

[a] *Dilectis – diocesis* Rubrik B, *salutem – benedictionem* fehlt B
[b] fehlt B
[c] B *aliquod*
[d] *cuius* fehlt B
[e] B *receptis*
[f] sic
[g] B folgt *et*
[h] *facta* fehlt B
[i] B *contempta*
[j] A *fuit*
[k] B *dicitur*
[l] A *Ierlm*, B *Iersitan*

misericordiam, quam pater noster creator omnium fecit in nos in creatione, redemptione et bonorum temporalium largitione, ne valeamus ingrate iudicari, quod absit, compatientes Christi pauperibus volentesque sancto Dei evangelio non quantum debemus, sed quantum possumus obedire, desiderantes in eisdem misericordiam extendere temporalem[a], cupientes remunerationem acquirere[b], que in evangelio promittitur facientibus misericordiam scilicet gloriam sempiternam, et evitare penam, que infligitur[c] misericordiam non agentibus ignem videlicet sempiternum, hospitale seu domum Dei fundamus et constituimus apud Tornodorum in vico seu loco dicto Fontenilles. Et ad ipsum hospitale seu domum Dei fundandum et edificandum loca damus et concedimus infrascripta videlicet vicum de Tornodoro dictum de Tonneleria a porta vadi existentis ante domum, que fuit Lamberti dicti Trinchet, usque ad domum monialium de[d] Iuilliaco sitam in fine vici dicti Fontenilles, prout mete important, a ripparia[e] Tornodori usque ad ipsam domum et a dicto fine vici de Fontenilles, prout mete important, usque ad portam, que dicitur porta de Fontenilles, et ab ipsa porta de Fontenilles, prout mete important, usque ultra portam dictam de Rubeo Monte et de ultra portam ipsam, prout mete important, usque ad filum ripparie[f]. Quas omnes metas in dictis locis poni fecimus et infigi. In quibus locis construi volumus et edificari capellam et oratorium cum quatuor altaribus in eisdem, maius videlicet altare in honore beate Marie virginis, secundum in honore beati Iohannis baptiste, tertium in honore beate Marie Magdalene[g] et quartum in honore beate Elisabeth de Duringo. Volumus etiam cimiterium fieri pertinens ad hospitale predictum et domos edificari, in quibus magister, fratres et sorores eiusdem domus maneant, pauperes hospitentur et bona dicti hospitalis propria conserventur. Que loca omnia cum proprisiis[h] omnibus eorundem, prout de metis ad metas in circuitu protenduntur, et infra metas et sine metis longe lateque integraliter se comportant, volumus ad dictum hospitale seu domum Dei ex nunc in perpetuum iure hereditario pertinere una cum dominio et omnimoda iustitia dictorum locorum tali tamen conditione adhibita pro nobis et successoribus nostris comitibus Tornodori, quod, si per gentem sive servientem dicti hospitalis aliquis vel aliqui malefactores deprehensi fuerint infra metas proprisie[i] dicti hospitalis, qui propter sui maleficium seu maleficia infra ipsas metas vel alibi perpetrata morte cruciari, membro mutilari vel

[a] B *corporalem*
[b] B *accipere*
[c] B *infligit*
[d] *de* fehlt B
[e] B *riparia*
[f] B *riparie*
[g] A und B *Magdalenes*
[h] A und B *porprisiis*
[i] A und B *porprisie*

exulari seu banniri meruerint, prepositus noster de Tornodoro, qui pro tempore fuerit, vel eius locum tenens, postquam ex parte dicti servientis super hoc fuerit requisitus, statim ad unam de metis dicti hospitalis festinanter accedens a manibus dicti servientis ipsum vel ipsos malefactores in tunica vel in camisia tradentes et liberantes recipiat[a] extra terram et metas ipsius hospitalis. Si vero malefactor vel malefactores predicti, antequam tradantur dicto preposito aliquo casu manus evaserint vel effugerint gentis vel servientis hospitalis predicti, nos super hoc heredes vel successores nostri vel gens nostra magistrum, fratres, gentem et servientem hospitalis predicti molestare vel occasionare non poterimus nec aliquid propter hoc ab eisdem petere vel exigere quoquomodo, nisi tantummodo iuramentum a dicto serviente prestandum super eo, quod prece vel pretio seu modo quolibet alio evasioni vel fuge malefactoris seu malefactorum huiusmodi dolum non adhibuerit neque fraudem, quod etiam iuramentum ad requisitionem dicti prepositi fieri volumus et prestari; quod, si dictus serviens recusans iuramentum non fecerit, si frater existat, magister eum carceri mancipatum puniat per duos menses cum pane et aqua sine spe eiusdem officii infra biennium resumendi; si vero sit extraneus, ab officio et hospitali propter hoc expellatur et extra terram et metas ipsius hospitalis ducatur, ut ibidem prepositus Tornodori eum recipiat, si sua crediderit interesse pro[b] faciendo de ipso, prout viderit faciendum. Capellam autem, oratorium et domos, in quibus magister, fratres, sorores, et pauperes iacebunt, eximimus et liberos ac immunes esse volumus ab omni potestate, iurisdictione et iustitia temporali nostra et heredum ac successorum nostrorum, volentes ipsa loca omnia eorumque iustitiam ipsam hospitale, magistrum, fratres et sorores eiusdem cum habitatoribus et omnibus bonis suis in comitatu Tornodori constitutis esse perpetuo de garda et speciali custodia nostra et comitis Tornodori pro tempore affuturi[c]. Qui comes non possit emptione, venditione, partagio, escambio seu permutatione, donatione aut alia quacumque de causa ponere extra manum suam dictam gardam et custodiam dicti hospitalis bonorum et pertinentiarum eiusdem, et si contingeret, quod aliquis causa pietatis et devotionis conferret se et sua Deo et hospitali predicto et de licentia magistri extra hospitale predictum in comitatu Tornodori et aliis terris quibusque alicubi moraretur, volumus, precipimus et ordinamus, quod persona ipsius et bona eadem immunitate gaudeant sicut unus de fratribus hospitalis predicti. In quo hospitali seu domo Dei fieri volumus septem opera misericordie scilicet famelicos cibari, sitientes potari, peregrinos et hospites recipi et hospitari, nudos vestiri, infirmos visitari, incarceratos confortari et mortuos sepeliri. Et quia voluntas nostra parum aut

[a] A *tradentis et liberantis recipiet*
[b] *pro* fehlt B
[c] B *afuturi*

nichil prodesset, nisi esset, qui et de quo eam effectui manciparet[a] et predicta misericordie opera adimpleret[b], nos cultum cupientes ampliare divinum volumus, ibi magistrum institui personam litteratam cum quatuor capellanis et quatuor pueris clericis, qui caste et continenter ibi vivant et celebrent ad minus singulis diebus ibidem duas missas, unam videlicet de sancto spiritu, quamdiu vixerimus, et post mortem nostram pro defunctis, nisi festum fuerit annale, et aliam de virgine Maria vel de die seu de festo, si, quod evenerit, ipsa die vel de quocumque maluerint, secundum quod viderint expedire; volentes, quod magister, fratres et sorores ipsius hospitalis anniversarium felicis recordationis domini K. quondam Ierosolimitani[c] et Sicilie regis consortis nostri carissimi singulis annis die obitus sui sollempniter celebrent et post decessum nostrum anniversarium nostrum una cum suo ipsa die obitus sui et iterum suum una cum nostro die obitus nostri in eodem hospitali singulis annis celebrare sollempniter tenebuntur. Magister cum quatuor capellanis[d] et quatuor pueris surgent singulis diebus ad matutinas, si comode possint, et dicent missam et horas canonicas alta voce cantando ita, quod possint ab infirmis audiri. Qui magister et capellani in domo ipsa et capella habebunt semper et deferent[e] superpellicium vel rochetum, nisi forte ipsis in domo seu proprisia[f] pro temporali comodo dicte domus manualiter negotiari contingat. Et, cum domum exierint, superpellicia vel capas[g] clausas sive houcias[h] vel supertunicalia ferent de camellino vel panno nigro, exeuntes autem villam capas[i] vel houcias[j] deferent supradictas. Dicti autem pueri instruentur ibidem in gramatica et musica horis canonicis insistentes. Magister vel aliquis capellanus vice eius, cum infirmi ad domum venerint, visitabit eosdem inducendo, quod confiteantur peccata, et cogitent, qualiter vixerint[k] in seculo, dicens et instruens, quod, qui in peccato mortali decedit, in igne erit perpetuo, qui vero sine peccato erit cum angelis in gloria sempiterna; quibus infirmis sacramenta ecclesiastica, cum opus fuerit, ministrabit et omnibus de ipso hospitali penitentiam, eucharistiam et extremam unctionem. In quo hospitali mulieres parturientes custodiantur et releventur, quibus et aliis infirmis ibidem affluentibus in pastu et potu necessaria ministrentur, prout videbitur expedire. Et decedentes in domo ipsa magister sive

[a] B *efectui maciparet*
[b] B *adimplere*
[c] A *Ierlm*
[d] B *cappellanis*
[e] B *defferent*
[f] A und B *porprisia*
[g] B *cappas*
[h] B *houcia*
[i] B *cappas*
[j] B *houncias*
[k] B *viserint*

aliquis de capellanis predictis in dicto cimiterio faciet honorifice sepeliri. Iterum in dicto hospitali instituetur quedam matrona magistra cum duodecim mulieribus, que custodient et relevabunt infirmos et custodient et servabunt linteamina, cultras, plumaria et coopertoria[a] munda ad opus pauperum et infirmorum. Et erunt dicte mulieres in domo indute de camellino vel aliquo panno nigro velum habentes et desuper aliquo rocheto albo, quamdiu suum officium exercebunt. Magister et magistra predicti prestabunt in suis institutionibus iuramenta, quod negotia et administrationem bonorum dicti hospitalis, prout intererit, utriusque ipsorum gerent utilius quam poterunt, exercebunt fideliter et curabunt. Et, quod erga pauperes dicti hospitalis se gerent misericorditer et habebunt, magister ministrabit eidem magistre singulis ebdomadis videlicet de pane et denariis qualibet[b] die sabati mane pro dimidia ebdomada panem unius sextarii frumenti et triginta solidos monete currentis pro tempore apud Tornodorum et pro residuo ebdomade totidem panis, frumenti et denariorum qualibet die martis[c] mane et de vino singulis diebus sex sextarios[d]. Et hec omnia pro ministrando pauperibus et hospitibus hospitalis predicti, prout expedit et decebit. Item magister eidem magistre carnes salsatas pro omnibus necessariis pro pauperibus dicti hospitalis ministrabit sufficienter, secundum quod viderit expedire. Et, si omnibus hiis rite consumptis aliquid pro necessariis ebdomade adimplendis defuerit, magister illud ad petitionem magistre supplebit. Si vero aliquid omnibus hiis rite peractis[e] residui fuerit, illud residuum magistra distribuet pauperibus incarceratis et aliis in villa Tornodori, secundum quod viderit expedire. Item magister solutis omnibus expensis et missionibus dicti hospitalis et pertinentiarum eiusdem et munitionibus et omnibus[f] necessariis pro dicto hospitali et[g] eiusdem pertinentiis factis et retentis pro uno anno tunc futuro, si quid de redditibus et exitibus residuum fuerit in dicto hospitali cum pertinentiis[h], secundum providentiam et industriam dicti magistri de consilio aliquorum bonorum pauperibus erogetur. Pauperes autem, qui in dicto hospitali de lecto surgentes egritudinis convaluerint, ne aliqui sanitati restituti[i] prenimis festina recessione recidivum patiantur, septem diebus sani in domo sustententur et nudi non exeant, sed magister eidem magistre petenti ministret, unde ipsa camisiam, tunicam et sotulares[j], prout expedit, convalescenti ministret.

[a] B *coopatoria*
[b] B *quamlibet*
[c] B folgt *de*
[d] B *sestarios*
[e] B *pactis*
[f] B folgt *aliis*
[g] *et* fehlt B
[h] B folgt *suis*
[i] B *restuti*
[j] B *sotelures*

Volumus, quod numerus capellanorum[a] et puerorum cum magistro existentium et mulierum cum magistra manentium viginti non excedat scilicet capellanorum quatuor, puerorum quatuor et duodecim mulierum, nisi forsitan necessitate urgente et pietate seu misericordia suadente, ita tamen, quod dicta portio eidem magistre pro pauperibus facienda nullatenus propter hoc diminuatur. Qui capellani[b] et pueri, fratres, magistra et sorores mandatum dicti magistri et eius vices gerentis ipso magistro absente tenebuntur observare, ac etiam mulieres in suis officiis exercendis dicte magistre mandatum observabunt[c], quorum quarumque omnium correctio et omnimoda iurisdictio ad magistrum pertinebit. Magister familiam habeat, fratres et alios, secundum quod pro domibus et grangiis et aliis hospitalis predicti[d] rebus et negotiis viderit expedire, et magistra duas ancillas vel plus, si necesse fuerit et videbitur expedire. Magister vero recipiet capellanos, pueros, fratres et sorores ydoneos moribus et etate, secundum quod viderit expedire hospitali predicto, nostra auctoritate et consensu intervenientibus. Post decessum autem nostrum premissa faciet de consilio comitis et successorum nostrorum Tornodori, nec potuerunt dictus comes et successores nostri factum receptionis dicti magistri aliquatenus impedire, nisi manifestissima et apparenti iusta causa. Qui capellani et fratres, magistra et sorores professionem facient dicto magistro sollempniter et in professionibus suis magistro promittent obedientiam, continentiam et proprii carentiam cum stabilitate propositi in eodem loco perpetuo permanendi[e]. Et quod vivere teneantur secundum statuta et ordinationes per nos editas et factas ac eas inviolabiliter observare, prout tam in presentibus quam in aliis nostris litteris conficiendis super hoc et sigillo nostro sigillandis videbitur plenius contineri. Magister expensas faciet in victualibus et omnibus necessariis sufficientes pro se, capellanis, pueris, fratribus et tota familia sua, prout viderit expedire, et dicte magistre pro se et mulieribus suis et etiam pedissecis[f] sufficienter tales et consimiles ministrabit expensas. Item magister faciat luminaria in capella seu oratorio videlicet qualibet die, dum hore cantabuntur[g] et misse celebrabuntur, ad maius altare duo cerei erunt ardentes et ad quodlibet aliorum altarium unus, dum missa celebrabitur in eodem, et in festis duplicibus[h] et annalibus ad omnia altaria duplicentur[i]. Magister et magistra vestes novas bis habebunt in anno

[a] B *cappellanorum*
[b] B *cappellani*
[c] A *servabunt*
[d] B *hospitalitatis predictis*
[e] B *permanendum*
[f] sic
[g] B *cantanbuntur*
[h] A *dupplicibus*
[i] A *dupplicentur*

de camellino[a] vel panno nigro et pennas de cuniculis vel agniculis videlicet magister singulis annis ad festum Omnium sanctorum tunicam, supertunicale et corsetum[b], item ad Pascha[c] totidem. Item cappam[d] unam et houciam unam per annum. Magistra vero singulis annis ad eadem festa tunicam et supertunicale nova et pellicium unum de cuniculis per annum. Capellani vero, pueri et fratres et sorores vestes habebunt novas semel in anno videlicet quilibet ipsorum tunicam et supertunicale fourratum ad festum Omnium sanctorum et ad Pascha quilibet unum supertunicale fourratum et quilibet fratrum singulis annis unam houciam. Item magister alii familie vestes, calciamenta et alia, prout expedire viderit, ministrabit. Quando autem magistrum et magistram mori contingerit[e] vel alias deficere, substitueret[f] loco dicti magistri aliquis de dictis capellanis et loco magistre aliqua de dictis mulieribus, si ydonei fuerint, alioquin alie persone sufficientes et honeste, secundum quod dictus comes bona conscientia expedire videbit hospitali predicto, cuius conscientiam super hiis penitus oneramus[g]. Quamdiu[h] vero vixerimus, instituemus magistrum et magistram in hospitali predicto et eos destituemus et amovebimus[i] cum iusta[j] causa de adminstrationibus suis, si deceat et viderimus expedire, et eos etiam in hiis, que ad administrationem bonorum dicti hospitalis pertinent, corrigemus. Et post decessum nostrum ad dictum comitem Tornodori et successores eius dominos Tornodori dictorum magistri et magistre institutio et destitutio vel amotio[k] a suis administrationibus et correctio pertinebit. Dictos tamen magistrum et magistram dictus comes et successores sui, ut dictum est, absque iusta, notoria, manifesta et evidenti causa non poterunt destituere nec etiam amovere[l]. Damus autem et concedimus pro hedificatione[m] dicti hospitalis seu domus Dei muros nostros ville Tornodori existentes in locis supradictis concessis a nobis in ipsa edificatione et fundatione, ad edificandum ipsum hospitale, prout ipsa loca infra metas et ipse mete circumquaque important, volentes et plenius concedentes ipsa loca omnia et singula, prout in eorundem toto circuitu tam de dictis metis ad metas quam etiam sine metis et usque ultra dictam portam dic-

[a] B *camelino*
[b] B *corsettum*
[c] B *pasca*
[d] sic
[e] A *contigerit*
[f] B *substituetur*
[g] B *honeramus*
[h] B *quadiu*
[i] A *ammovebimus*
[j] B *vre (!)*
[k] sic
[l] A *ammovere*
[m] sic

tam de Rubeo[a] Monte et inde ad rippariam[b], ut dictum est, integraliter se comportant, claudi posse et debere muris altis, latis et amplis munitis[c] turribus et crenellis, prout nobis, quoad vixerimus, et post mortem nostram executoribus nostris vel duobus aut uni ipsorum et dicto magistro et ipsis executoribus mortuis vel non presentibus dicto magistro placuerit et videbitur expedire absque ulla contradictione et impedimento vel molestatione eidem hospitali super hiis aliquatenus inferendis a successoribus nostris comitibus seu dominis Tornodori, qui pro tempore erunt, vel eorum gente seu officialibus et aliis quibuscumque. Ut autem predicta misericordie opera in dicto hospitali competenter fieri valeant et compleri in dicti hospitalis seu domus Dei fundatione perpetua damus et perpetuo concedimus eidem una cum supradictis res et bona omnia infrascripta videlicet centum modios vini annui redditus, quos assignamus et affidamus[d] eidem hospitali super decimam nostram vinorum de Tornodoro; quos centum modios vini percipi volumus et levari per magistrum dicti hospitalis vel eius mandatum singulis annis de grossioribus summis vini boni et bene sufficientis de decima nostra de Tornodoro, antequam cellerarius Tornodori[e] vel quicumque[f] alius levator[g] decime vinorum eiusdem levet aliquid de eisdem. Quod, si forte dicta vina decime Tornodori aliquo tempore non suffecerint ad perceptionem integram dictorum centum modiorum vini, dictus magister residuum, quod deerit, levabit per se vel per alium in decima vinorum de Espinolio et de locis aliis propinquioribus, ubicumque voluerit et viderit comodius esse sibi. Quod, si in[h] aliquo anno tanta sterilitas sive defectio, quod absit, fuerit in dictis vinis, quod tota decima vinorum de Tornodoro, de Espinolio et aliis villis et locis predictis ad solutionem dictorum centum modiorum vini non suffecerint, illud, quod defuerit, cum cautione ydonea et sufficienti expectetur et suppleatur anno immediate sequenti ex vino, si fuerit, alioquin, si non fuerit, in valore seu pretio, quo tunc erit. Volumus etiam et districte precipimus, quod cellerarius Tornodori et quicumque alius, quem institui pro tempore contigerit ad levandum dictam decimam, iuret in institutione sua super sancta Dei evangelia coram domino magistro vel eius mandato, quod quamproximis singulis annis decimam ipsam iactaverit[i], taxaverit, summaverit vel signaverit statim, antequam levet aliquid de eisdem summis vinorum dicte decime, et nomina debitorum eiusdem dicto magistro vel eius mandato tradet et

[a] B folgt *de*
[b] B *ripariam*
[c] B *munitibus*
[d] B *affidemus*
[e] *Tornodori* fehlt B
[f] B *quacumque*
[g] B folgt *et*
[h] *in* fehlt B
[i] B *vacaverit*

liberabit in scriptis, ut idem magister levet vel levari faciat dictos centum vini modios annis singulis modo et forma supradictis sine contradictione vel molestatione aliqua vel impedimento dicto magistro vel eius mandato super hoc inferendis. Damus etiam eidem hospitali, quicquid habemus in minagio et rotagio Tornodori scilicet[a] in demanio, et triginta libras annui[b] redditus super festagium dicte ville Tornodori dicto magistro vel eius mandato annuatim solvendas a collectore dicti festagii de denariis eiusdem festagii[c] primo levatis singulis annis per iuramentum collectoris ipsius festagii, quod super hoc ab eodem collectore in institutione sua dicto magistro vel eius mandato ad requisitionem ipsius fieri volumus et prestari. Damus etiam eidem hospitali gardas seu custodias vinearum Tornodori et pertinentiarum cum emolumentis salvis emendis prisiarum, que erunt domino Tornodori et servienti earumdem vinearum, sicut consuetum est. Damus[d] iterum eidem hospitali de[e] ripparia nostra de Tornodoro illud totum, quod est et protenditur ascendendo a pontibus lapideis sitis uno videlicet ante domum religiosorum[f] de Fonteneto et alio ante domum, que fuisse dicitur Lamberti dicti Trinchet, usque ad rippariam[g] religiosorum beati Petri Melugdensis. Item redditum illum, in quo piscatores ad tribulam et ad iunchias[h] nobis[i] annis singulis tenentur pro piscando in ripparia Tornodori, cum omni redditus emolumento predicti. Item prata, que acquisivimus de novo in finagio Tornodori contigua ripparie supradicte ex parte una et rebus infrascriptis ex altera videlicet orto religiosorum sancti Michaelis, clausello Galteri[j] de Meso predicti, qui clausellus fuisse dicitur defuncti Regnaudi de Moris, prato Iohannis dicti Aiget et Henrieti[k] carnificis, prato curati ecclesie beate Marie Tornodori, prato Hugueneti de Melisiaco[l] clerici et prato eiusdem Galteri de Meso. Damus iterum eidem hospitali boscos et nemora nostra de Evigiaco et de Monte Cesino. Item vineas nostras de Tornodoro videlicet clausum dictum de Denemerre circumquaque contiguum rebus infrascriptis videlicet vinee Petri dicti de Sancto Antonio, vinee capituli sancti Petri, quam tenere dicitur Bartholomeus thesaurarius, vinee[m] Iohannis dicti Tiressin[n], vinee dicti

[a] B *silicet*
[b] B *anui*
[c] *solvendas – festagii* auf Rasur A
[d] B folgt *etiam*
[e] *de* fehlt A
[f] B *so* von *religiosorum* interlinear
[g] B *ripariam*
[h] B *iuncias*
[i] *nobis* fehlt B
[j] B *Galtero*
[k] B *Herrici*
[l] B *Mesiliaco*
[m] B *vine*
[n] B *Tressin*

Taperiau[a] de claustro, vinee liberorum Henrieti[b] dicti Nico, vinee Garneri[c] clerici, vinee clausarii Ade Espungoti[d], vinee Agneti de Vivariis[e], vinee Henrieti dicti Leconversat et vinee beati Antonii. Et clausum nostrum dictum de Mortier circumquaque contiguum vineis et rebus infrascriptis, scilicet[f] vinee sancti Aniani, vinee Garneri dicti Carpentarii, vinee Guidonis generi[g] dicti Challe, vinee[h] fratrum militie templi de Marchessoi et vinee[i] communi de subtus. Item damus eidem hospitali aboonamenta[j] de Sanctis Virtutibus et de Merroliis. Item homines et terram, quos acquisivimus ab heredibus defuncti Gaufridi de Sommexo quondam[k] militis, apud Ruffeyum et alibi. Item salicetum situm in villa Tornodori, quod acquisivimus a relicta defuncti[l] Godiotis. Item domum fortem et quicquid acquisivimus ab heredibus defuncti Robini de Argentolio apud Argentolium et alibi. Item quidquid acquisivimus a domino de Ceuseyo[m] apud Montem Layin et alibi. Item quasdam terras dictas vulgariter Les Erssatz[n] de Coldreyo sitas in finagio Laiginario cum sexaginta sex bichetis frumenti annui redditus assignatis et assessis super gueargnagium[o] domus dicte Lavataille et pertinentiarum dicte domus, quas terras et quem frumenti redditum acquisivimus a Iohanne de Anceyo franco armigero. Item quidquid acquisivimus a domino de Tanlayo et eius uxore et a Iohanne dicto de Bone Enure armigero apud villas dictas Vertau et Lemeisniz et in finagiis et pertinentiis earundem. Item stagnum magnum de Laigniaco et nemus nostrum de Essargelent. Item molendina cum feodis eorundem, ripparia et pratis nostris de Laigniaco. Item omnimodam iustitiam et dominium predictorum locorum omnium et pertinentiarum eorundem, salvis nobis et successoribus nostris comitibus Tornodori conditione predicta de supradictis malefactoribus tradendis et liberandis preposito nostro de Tornodoro, qui pro tempore fuerit, vel locum eius tenenti, sicut superius est[p] expressum, ac etiam alta iustitia in aliis hereditagiis[q] hospitali predicto concessis a nobis sitis tam apud Laigniacum et apud

[a] B *Taparian*
[b] B *Henneti*
[c] B *Garnerii*
[d] B *Espingoti*
[e] B *Aqueti de Vinariis*
[f] B *silicet*
[g] B *generis*
[h] B *vine*
[i] A *vie*
[j] sic
[k] B *quodam*
[l] B *defucti*
[m] B *Cinseyo*
[n] *B Ersatz*
[o] sic
[p] B *est expressum*
[q] B *hereditariis*

Tornodorum extra metas hospitalis predicti quam in finagiis de Tornodoro et Laigniaco predictis necnon in venatione in nemoribus supradictis. Volumus etiam et ordinamus[a] homines dicti hospitalis temporibus tam guerre quam pacis ab omni[b] exercitu et chevaucheria[c] liberos esse penitus[d] et immunes, nisi tamtummodo pro defensione speciali comitatus Tornodori, si, quod absit, inimici ad exercitum contra eundem venirent, nam tunc ipsum comitatum defendere tenerentur sicut alii homines nostri de comitatu predicto. Item volumus, quod magister dicti hospitalis iurisdictionem et iustitiam familie sue et pertinentiarum eiusdem hospitalis ac morantium in eisdem habeat, alta tamen iustitia nobis salva et successoribus nostris dominis Tornodori, nisi tantum[e] in locis, in quibus dictum hospitale altam habet iustitiam et habebit. Damus iterum eidem hospitali ius habendi et tenendi perpetuo in foresta et usagiis de Mauna singulis annis quadraginta porcos libere et sine pasnagio[f] et alia quacumque redebintia persolvenda. Iterum usuarium in dictis usagiis ad[g] edificandum et ardendum et ad omnia alia necessaria hospitalis predicti et pertinentiarum eiusdem, si sufficerint[h], alioquin, si non sufficerint[i], in foresta de Mauna, super qua insufficientia[j] volumus dicto magistro per simplex verbum suum credi et fidem eidem plenius adhiberi. Item volumus in presenti fundatione dicti hospitalis et ordinamus, quod, si nos eodem hospitali non sufficienter completo mori contingerit[k], executores nostri vel duo aut unus ipsorum cum magistro seu instituti ad hoc[l] ab eisdem executoribus vel duobus ipsorum dictum hospitale cum pertinentiis suis edificare et perficere valeant et debeant de bonis nostris et hospitalis predicti ita videlicet, quod ipsi executores vel duo aut unus ipsorum cum magistro seu dicti instituti de exitibus dictorum bonorum eiusdem hospitalis levare[m] possint et levent quolibet anno usque ad quinque annos a die obitus nostri numerandos quingentas libras Turonensium parvorum convertendas in dicti hospitalis edificationem et perfectionem absque contradictione et impedimento dictorum magistri et fratrum et alterius cuiuscumque. Et restringantur propter hoc expense et missiones dicti hospitalis per executores nostros vel duos ipsorum, prout expediet et decebit. Preterea, cum nos ultra predicta et

[a] B *hordinamus*
[b] *ab omni* fehlt B
[c] B *chuaucheya*
[d] B *peratus*
[e] B *tamen*
[f] B *passnagio, n* von *passnagio* interlinear
[g] B *et*
[h] A *suffecerint*
[i] A *suffecerint*
[j] B *insuficientia*
[k] A *contigerit*
[l] B *hec*
[m] A *levari*

alia, que contulimus dicto hospitali, proponamus[a] augmentare[b] facultates hospitalis prefati de trecentis libratis Turonensium annui redditus, volumus et ordinamus, quod, si dicti redditus casu aliquo impedimentum prestante non acquirentur eidem hospitali in vita nostra, executores nostri seu aliquis eorum cum magistro dicti hospitalis aut magister ipsis cessantibus pro eodem hospitali in comitatu[c] Tornodori videlicet in feodis, retrofeodis seu censivis dicti comitatus libere sine laudis et vendis possit acquirere trecentas[d] libratas Turonensium annui redditus et quod heredes et successores nostri in dicto comitatu seu causam ab ipsis habentes teneantur et sint obligati ad patiendum et substinendum, quod dicta acquisitio fiat et perficiatur usque ad summan predictam absque eo, quod dictum hospitale compellant[e] redditus ipsos, bona seu res acquisitas ponere extra manum suam, et redditus predictos sive res et bona, quecumque sint, de quibus prefati redditus percipiendi erunt, dicto hospitali penitus admortizare teneantur. Et nos etiam, quantum possumus, ex nunc admortizamus salvo iure dicto hospitali acquirendi in dicto comitatu res et bona, que acquirere poterit ultra predicta de iure communi. Item volumus, ut persone dicti hospitalis per totum comitatum Tornodori eant, redeant, ducant et reducant res suas, vendant et emant ad usus proprios per se et suas familias sive in mercatis et nundinis sive extra libere absque onmi redebentia et[f] exactione vinagii, minagii, passagii, pedagii, rotagii et thelonei aliaque exactione quacumque, nec ab hiis[g] vel ab eorum nuntiis occasione exactionum huiusmodi aliquid exigatur, sed a talibus in posterum sint immunes, quantum ad ius nostrum speciale et successorum nostrorum pertinet et etiam pertinebit. Nos autem res et bona omnia supradicta a nobis eidem hospitali data et concessa plenius admortizamus pro hospitali predicto et ea volumus et ordinamus pro eodem esse et manere in perpetuum admortizata sine cohertione aliqua[h] extra manum suam ponendi aliqua de causa vel occasione quacumque et ea omnia ad ipsum hospitale ex hoc nunc in perpetuum iure hereditario pertinere, salvis et retentis nobis et successoribus nostris comitibus Tornodori garda hospitalis predicti, ut premissum est, et resorto in temporalitate eiusdem et pertinentiarum ipsius. Item volumus, quod magister et fratres hospitalis predicti una cum executoribus vel aliquo seu aliquibus executoribus nostris, si vixerint, quecumque de predictis omnibus permutare vel escambire voluerint, permittent vel escambient libere, prout utilitati dicti hospitalis viderint expedire, super quibus es-

[a] A folgt *uita comite,* B *uita coite* (?)
[b] B *aumentare*
[c] B *coitatu*
[d] B *trescentas*
[e] B *compellatur*
[f] *et* fehlt B
[g] B *iis*
[h] B *aliquam*

cambio seu permutatione bonorum, edificatione et perfectione dicti hospitalis et pertinentiarum eiusdem magistro et fratribus ac executoribus et eorum cuilibet concedimus[a] plenariam et liberam potestatem. Et ea, que ex causa escambii seu permutationis huiusmodi fuerint acquisita, hospitali predicto eidem ex hoc nunc admortizamus et admortizata esse volumus sicut et alia, que eidem dedimus, prout superius est expressum. Et licet visitationis causa, quandoque prelato procuratio debeatur, nos tamen et, si dictum hospitale seu domum Dei a domino .. Lingonensi episcopo, qui pro tempore erit, vel eiusdem vices gerentibus visitari, quandoque contingerit[b], volumus supplicando cum onerato, superaddi pondus non debeat ipsum hospitale pauperum a refectione seu procuratione huiusmodi quietum manere penitus et immune. Item volumus, quod prefatus magister, quoad vixerimus, coram nobis vel mandato nostro et post mortem nostram coram mandato dicti comitis Tornodori vocatis duobus capellanis et magistra hospitalis predicti ac duobus burgensibus Tornodori probis viris per dictum comitem Tornodori eligendis bis quolibet anno videlicet in ieiuniis veris et autumpni[c] per se vel per alium reddere debeat compotum et rationem administrationis sue. Item volumus et ordinamus pro statu et libertate hospitalis predicti, ut ipsius bona illesa et in usus pauperum secundum nostrum desiderium convertantur et applicentur, quod nullus heredum et successorum nostrorum seu causam ab ipsis habentium aliquam molestiam, inquietationem, perturbationem, iacturam, gravamen seu onus[d] per se vel quemcumque alium inferat vel inferre valeat hospitali predicto et suis pertinentiis quibuscumque servientes vel quoscumque alios, canes vel equos ibi mittendo ad quiescendum et morandum et pastum habendum vel aliter quocumque modo in diminutionem bonorum dicti hospitalis vel quecumque alia gravamina, quocumque nomini censeantur, inferre valeat, ne fraudis alicuius adinventione bona dicti hospitalis diminui valeant seu etiam defraudari. Ordinamus etiam et volumus, quod Guillelmus comes Autissiodorensis[e] successor noster in comitatu Tornodori carissimus nepos noster ac etiam successores eiusdem et ab ipso causam habentes et etiam habituri in comitatu Tornodori predicto et quicumque domini Tornodori, qui[f] pro tempore fuerint, quamprimum ad ipsos dominium seu comitatus Tornodori obveniet, et ballivus et prepositus Tornodori in institutione sua iurent et iurare debeant ac etiam teneantur super sancta Dei evangelia magistro dicti hospitalis vel eius mandato seu procuratori ad requisitionem ipsius magistri vel mandati seu procuratoris eiusdem, antequam

[a] *concedimus* fehlt A und B
[b] A *contigerit*
[c] sic
[d] B *hous*
[e] B *Autisiodorensis*
[f] *qui* fehlt A und B

ipsi domini levent aliquid vel levari faciant de redditibus et exitibus dicte ville Tornodori, quod ipsi fundationem, dona, gardas, custodias et libertates omnes et singulas dicti hospitalis et pertinentiarum eiusdem, prout verbo ad verbum presentibus litteris plenius continetur, in quantum ad eos pertinet et etiam pertinebit, in omnibus et per omnia intergraliter adimplebunt et inviolabiliter observabunt et quod contra per se vel per alium seu alios non venient in futurum nec sustinebunt[a] pro posse suo, quod ab aliquo vel ab aliquibus contra premissa fiat aliquid seu etiam attemptetur[b]. Quod, si domini predicti vel aliquis eorum iuramentum predictum elapso mense a tempore requisitionis predicte facere seu prestare, quod absit, distulerint vel recusaverint, ordinamus et volumus, quod ex tunc redditus et exitus omnes dicte ville Tornodori fiant et sint hospitalis predicti, quos ipsum hospitale percipiat et habeat et ex eis faciat integre fructus suos, quousque predictum super premissis a domino prestitum seu factum, ut dictum est, fuerit iuramentum. Qui dominus dictos fructus sic levatos repetere vel repeti facere per dictum iuramentum non poterit nec debebit nec eos magister et fratres eiusdem hospitalis restituere dicto domino tenebuntur. Ad que omnia prestanda et adimplenda ipsos per excellentissimum dominum regem Francie illustrem ad requisitionem magistri dicti[c] hospitalis compelli requirimus supplicantes intuitu pietatis. Magister vero dicti hospitalis ad minus per sex menses per annum in dicto hospitali residentiam facere tenebitur personalem, nisi forsitan iusta[d] causa et honesta fuerit impeditus. Volumus autem et etiam ordinamus, quod Robertus de Lusarche fidelis clericus et familiaris noster, qui dicti hospitalis promotionem desiderat et de cuius fidei integritate confidimus, dictum hospitale primo fundationis loco regat, dispenset ac etiam administret, et ipsum primum magistrum, dispensatorem ac rectorem instituimus et etiam ordinamus. Ordinationi autem habitus et indumentorum, de quibus superius ordinavimus, ipsum nolumus subiacere nec astringi[e]. Quam ordinationem ab eius successoribus magistris dicti hospitalis inconcusse volumus observari, salvo tamen quod magistri, qui fratres non fuerint, pennas alias, quam superius ordinavimus, quascumque voluerint, in suis vestibus habeant de suo proprio persolvendas. Volumus etiam, quod ipse Robertus magister et successores sui magistri dicti hospitalis beneficia ecclesiastica et bona sua quecumque alia proprie valeant obtinere, nisi fuerint de capellanis eiusdem hospitalis assumpti. Et, ut ista[f] fundatio et ordinatio dicti hospitalis robur perpetue firmitatis obtineat, nos ad hoc dictum Guillelmum heredes et successo-

[a] B *substinebunt*
[b] B *attentetur*
[c] B *dicti magistri*
[d] B *iuxta*
[e] A *adstringi*
[f] B *iuxta*

res nostros Tornodori dominos successive una cum terra et bonis comitatus Tornodori plenius obligantes presentes litteras fecimus sigilli nostri munimine roborari. Actum anno Domini millesimo ducentesimo nonagesimo tertio[a], dies iovis post octavas[b] Pasche[2].
Nulli ergo omnino hominum liceat hanc paginam nostre suppletionis et confirmationis infringere vel ei ausu temerario contraire. Si quis autem hoc attemptare presumpserit, indignationem omnipotentis Dei et beatorum Petri et Pauli apostolorum eius se noverit incursurum[c]. Datum apud Urbemveterem, nonis septembris pontificatus nostri[d] anno tertio.

[1] Karl I. von Anjou, König von Sizilien, † 7.1.1285.
[2] 1293 April 9.

[a] B *CCLXXXXIII*
[b] B *octabas*
[c] B *Nulli ergo etc. nostre supplectionis confirmationis etc.*
[d] *pontificatus nostri* fehlt B

THOMAS FRANK

DIE SORGE UM DAS SEELENHEIL IN ITALIENISCHEN, DEUTSCHEN UND FRANZÖSISCHEN HOSPITÄLERN

Nimmt man die Gründer und Förderer mittelalterlicher Hospitäler beim Wort, so war das Hospital der wichtigste Schauplatz christlicher *caritas*. *Caritas* war seit jeher mit *memoria* verbunden, und zwar nicht nur in dem allgemeinen Sinn, daß der Wohltätige sich mit seinem frommen Werk bei Gott in Erinnerung brachte und damit seinem Seelenheil diente, sondern auch dann, als *memoria* die konkrete Bedeutung des liturgisch und kollektiv realisierten, aktiven Kommemorierens angenommen hatte, also Totengedenken und Fürbitten für Lebende meinte[1].

Ihre erste Formulierung fand die Verbindung von *caritas* und *memoria* in den Werken Papst Gregors I., mit Bezug auf die Amtsführung von Bischöfen in seiner *Regula pastoralis* und in den Dialogen[2]. Gregors Vorbild wirkte sowohl auf die klösterliche als auch auf die bischöfliche Auffassung von den Werken der Nächstenliebe, so daß die Symbiose von *caritas* und *memoria* im Hochmittelalter bereits topischen Charakter hatte: ein Topos jedoch mit Fundierung in der Realität, wie die Verknüpfung des Totengedenkens mit der Armensorge im Kloster Cluny und andere Beispiele bezeugen[3]. Ein Hospitalstatut aus der lombardischen Stadt Lodi drückte das im 15. Jahrhundert folgendermaßen aus: »Was würde es denn nützen, den Hunger der Bedürftigen zu vertreiben, ihren Durst zu stillen, den von Krankheit Geschlagenen eifrig zu dienen, Joch und Kreuz zu tragen, wenn das Ganze nicht auf die Ehre des Gottesdienstes bezogen wird? Der ist es doch, der alles Unschmackhafte würzt und unseren Verstand belebt«[4].

[1] Arnold ANGENENDT, Theologie und Liturgie der mittelalterlichen Totenmemoria, in: Karl SCHMID, Joachim WOLLASCH (Hg.), Memoria. Der geschichtliche Zeugniswert des liturgischen Gedenkens im Mittelalter, München 1984 (Münstersche Mittelalterschriften, 48), S. 79–199.

[2] Marie-Luise LAUDAGE, Caritas und Memoria mittelalterlicher Bischöfe, Köln u.a. 1993 (Münstersche Historische Forschungen, 3), S. 32–76.

[3] Joachim WOLLASCH, Toten- und Armensorge, in: Karl SCHMID (Hg.), Gedächtnis, das Gemeinschaft stiftet, München, Zürich 1985 (Schriftenreihe der Katholischen Akademie der Erzdiözese Freiburg), S. 9–38.

[4] Giuseppe CREMASCOLI, Mauro DONNINI (Hg.), Gli statuti dell'Ospedale di Lodi (1466), Lodi 1998, S. 46 (erster Prolog): *Quid enim prodesset indigentium famem depellere, sitim*

Die Passage aus Lodi spielt auf die Werke der Barmherzigkeit an, auf den neutestamentlichen Kanon von sechs gottgefälligen Liebesdiensten am Leib der Mitmenschen, denen das Mittelalter als siebtes Werk die Bestattung der Toten hinzufügte und außerdem sieben geistliche Werke gegenüberstellte. Die *opera misericordiae* können als Grundnorm für jegliches karitative Handeln im Mittelalter angesehen werden. In diesem detaillierten Katalog möglicher Anwendungsgebiete der *caritas* hat auch die liturgische *memoria* ihren Platz: zum einen im Dienst an den Toten, zum anderen in einem der geistlichen Werke, nämlich in der Aufforderung, für Sünder zu beten[5].

In dieser Perspektive liegen *memoria* und gute Werke auf der gleichen Ebene, *memoria* ist eines unter anderen barmherzigen Werken. Für eine solche Verquickung oder Parallelisierung von körperlichen und geistlichen Handlungen lassen sich viele weitere Belege anführen: zum Beispiel der auf die Patristik zurückgehende Vergleich Christus-*Medicus*[6] oder die gängige Umdeutung des menschlichen Körpers als Metapher für geistige Strukturen. Neben diese Perspektive trat jedoch eine andere Sichtweise, in der Körper und Geist in ein Spannungsverhältnis treten, das zugleich eine Tauschbeziehung ermöglicht: Voraussetzung dafür, daß Fürbitten als Gegengabe für materielle Hilfe fungieren konnten. Nach Ansicht der mittelalterlichen Theologie war dieser Tauschakt die Geschäftsgrundlage des Verhältnisses der Armen zu den Reichen.

Wenn dieser *locus communis* hier erneut erwähnt wird, dann vor allem deshalb, um darauf hinzuweisen, daß das Verhältnis von *caritas* (im Sinne von materieller Hilfe) und *memoria* (Hilfe bei der Erlangung des Seelenheils) nicht restlos in der simplen Gleichung ›Almosen gegen Gebet‹ aufgeht. Vielmehr setzt die Konvertierbarkeit der beiden Werke einen komplexeren Prozeß in Gang, in dem der Almosengeber sein Seelenheil durch die Fürbitten der Beschenkten fördert, die Beschenkten aber ihrerseits ein gutes Werk tun, indem sie für die *memoria* des Stifters sorgen, dadurch also ihrem eigenen Seelenheil aufhelfen. Gerade in Hospitälern akkumulierten diese Tauschakte noch weiteren Mehrwert, denn einerseits galt das Gebet der Armen und Kranken, die ja

explere, aegritudine laborantibus sedulo deservire, iugum ac crucem ferre nisi id totum ad divini cultus honorem referatur? Hic est qui insulsa quaeque condit et nostra ingenia vivificat.

[5] Marie-Humbert VICAIRE, La place des œuvres de miséricorde dans la pastorale en Pays D'Oc, in: Assistance et charité, Toulouse 1978 (Cahiers de Fanjeaux, 13), S. 21–44. Ein Beispiel für eine Reliefdarstellung der körperlichen und geistlichen *opera misericordiae* in Viterbo (erstes Viertel des 14. Jahrhunderts) bei: Chiara MIANO, Santa Maria della salute in Viterbo, in: Informazione. Periodico del Centro di catalogazione dei beni culturali, nuova serie 10 (2002) S. 62–70.

[6] Heinrich SCHIPPERGES, Die Kranken im Mittelalter, München 1990, S. 203–212.

so etwas wie einen *Ordo poenitentium* auf Zeit bildeten[7], als besonders wirkungsvoll, und andererseits gab es Wohltäter, deren Stiftungen nicht nur für das körperliche Wohl, sondern auch für die *memoria* der Hospitalinsassen sorgten.

Aus diesem Grund scheint es lohnend, die von Hospitälern des 13.–15. Jahrhunderts hinterlassenen Quellen auf die Memorialpraxis hin anzusehen, und zwar in einem breiteren geographischen Horizont, als es in einer Einzelfallstudie möglich wäre. Im Zentrum soll die liturgische *memoria* im eingangs angedeuteten technischen Sinn stehen, alle anderen in Hospitälern üblichen Verfahren zur Förderung des Seelenheils werden hingegen vernachlässigt. Denn sonst müßte nicht nur von der *cura animarum* für die Hospitalbewohner, inklusive der Sterbesakramente, sondern auch von der täglichen Liturgie in den religiösen Kommunitäten gesprochen werden, die die Hospitäler betreuten, sowie von den Ablässen, die man für alle erdenklichen Kontakte mit einem Hospital erwerben konnte: Die Ablaßprivilegien des Nürnberger Heilig-Geist-Hospitals zum Beispiel versetzten es theoretisch in die Lage, seinen Wohltätern, Besuchern und Insassen den Aufenthalt im Purgatorium um insgesamt mehr als 230 000 Tage zu verkürzen[8].

Konzentriert man sich auf die Memorialpraxis im engeren Sinn, so stellt man fest, daß sich die in Hospitälern geübte *memoria* im Hinblick auf ihre Formen nicht von den Gepflogenheiten in klassischen kirchlichen Institutionen unterscheidet. Innovativ war zwar das zuerst von den Ritter- und Hospitalorden propagierte *fundraising* durch *litterae confraternitatis*[9]; doch wurde diese Technik nicht deshalb entwickelt, weil der Hospitalbetrieb *per se* dieses Verfahren der Suche nach Unterstützern nahegelegt hätte, sondern wegen der besonderen Struktur dieser Orden. Auch änderten die *litterae confraternitatis* nichts an der Gestaltung der Gedenkleistungen: Hospitäler boten, nicht anders als normale kirchliche Institutionen, liturgische Begleitung der Bestattung, Totenmessen, Fürbitten für Verstorbene und Lebende, Anniversarfeiern für Einzelpersonen oder regelmäßig wiederkehrende Messen für Personengruppen. Orte des Geschehens waren in erster Linie die Kapelle und der Friedhof des Hospitals. An schriftlichen Spuren liegen vor: vereinzelt vollständige An-

[7] Daniel LE BLÉVEC, La part du pauvre. L'assistance dans les Pays du Bas-Rhône du XIIe siècle au milieu du XVe siècle, 2 Bde., Bd. 2, Rom 2000 (Collection de l'École française de Rome, 265), S. 786 ff.

[8] Ulrich KNEFELKAMP, Das Heilig-Geist-Spital in Nürnberg vom 14.–17. Jahrhundert. Geschichte, Struktur, Alltag, Nürnberg 1989 (Nürnberger Forschungen, 26), S. 271–273.

[9] Andreas REHBERG, Nuntii, questuarii, falsarii. L'Ospedale di S. Spirito in Sassia e la raccolta delle elemosine nel periodo avignonese, in: Mélanges de l'École française de Rome, Moyen Âge 115/1 (2003) S. 41–132, insbesondere S. 72–89.

niversarbücher (zum Beispiel Nürnberg, Lüttich/Liège, Tonnerre oder Rom[10]), aber auch weniger elaborierte Anniversar-Notizen in den Büchern der Hospitaladministration (Münster[11]) und in den Ausgaberegistern (Soest, Viterbo[12]). Weitere Hinweise finden sich in Hospitalstatuten, von denen gleich noch ausführlicher die Rede sein wird.

Das Besondere an der *memoria* in Hospitälern ist also nicht ihre Form, sondern die Vielfalt der an ihr beteiligten Personen. Das liegt daran, daß in Hospitälern die Grenze zwischen Innen und Außen nicht einfach entlang der Scheidelinie zwischen Klerikern und Laien verlief, sondern Geistliches und Weltliches sich mischten. Es ist schwer zu entscheiden, ob das Hospital eine durch Not und Leid seiner Insassen zur Welt hin geöffnete Kirche war oder ein durch den Kampf gegen die Not geheiligtes Stück Welt. Entsprechend zahlreich sind die Kategorien der um Hospitäler kreisenden Personen.

Zunächst die Personen, die von außen Einfluß auf Hospitäler ausübten: Das waren zum einen die Gründer – oft Individuen, aber auch Gruppen oder Institutionen, zum Beispiel ein Kanonikerkapitel, ein Laienkollektiv oder der Rat einer Stadtkommune. Zum andern die Wohltäter, die ein Hospital durch Schenkungen und Legate unterstützten; diese Gruppe ist auch für den Historiker besonders wichtig, denn von der Existenz vieler kleinerer Hospitäler wissen wir nur dadurch, daß sie irgendwann einmal Legate erhalten sollten und daher in einem Testament erwähnt wurden.

In vielen Hospitälern wirkte eine Kommunität von *fratres* und *sorores*, die religiös lebten, aber nicht unbedingt einem Orden angehörten (außer bei Or-

[10] Nürnberg: KNEFELKAMP, Das Heilig-Geist-Spital (wie Anm. 8), S. 268, 276. Lüttich: Pierre DE SPIEGELER, Les hôpitaux et l'assistance à Liège (X^e–XVe siècles). Aspects institutionnels et sociaux, Paris 1987 (Bibliothèque de la faculté de philosophie et lettres de l'université de Liège, 249), S. 193 ff. Tonnerre: Brigitte KURMANN-SCHWARZ in diesem Band. Rom: Pietro EGIDI (Hg.), *Liber Annualium* di S. Spirito in Saxia, in: DERS., Necrologi e libri affini della Provincia Romana, 1, Rom 1908 (Fonti per la storia d'Italia, 44), S. 109–165.

[11] Christine SCHEDENSACK, Die Anfänge des Armenhauses zur Aa. Zur Frühphase der »Kommunalisierung« der Armenfürsorge in Münster, in: Franz-Josef JAKOBI, Hannes LAMBACHER, Jens METZDORF, Ulrich WINZER (Hg.), Stiftungen und Armenfürsorge in Münster vor 1800, Münster 1996 (Quellen und Forschungen zur Geschichte der Stadt Münster, Neue Folge 17/1 = Studien zur Geschichte der Armenfürsorge und der Sozialpolitik in Münster, 1), S. 169–239, hier S. 196–200.

[12] Beate Sophie GROS, Das Hohe Hospital (ca. 1178–1600). Eine prosopographische und sozialgeschichtliche Untersuchung (Veröffentlichungen der Historischen Kommission für Westfalen, 25 = Urkunden-Regesten der Soester Wohlfahrtsanstalten, 5), Münster 1999, S. 326–334. Viterbo, Biblioteca Comunale degli Ardenti, Cod. II.G.I.19, Teil III, fol. 41r (Rechnungsbuch des Hospitals S. Sisto): *Pagai per uno* [anniver]*sario* [...] *per l'anima di madonna Luminata* [...] *33 bolognini* (Ich habe für ein Anniversar für die Seele von Frau Luminata 33 Bolognini bezahlt). Zu diesem Hospital: Thomas FRANK, Gli ospedali viterbesi nei secoli XIV e XV, in: Alfio CORTONESI (Hg.), Medioevo viterbese. Studi in memoria di Giuseppe Lombardi, Rom 2004, S. 143–192.

denshospitälern). Im Hôtel-Dieu von Paris umfaßte diese Kommunität 1220 immerhin 38 Männer und 25 Frauen[13]. Derartige religiöse oder semireligiöse Hospitalgemeinschaften, wie sie für die Stadt Treviso Daniela Rando untersucht hat[14], sind zu unterscheiden von Laienbruderschaften, die Hospitäler betrieben, sich aber nicht in den eigentlichen Hospitalbetrieb einmischten; allenfalls kontrollierten sie die Verwaltung, wie zum Beispiel im vorhin erwähnten Hospital von Lodi. Schwieriger abzugrenzen von der Gemeinschaft der religiös lebenden *fratres* und *sorores* sind hingegen die männlichen und weiblichen Donaten, die in den mittelalterlichen Quellen auch als *oblati*, *dedicati* oder *commessi*, nicht selten aber auch einfach als *fratres* und *sorores*, und von den deutschsprachigen Historikern oft als »Pfründner« bezeichnet werden. Je nach individuellem Vertrag lebten die Donaten auf Dauer in den Hospitalgebäuden oder zogen dort erst im Alter ein, beteiligten sich aktiv an der Versorgung der *pauperes* oder beschränkten sich auf den Verzehr ihres Lebensunterhalts. Bei ihnen war die Sorge um das Seelenheil engstens mit ihrem Gruppenstatus verbunden, denn die Entscheidung, sich einem Hospital zu assoziieren, wurde nicht nur mit dem durch eine Schenkung erworbenen Anspruch auf Versorgung begründet, sondern basierte *per definitionem* auf dem Wunsch, von den geistlichen Gütern der Institution zu profitieren[15].

Zum Personal im engeren Sinn kann man sowohl den Leiter beziehungsweise die Leiterin und das ›Management‹ rechnen als auch besoldete Kleriker[16] und das Dienstpersonal, das heißt diejenigen, auf deren Schultern in Häusern ohne religiöse Kommunität und ohne arbeitswillige Donaten die Hauptlast der Arbeit ruhte. Zu erwähnen sind außerdem die mit den agrarwirtschaftlichen Aktivitäten der Hospitäler verbundenen Personen, also Landarbeiter und Pächter.

Und schließlich die *pauperes*, wie die mittelalterlichen Texte die Insassen, deren Versorgung Existenzgrund der Hospitäler war, häufig nennen. Die verschiedenen Arten und Grade von physischen oder ökonomischen Defiziten, durch die Menschen sich gezwungen sahen, die Hilfe eines Hospitals in Anspruch zu nehmen, brauchen hier nicht rekapituliert zu werden. Es sei ledig-

[13] Michel MOLLAT, Les pauvres au moyen âge. Étude sociale, Paris 1979, S. 183; Léon LE GRAND (Hg.), Statuts d'hôtels-Dieu et de léproseries, Paris 1901, S. 44.

[14] Daniela RANDO, »Laicus religiosus« tra strutture civili e ecclesiastiche: l'ospedale di Ognissanti in Treviso (sec. XIII), in: Studi medievali, ser. III, 24 (1983) S. 617–656.

[15] Italienische Beispiele bei John HENDERSON, in diesem Band; FRANK, Gli ospedali viterbesi (wie Anm. 12), S. 155–157. Frankreich: Charles DE MIRAMON, Les »Donnés« au Moyen Âge. Une forme religieuse laïque (v. 1180–v. 1500), Paris 1999, zu Hospitälern insbesondere S. 344–386; LE BLÉVEC, La part du pauvre (wie Anm. 7), Bd. 2, S. 704 ff.

[16] Bestellung eines Priesters und eines Klerikers am Hospital S. Maria Maggiore in Mantua (1258 August 1): Elena LUCCA, Nascita, regolamentazione e vita iniziale di un Ospedale Duecentesco. L'*Hospitale sanctae Mariae Maioris* di Mantova nei primi decenni di esistenza, in: Archivio Storico Lombardo 122 (1996) S. 11–40, hier S. 33–35. Vgl. auch unten, Anm. 25.

lich hervorgehoben, daß den hier getroffenen Unterscheidungen von Personenkategorien im wesentlichen funktionale Kriterien zu Grunde liegen. Daran ist nichts auszusetzen, nur muß klar sein, daß es in Wirklichkeit zahlreiche Überschneidungen und Unschärfen gab und daß die Funktionen und die Machtverhältnisse in den Hospitälern – und damit auch die Rolle der involvierten Personen – sich im Laufe der Zeit wandelten.

Alle genannten Akteure waren in die Memorialpraxis einbezogen, und zwar entweder aktiv oder passiv oder beides[17]. Die bekanntesten Empfänger von Memorialleistungen sind die Stifterpersönlichkeiten und Wohltäter. Gut dokumentiert ist das Gedenken, das im Nürnberger Heilig-Geist-Hospital für den Gründer Konrad Groß jedes Jahr am 15. August organisiert wurde: Außer den Priestern des Hospitals waren daran über 500 andere Geistliche und Nonnen aus Nürnberg und Umgebung beteiligt, ein Aufwand, der Anfang des 16. Jahrhunderts immerhin 133 *floreni* kostete[18]. Nach den Statuten der Hôtels-Dieu von Pontoise und Vernon, beide im 13. Jahrhundert verfaßt, waren die *frères* und *sœurs* dieser beiden Hospitäler verpflichtet, für ihren Wohltäter König Ludwig IX. zu Lebzeiten zu beten und nach seinem Tod Anniversarfeiern zu begehen[19]. Der Bischof von Mantua bestimmte 1261, daß, neben dem hauseigenen Priester, nicht nur die *fratres* und *sorores*, sondern auch die *pauperes* in dem von seinem Vorgänger gegründeten Hospital S. Maria Maggiore täglich für das Seelenheil des Stifters und anderer Wohltäter beten sollten[20]. Aber das sind herausragende Fälle. Die Masse der Indizien für Stifter- und Wohltätergedenken in Hospitälern steckt in Testamenten und Schenkungsurkunden. So zum Beispiel im Falle der Maison-Dieu von St-Gervais in Soissons, zu deren Wohltätern viele Kanoniker der lokalen Kathedrale gehörten; da das Hospital vom Kathedralkapitel abhing, liegt hier ein Fall vor, in dem Schutzherren und Schenker identisch sind[21].

[17] Unter den neueren Studien zum deutschsprachigen Raum wird dieser Befund am besten herausgearbeitet von Brigitte POHL-RESL, Rechnen mit der Ewigkeit: das Wiener Bürgerspital im Mittelalter, Wien, München 1996 (Mitteilungen des Instituts für Österreichische Geschichtsforschung. Ergänzungsband 33), S. 74–131.

[18] KNEFELKAMP, Das Heilig-Geist-Spital (wie Anm. 8), S. 265–268. Vgl. auch den zweiten Teil dieser Untersuchung: DERS., Stiftungen und Haushaltsführung im Heilig-Geist-Spital in Nürnberg, 14.–17. Jahrhundert, Bamberg 1989, S. 9–43.

[19] LE GRAND, Statuts (wie Anm. 13), S. 130, 147 (Pontoise, ca. 1265, aber Handschrift Kopie des 18. Jahrhunderts), S. 152, 166, 169 (Vernon, vor 1270, aber Handschrift Ende des 13 Jahrhunderts).

[20] LUCCA, Nascita (wie Anm. 16), S. 36, 38.

[21] Anne SAUNIER, Clercs et religieux d'après les comptabilités de deux maisons hospitalières: Sainte-Croix d'Orléans et Saint-Gervais de Soissons au XVe siècle, in: Le clerc séculier au moyen âge, XXIIe congrès de la Société des historiens médiévistes de l'enseignement supérieur, Amiens, juin 1991, Paris 1993, S. 216–227

In Soissons bestand die religiöse Kommunität, die für das Funktionieren des Hospitals sorgte, mehrheitlich aus Frauen. Wenn eine von ihnen starb, finanzierte das Hospital ihre Bestattung und Totenmessen, was um die Mitte des 15. Jahrhunderts circa 50 *solidi* kostete. Daß neben den Priestern sich auch die Mitbrüder und Mitschwestern aktiv um die *memoria* für ihre verstorbenen Kollegen kümmern sollten, verlangen nicht nur die um 1318 verfaßten Statuten von S. Maria della Scala in Siena[22], sondern auch mehrere französische Hospitalsatzungen, etwa die von Angers, Amiens, Paris oder Lille[23]. In Lille sollten zum Gedenken des oder der Verstorbenen eine feierliche Messe mit Vigil gehalten, weitere Messen gelesen und Gebete gesprochen sowie Anniversarfeiern begangen werden, eine Passage, die nochmals deutlich macht, daß den Hospitalgemeinschaften sowohl Kleriker und Priester als auch männliche und weibliche Laien angehören konnten, deren Beitrag zur *memoria* differenziert war.

Ähnlich gingen auch Laienbruderschaften vor, die Hospitäler besaßen, und das überrascht in der Tat wenig, gehörte die *memoria* für die Mitglieder doch zu den Basisfunktionen jeder mittelalterlichen Bruderschaft. Die Statuten von Lodi haben dazu besonders ausführliche Bestimmungen. Sie gehen nicht nur auf die Mitbrüder der leitenden Bruderschaft und auf die Wohltäter des Hospitals ein, sondern in einem zweiten Teil auch auf die *memoria* für die männlichen und weiblichen *dedicati*, also die Donaten oder Oblaten; für sie wurde etwas weniger Aufwand getrieben als für die sozial hoch gestellten Bruderschaftsmitglieder[24]. Unter den *dedicati* sollten auch Priester und Kleriker sein, so daß die vorgesehenen Messen und Psalmen ohne die Hilfe auswärtiger Priester gelesen werden konnten.

Eine andere, ganz auf einen besoldeten Kaplan ausgerichtete Regelung traf der Rat der norddeutschen Hafenstadt Rostock für die Memorialdienste im städtischen Heilig-Geist-Hospital: Neben Pflichten wie Ablaßverkündung, Predigt und Fürbitten für die Seefahrer sollte der Priester jeden Montag Mes-

[22] Luciano BANCHI (Hg.), Statuto dello Spedale di Siena (Statuti senesi scritti in volgare ne' secoli XIII e XIV e pubblicati secondo i testi del R. Archivio di Stato in Siena, 3), Bologna 1877, S. 99f., 114f.

[23] LE GRAND, Statuts (wie Anm. 13), S. 33 (Angers, um 1200), 38 (Amiens, 1233) und 52f. (Paris, Hôtel-Dieu, 1220). Aus den Statuten des Hôpital Comtesse in Lille (ca. 1250), ibid. S. 77f.: *Pour chascun frère mort et cascune sereur, sans le vegilles et sans le messe solemneus c'om doit fait adiès entrues que li corps est sour tières, cascuns priestres doit dire III messes, cascuns clers et les sereurs doivent dire le psaltier, et cil qui ne le sevent doivent dire CC Pater noster, et doit on chascun an reciter le jour de l'obit et faire au mains une orison par especial en le messe.*

[24] CREMASCOLI, DONNINI, Gli statuti (wie Anm. 4), insbesondere S. 94–96 (*memoria* für Bruderschaftsmitglieder und Wohltäter), 120 (Gebete der Priester), 124 (*memoria* für *dedicati*), 166 (geistlicher Beistand für sterbende Kranke).

sen (mit Vigil am Sonntag) für die verstorbenen *fratres* und *sorores* und die Wohltäter halten; *fratres* und *sorores* waren in dem Rostocker Bürgerspital die Donaten oder Pfründner, die sich durch eine Stiftung ›eingekauft‹ hatten. Er sollte ferner an allen Festtagen die im laufenden Jahr verstorbenen Brüder und Schwestern individuell kommemorieren, unter Einschluß der Wohltäter und aller verstorbenen Gläubigen. Schließlich hatte er alle sonstigen Gedenkfeiern durchzuführen, die der Magister des Hauses ihm auftrug[25].

Vom Angebot des Totengedenkens profitierten auch die von den Hospitälern eingestellten Kapläne selbst, wie zum Beispiel die Register von St-Gervais in Soissons bezeugen[26]. Dasselbe gilt natürlich für die Hospitalleiter, die Magistri, Rektoren oder Rektorinnen, wie sich nicht nur für Soissons nachweisen läßt, sondern auch für das Hospital S. Silvestro in Prato bei Florenz[27]. Nur ganz wenige Hinweise finden sich hingegen dafür, daß auch das niedere Dienstpersonal von den Memorialleistungen des Hospitals profitierte. Zwar bezieht sich der ganze zweite Teil der Statuten von Lodi ausdrücklich auf die *dedicati* und die Dienerschaft, doch sprechen die Kapitel über das Totengedenken nur von den *dedicati*. Aus Parma kommt immerhin ein Zeugnis, das eine in geistlichen Dingen sonst eher marginale Personengruppe nennt. Im Jahr 1342 versprach das *Consortium S. Spiritus*, ein Mittelding zwischen Hospitalorden und überlokal organisierter Laienbruderschaft, in seinem Hospital nicht nur für die verstorbenen Mitbrüder und alle Hospitalinsassen, sondern auch für die Pächter und die *laboratores* ihrer Ländereien zu beten[28].

[25] Mecklenburgisches Urkundenbuch, 3 (1281–1296), Schwerin 1865, S. 154 f., Nr. 1765, Anordnung des Rostocker Rats (1284 Dezember 1): *He*[e] *sunt speciales cause, quas sacerdos in domo sancti Spiritus Rozstoc servire volentes fideliter debet observare, videlicet:* [...] *Omni die dominica cantabit vigilias et feria secunda missam pro defunctis in remissionem peccatorum fratrum et sororum ibidem defunctorum et omnium, qui dictam domum suis elemosynis ditaverunt. Omnibus diebus festivis et quartis et sextis feriis indulgentiam ibidem datam astantibus fideliter intimabit. Insuper secundum preceptum magistri domus ibidem diebus festivis debet facere memoriam fratrum et sororum illo anno mortuorum, et hoc nominatim et sub una conclusione omnium benefactorum et omnium fidelium defunctorum. Evangelium similiter astantibus predicabt, et pro velificantibus specialiter precipiat exorare, ut ad portum perveniant salutarem. Insuper sine omni condictione debet facere memoriam animarum, sive in domo sancti Spiritus sint mortui sive extra domum, secundum preceptum magistri domus ibidem.*

[26] SAUNIER, Clercs et religieux (wie Anm. 21), S. 227.

[27] Maura SABBATINI, Lo spedale di San Silvestro di Prato 1348–1450, in: Annali Aretini 3 (1995) S. 137–185, hier 153: »Ebe sedici dopi ceri e lle due champane grosse della Pieve di Prato e sotterrossi nella detta Pieve« ([Der 1454 verstorbene Rektor] bekam sechzehn doppelte Kerzen und [man läutete] die zwei großen Glocken der Pfarrkirche von Prato und er wurde in der genannten Pfarrkirche bestattet).

[28] Marina GAZZINI, Il *consortium Spiritus Sancti* in Emilia fra Due e Trecento, in: Il buon fedele. Le confraternite tra medioevo e prima età moderna, Verona 1998 (Quaderni di storia religiosa, 5), S. 159–194, hier S. 184.

Wesentlich häufiger werden Memorialdienste für die Insassen im engeren Sinne erwähnt, womit hier nicht die Donaten oder Pfründner gemeint sind, sondern die eigentlichen *pauperes*, vor allem die Kranken. Die schon zitierten Statuten sprechen immer wieder von diesem fundamentalen karitativen Dienst, und auch das von Daniel Le Blévec gesammelte Material aus dem Rhône-Gebiet bietet Belege dafür[29]. Wer im Hospital starb, durfte zumindest damit rechnen, im hauseigenen oder im Parochialfriedhof ordentlich, das heißt mit dem notwendigen liturgischen Aufwand, bestattet zu werden. Sehen wir zu diesem Punkt nochmals in einen französischen Text, die Statuten des Hospitals von Vernon: Diese von einer Priorin geleitete Frauengemeinschaft, der aber auch Männer angehörten, führt in einem detaillierten Kapitel die ganze Prozession der Akteure und Empfänger von *memoria* zusammen[30]. Beteiligt waren die Schwestern und Brüder der Kommunität, die Armen (*povres*) und das Dienstpersonal (*mesnie*), Wohltäter und Freunde des Hauses. Was hier hervorzuheben ist, ist nicht nur die Erwähnung der *povres*, sondern vor allem die der *mesnie*, eines der wenigen Indizien dafür, daß auch die Bediensteten in das Gedenken der Gemeinschaft eingeschlossen werden konnten.

Zum Schluß sei betont, daß die hier zusammengetragenen Beispiele kaum den Durchschnitt der mittelalterlichen Hospitäler repräsentieren. Vielmehr handelt es sich um gut ausgestattete und gut dokumentierte Häuser. Zahlreiche andere Hospitäler, wohl die Mehrheit, waren erheblich kleiner, konnten sich kaum klerikales Personal leisten und daher auch wenig für das liturgische Gedenken ihrer Wohltäter und Insassen tun. In den größeren Hospitälern war das Spektrum der Memorialleistungen jedoch sehr breit, und zwar nicht deshalb, weil dort neue Formen des Gedenkens entwickelt worden wären, sondern wegen der Vielfalt der Personen und Personengruppen, die in den polyfunktionalen Hospitälern aufeinandertrafen und alle aktiv oder passiv an der *memoria* Anteil hatten. Allerdings lassen die Quellen kaum etwas darüber verlauten, in welchem Maße die topische Ermahnung an die Armen, für das Seelenheil ihrer Wohltäter zu beten, realisiert wurde. Besser faßbar ist die professionelle *memoria*, für die die Hospitalpriester und -kleriker, aber auch die Religiosen oder Semireligiosen verantwortlich waren, die den Kern des Personals bildeten. Doch selbst wenn die *pauperes* ihre Pflicht zur Fürbitte weniger ernst nahmen, als die Wohltäter hofften, so kann man doch von einer Omnipräsenz von *me-*

[29] LE BLÉVEC, La part du pauvre (wie Anm. 7), Bd. 2, S. 806 ff.

[30] LE GRAND, Statuts (wie Anm. 13), S. 173, Statuts de l'Hôtel-Dieu de Vernon (um 1270): *Se en la meson des malades a cors mort present, sereur, ou frère, ou aucun des povres ou de la mesnie, ou se l'an doit l'anniversaire l'andemain de seur ou de frère, ou de bienfeteur, ou de aucun ami de la meson, la prieuse ou sa vicaire dira au couvent: ›Priez por ce mort don li cors est presenz ou por cels don nos faison le anniversaire, que Nostres Sires les assoille et en ait misericorde‹*. Es folgen Einzelbestimmungen über die von den Schwestern zu sprechenden Gebete.

moria in den mittelalterlichen Hospitälern sprechen. Davon profitierten nicht allein die Stifter, aber sie jedenfalls auch, und hier mag ein Grund dafür zu suchen sein, daß eine zunehmende Zahl stiftungsbereiter Zeitgenossen des Spätmittelalters ihr Kapital lieber in ein Hospital als in eine traditionelle kirchliche Institution investierte. Erklären läßt sich diese Verdichtung von *memoria* nicht zuletzt daraus, daß Hospitäler mehr als jede andere kirchliche oder weltliche Institution an der Schwelle zwischen Leben und Tod agierten.

ANDREAS REHBERG

DIE RÖMER UND IHRE HOSPITÄLER

Beobachtungen zu den Trägergruppen der Spitalsgründungen in Rom (13.–15. Jahrhundert)

Die wissenschaftliche Literatur zur Geschichte des Hospitals ist kaum noch zu überblicken[1]. Unter der Vielzahl methodischer Ansätze für die Erforschung mittelalterlicher Hospitäler ist die Prosopographie eine Disziplin, die noch lange nicht ausgeschöpfte Erkenntnismöglichkeiten birgt. Ihr Potential soll an dieser Stelle für die Frage nach den Gründungsmotiven in der römischen Hospitallandschaft genutzt werden. Insbesondere sollen die Interessen und die sozialen und politischen Hintergründe beleuchtet werden[2], die mit den Hospitalsgründungen in Rom vom 13. bis 15. Jahrhundert verknüpft waren. Dabei haben die römischen Spitäler und die sie oft tragenden Konfraternitäten schon seit einiger Zeit das Interesse der Forschung auf sich gezogen, so daß man eigentlich kein Neuland betritt[3]. Trotzdem sind gerade die genauen Entste-

[1] Zur breiten Literatur zum Hospitalswesen verweise ich auf die Forschungsberichte von Gisela Drossbach, François-Olivier Touati und Thomas Frank in diesem Tagungsband.

[2] Vgl. zu diesem spezifischen Interesse demnächst den Band Sozialgeschichte mittelalterlicher Hospitäler, hg. v. Neidhart BULST, Karl-Heinz SPIESS, Sigmaringen (Vorträge und Forschungen des Konstanzer Arbeitskreises) (im Druck). Anregend ist auch – obgleich nicht direkt mit Spitalbruderschaften befaßt – Ludwig REMLING, Sozialgeschichtliche Aspekte des spätmittelalterlichen Bruderschaftswesens in Franken, in: Peter JOHANEK (Hg.), Einungen und Bruderschaften in der spätmittelalterlichen Stadt, Köln u.a. 1993 (Städteforschung/A, 32), S. 149–169, bes. S. 160ff.; Ralf LUSIARDI, Stiftung und städtische Gesellschaft. Religiöse und soziale Aspekte des Stiftungsverhaltens im spätmittelalterlichen Stralsund, Berlin 2000 (Stiftungsgeschichten, 2) beschäftigt sich am Beispiel Stralsunds in sozialhistorischer Perspektive allgemein mit spätmittelalterlichen Stiftungen zwischen *caritas* und Sozialfürsorge. Seine Studie ist der zweite Band der von Michael Borgolte herausgegebenen Reihe zum mittelalterlichen Stiftungswesen.

[3] Für die großen Linien der Entwicklung der römischen Hospitallandschaft im 14. und 15. Jahrhundert vgl. Anna ESPOSITO, Gli ospedali romani tra iniziative laicali e politica pontificia (secc. XIII–XV), in: J. GRIECO, Lucia SANDRI (Hg.), Ospedali e città. L'Italia del Centro-Nord, XIII–XVI secolo. Atti del convegno internazionale di studio tenuto dall'Istituto degli Innocenti e Villa i Tatti (Firenze 27–28 aprile 1995), Florenz 1997, S. 233–251 (mit weiterer Bibliographie); DIES., Amministrare la devozione. Note dai libri sociali delle confraternite romane (secc. XV–XVI), in: Il buon fedele. Le confraternite tra medioevo e prima età moderna = Quaderni di storia religiosa 5 (1998) S. 195–223.

hungsumstände der Hospitäler in Rom oft noch nicht geklärt. Der Wortlaut der Hospitalstatuten (in Rom nur greifbar in der *Regula hospitalis Sancti Spiritus*, die eigentlich eine Ordensregel ist)[4] und der Statuten der ein Hospital tragenden Bruderschaften[5] ist meist zu allgemein gehalten, als daß die – hier im Vordergrund stehende – soziale Einbindung in das städtische Umfeld auf Anhieb deutlich würde. Daneben eröffnet die Hospitallandschaft in Rom auch interessante Perspektiven für die Typologisierung des Begriffs »Hospital«. Denn es macht einen Unterschied, ob ein Hospital von einem Orden (einem alten oder neuen), von einem Laien oder einem Geistlichen, oder von einer Bruderschaft (wobei man auch diese differenzieren kann) gegründet und unterhalten wurde[6]. Eng mit den Entstehungsumständen sind auch die spezifische Ausrichtung und der Zweck, dem ein Hospital dienen sollte, verknüpft. Hier war oft entscheidend, ob man – abgesehen von dem spirituellen Wert, den die Errichtung einer karitativen Institution an sich besaß – selbst materieller Nutznießer seiner eigenen Gründung werden wollte oder ob sich das neue Haus an einen breiteren Nutzerkreis wandte. Für all diese Aspekte ist Rom ein

[4] Zur Typologie und Definition von Hospitalstatuten siehe Michel MOLLAT, Complexité et ambiguïté des institutions hospitalières: les statuts d'hôpitaux (les modèles, leur diffusion et leur filiation), in: Giorgio POLITI, Mario ROSA, Franco DELLA PERUTA (Hg.), Timore e carità. I poveri nell'Italia moderna, Atti del convegno »Pauperismo e assistenza negli antichi stati italiani« (Cremona, 28–30 marzo 1980), Cremona 1982 (Annali della Biblioteca Statale e Libreria Civica di Cremona, 27–30), S. 3–12 und jetzt den Beitrag von Gisela Drossbach im vorliegenden Band.

[5] Vgl. Paola PAVAN, Gli statuti della Società dei Raccomandati del Salvatore *ad Sancta Sanctorum* (1331–1496), in: Archivio della Società Romana di Storia Patria 101 (1978) S. 35–96 und Silvana DI MATTIA SPIRITO, Assistenza e carità ai poveri in alcuni statuti di confraternite nei secoli XV–XVI, in: Ricerche per la storia religiosa in Roma 5 (1984) S. 137–154. Die Hintergründe der Rekrutierung der Mitglieder sind in der Regel nicht ersichtlich in den Statuten, die von ihnen auch kein soziales Profil entwerfen, sondern vorrangig ihre moralische Eignung in den Vordergrund stellen (wiederkehrend ist der Ausschluß von Wucherern und solchen, die im Konkubinat lebten): PAVAN, Gli statuti, S. 47. Natürlich garantierte auch die Kooption des Sohnes eines verstorbenen Mitglieds (ibid. S. 47f.) die soziale Geschlossenheit, ohne aber über deren Charakteristika Aufschluß zu geben. Instruktiver sind die Statuten dagegen für das Verhältnis der Laien zu den Klerikern unter den Mitbrüdern: ibid. S. 49f. Eine Auswertung von Statuten mit vielen Facetten – hier die der Bruderschaft des Campo Santo Teutonico – bietet Knut SCHULZ, Confraternitas Campi Sancti de Urbe. Die ältesten Mitgliederverzeichnisse (1500/01–1536) und Statuten der Bruderschaft, Rom u.a. 2002 (Römische Quartalschrift. Supplementbd., 54), S. 38–48 (Edition: S. 154–164).

[6] Nach Siegfried REICKE, Das deutsche Spital und sein Recht im Mittelalter. Erster Teil: Das deutsche Spital. Geschichte und Gestalt, Stuttgart 1932 (Kirchenrechtliche Abhandlungen, 111) (unveränd. Nachdruck Amsterdam 1961), hier I, S. 48–92 ist zu unterscheiden zwischen einer geistlich ausgerichteten Spitalbruderschaft (aus der – wie im Falle des S. Spirito in Sassia – ein Orden hervorgehen konnte) und einer weltlichen Spitalbruderschaft, die der materiellen Unterstützung eines Spitals diente, ohne daß die beteiligten Laien ihren Beruf aufgaben und ein gemeinsames Leben führten.

hervorragendes Untersuchungsfeld, zumal die Stadt nach dem um 1325 zu datierenden Katalog von Turin 25 z.T. sehr unterschiedliche Hospitäler umfaßte (und diese Zahl ist noch leicht aufzustocken)[7]. Was diese Vielfalt an Krankenhospizen betrifft, war Rom unter den italienischen Kommunen kein Einzelfall[8], die römische Sozialfürsorge weist aber einige Besonderheiten auf.

In Ermangelung direkter Quellen für unsere Fragestellung, kommt dem Historiker die prosopographische Methode zustatten. Denn sie führt dann weiter, wenn man wenig über das einzelne Individuum (sei es nun in unserem Fall der oder die Gründer oder der oder die Nutzer und Träger eines Hospitals) weiß und auf eine kollektive Gesamtschau angewiesen ist. Und für diesen methodischen Ansatz haben sich in Rom in den Nekrologien, Anniversarien-[9] und

[7] Zur Zahl im Katalog von Turin: Christian HUELSEN, Le chiese di Roma nel Medio Evo. Cataloghi ed appunti, Florenz 1927 (unveränd. Nachdruck Rom 2000), S. 42f. Für einen ersten Gesamtüberblick über die Hospitallandschaft in Rom vgl. Alessandro CANEZZA, Gli arcispedali di Roma nella vita cittadina nella storia e nell'arte, Rom 1933; Mariano DA ALATRI, Il medio evo, in: Vincenzo MONACHINO (Hg.), La carità cristiana in Roma, Bologna 1968 (Roma cristiana, 10), S. 123–187, hier S. 139–179; Anna ESPOSITO, Accueil et assistance à Rome, in: Médiévales 40 (2001) S. 29–41 (mit weiterer Bibliographie). Unbefriedigend, da nur alte Literatur aufarbeitend und lückenhaft, ist das Repertorium zu 58 im 15. Jahrhundert nachgewiesenen römischen Hospitälern, die unsystematisch den Kategorien ON (Ospedale Nazionale), OP (Ospedale Pubblico [darunter fallen die Spitäler der Bruderschaften]), OA (Ospedale delle Arti [mit nur drei Nummern!]) zugeordnet werden, in Flavia COLONNA, Distribuzione urbana e tipologie degli edifici assistenziali, in: Giorgio SIMONCINI (Hg.), Roma. Le trasformazioni urbane nel Quattrocento, II: Funzioni urbane e tipologie edilizie, Florenz 2004 (L'Ambiente storico. Studi di storia urbana e del territorio, 11), S. 159–188. Für die Anfänge des mittelalterlichen Hospitalwesens (Diakonien, Xenodochien), die eng mit der Aufnahme und Versorgung von Pilgern verknüpft waren, vgl. Debra J. BIRCH, Pilgrimage to Rome in the Middle Ages: Continuity and Change, Woodbridge 1998, S. 123–149. Zahlenmäßig nicht zu erfassen sind die zahlreichen privaten Hospitalsgründungen, von denen man oft nur aus Testamenten weiß und die meist nur kurz bestanden, sofern sie nicht von einem größeren Hospital einverleibt wurden: vgl. Anna ESPOSITO, Le confraternite romane tra arte e devozione: persistenze e mutamenti nel corso del XV secolo, in: Arnold ESCH, Christoph L. FROMMEL (Hg.), Arte, committenza ed economia a Roma e nelle corti del Rinascimento (1420–1530). Atti del convegno internazionale, Roma 24–27 ottobre 1990 Turin 1995 (Piccola Biblioteca Einaudi, 630), S. 107–120, hier S. 109; Isa LORI SANFILIPPO, La Roma dei romani. Arti, mestieri e professioni nella Roma del Trecento, Rom 2001 (Nuovi studi storici, 23), S. 419.

[8] Florenz besaß um 1450 dreiunddreißig »spedali« (nur zwei davon waren speziell für Pilger ausgerichtet): John HENDERSON, The Hospitals of Late Medieval Florence. A Preliminary Survey, in: Lindsay GRANSHAW and Roy PORTER (Hg.), The Hospital in History, London 1989, S. 63–92; DERS., Piety and Charity in Late Medieval Florence, Oxford u.a. 1994, S. 375.

[9] Zur Definition und Abgrenzung zwischen Nekrologen und Anniversarien, zu ihrem Quellenwert und zu den Problemen mit ihrem Umgang vgl. Nicolas HUYGHEBAERT, Les documents nécrologiques, Turnhout 1972 (Typologie des sources du moyen âge occidental, 4), bes. S. 33ff.; Jean-Loup LEMAÎTRE, Les documents nécrologiques. Mise à jour du fascicule n° 4, Turnhout 1985; Peter-Johannes SCHULER, Das Anniversar. Zu Mentalität und Famili-

Bruderschaftsbüchern für vier interessante Hospitalstypen hervorragende Quellen erhalten. Hier geht es allerdings nicht darum, Zahlen und Prozente zu präsentieren[10]. Für quantitative Analysen fehlen die Vorarbeiten, ist ja schon die vor gut 100 Jahren von Pietro Egidi vorgelegte Edition dieser Texte in vielerlei Hinsicht unbefriedigend[11] und ihre – möglichst computergestützte – Erschließung über Indizes überfällig[12]. Die vier Hospitäler, die jetzt vorgestellt werden, decken zwar nicht das ganze Spektrum der römischen Spitalsgründungen ab, vermitteln aber doch einen ersten Überblick über die wichtigsten karitativen Stiftungstypen, die allerdings nicht primär nach ihren Funktionen, sondern nach den Trägergruppen untersucht und definiert werden sollen[13]. Weitgehend unbeachtet müssen indes einige Aspekte bleiben, die ebenfalls mit denselben Quellen – sowie mit den Statuten und etwa vorhandenen Testamenten[14] – zu untersuchen wären, wie zum Beispiel religiöse Vorstellungen, Mentalität, Verwaltung und Personal des Hospitals oder wirtschaftliche Aspekte[15].

enbewußtsein im Spätmittelalter, in: DERS. (Hg.), Die Familie als sozialer und historischer Verband. Untersuchungen zum Spätmittelalter und zur frühen Neuzeit, Sigmaringen 1987, S. 67–117, bes. S. 70ff.

[10] Vgl. zu den Möglichkeiten der Aufarbeitung als Beispiel Beate S. GROS, Das Hohe Hospital (ca. 1178 bis 1600). Eine prosopographische und sozialgeschichtliche Untersuchung, Münster 1999 (Urkunden-Regesten der Soester Wohlfahrtsanstalten, 5).

[11] Vorweg sei auf das Manko hingewiesen, daß in der Regel – allerdings angesichts der Menge verständlich – nur Materialien bis zu dem recht willkürlich gewählten Stichjahr 1500 aufgenommen wurden. Pietro EGIDI, Necrologi e libri affini della Provincia Romana. Necrologi della città di Roma, Rom 1908–1914 (Fonti per la storia d'Italia, 44/45). Zum Gesamtkonzept, das eigentlich auch einen dritten Band (zu Latium) umfassen sollte, siehe DERS., I necrologi e i libri affini della provincia romana nel medio evo, in: Bullettino dell'Istituto Storico Italiano per il medio evo e Archivio Muratoriano 25 (1904) S. 85–92 und die Rezension zum ersten Band der Edition von Vincenzo FEDERICI, in: Archivio storico italiano, 5 ser. 44 (1909) S. 419–424.

[12] Eine solche quantitative Analyse der Mitglieder liegt nur im Falle der Bruderschaft des Campo Santo Teutonico vor, deren Mitgliederlisten allerdings erst 1501 einsetzen: SCHULZ, Confraternitas Campi Sancti (wie Anm. 5), bes. S. 58–65 (analysiert werden die Einträge von 1501–1536). Diese verdienstvolle Arbeit zeigt auch anschaulich die methodischen Schwierigkeiten (z.B. das Problem der Doppelnennungen, Besonderheiten der Registrierung etc.), die eine solche vertiefte Analyse erfordert. Ibid. S. 121–140 werden die technischen Voraussetzungen der computergestützten Edition der Mitgliederverzeichnisse (S. 165–305) und Registererstellung erläutert. Für weitere technische Anregungen sei auf die Zeitschrift Fundus – Forum für Geschichte und ihre Quellen (http://webdoc.gwdg.de/edoc/p/fundus/index.html) verwiesen.

[13] Zur breiten Typologie der mittelalterlichen Hospitäler vgl. an dieser Stelle nur den Beitrag von Gisela Drossbach in diesem Band sowie Michael MATHEUS (Hg.), Funktions- und Strukturwandel spätmittelalterlicher Hospitäler im europäischen Vergleich, Stuttgart 2005 (Geschichtliche Landeskunde, 56).

[14] Für Rom müßte außerdem noch die Beziehung zwischen den mitunter vorhandenen Testamenten und den Einträgen in die Anniversarlisten untersucht werden: vgl. dazu sehr anregend Wolfgang E. WAGNER, Von der Stiftungsurkunde zum Anniversarbucheintrag.

1. Zentrum eines Hospitalordens und das ›päpstliche‹ Hospital schlechthin: das Hospital von Santo Spirito in Sassia

Es wird nicht überraschen, wenn der Überblick mit einem Hospital beginnt, das – wie nicht zuletzt Gisela Drossbach herausgestrichen hat[16] – als das ›päpstliche‹ Hospital schlechthin gelten kann[17]. Die Päpste nannten es *hospitale nostrum* und überhäuften es mit Privilegien. Dieses enge Verhältnis zwischen Kurie und Hospital war von Innozenz III. grundgelegt worden, der nicht zuletzt den Vorzug der räumlichen Nähe des Hospitals zur Peterskirche erkannt hatte, die es zu dem bevorzugten Krankenhaus der Pilger und Kurienangehörigen prädestinierte. Diese beiden Gruppen – Auswärtige und Kuriale – sollten auch in Zukunft das soziale Umfeld dieses Hauses bestimmen (wo sie sich auch einquartieren konnten), während die Römer selbst – und die römische Kommune – eine zunächst untergeordnete, wenn auch nicht zu unterschätzende Rolle spielten[18]. Der Grund hierfür ist in den Umständen der Gründung zu suchen, die nicht auf eine stadtrömische, sondern – wie gesagt – auf eine päpstliche Initiative zurückgeht und die mit einem Orden verbunden ist, und zwar mit dem Heilig-Geist-Orden, dessen Ursprünge in Südfrankreich zu suchen sind. Das von vorneherein in großen Dimensionen geplante Hospital, das Hunderte von Kranken versorgen sollte, stellte nicht nur für Rom ein Novum

Beobachtungen zur Anlage des *Liber oblationum et anniversariorum* (1442–ca. 1480) im Wiener Schottenkloster, in: Michael BORGOLTE, Stiftungen und Stiftungswirklichkeiten. Vom Mittelalter bis zur Gegenwart (Stiftungsgeschichten, 1), Berlin 2000, S. 145–170.

[15] Hierzu sei auf den Beitrag von John Henderson im vorliegenden Band und die weiterführende Literatur in der Anm. 9 sowie – für die religiösen Beweggründe – auf die Sammelbände Esperienze religiose e opere assistenziali nei secoli XII e XIII, hg. von Grado G. MERLO, Turin 1988 und La conversione alla povertà nell'Italia dei secoli XII–XIV. Atti del XXVII convegno storico internazionale, Todi, 14–17 ottobre 1990, Spoleto 1991 (Accademia Tudertina. Centro di studi sulla spiritualità medievale. Nuova serie, 4) verwiesen.

[16] Vgl. hier nur Gisela DROSSBACH, ›Regularis ordo ... per nos institutus esse dinoscitur‹. Zum Gründungsvorgang des Spitalordens vom Heiligen Geist durch Innocenz III., in: Kenneth PENNINGTON u.a. (Hg.), Proceedings of the Tenth International Congress of Medieval Canon Law, Syracuse, New York, 13–18 August 1996, Città del Vaticano 2001, S. 387–404.

[17] Zur Geschichte des Hospitals vgl. Pietro DE ANGELIS, L'ospedale di S. Spirito in Saxia, 2 Bde., Rom 1960–1962; L'Antico Ospedale di Santo Spirito. Dall'istituzione papale alla sanità del terzo millenio, I–II, in: Il Veltro, 45/5–6 (2001), 46/1–4 (2002); Andreas REHBERG, I papi, l'ospedale e l'ordine di S. Spirito nell'età avignonese, in: Archivio della Società Romana di Storia Patria 124 (2001) S. 35–140; Gisela DROSSBACH, Christliche *caritas* als Rechtsinstitut. Hospital und Orden von Santo Spirito in Sassia (1198–1378) (Kirchen- und Staatskirchenrecht, 2), Paderborn 2005.

[18] Die Kommune gewährte – wenn auch angesichts des großen Landbesitzes des Hospitals mitunter widerstrebend – Steuer- und Abgabenfreiheit: Sigismondo MALATESTA, Statuti delle gabelle di Roma, Rom 1885, S. 122–134 (1354 Sept. 16, 1368 Okt. 3, 1385 März 16, 1390 Jan. 10). Vgl. auch die Angabe zu den Stadtstatuten in Anm. 157.

dar und nahm das anderenorts erst allmählich einsetzende Bestreben nach Zentralisierung und Rationalisierung vorweg[19]. Es dauerte nicht lange, daß das reiche Hospital auch die Aufmerksamkeit der Römer gewann, kamen sie doch allein schon über wirtschaftliche Interessen mit ihm in Kontakt. Als Großgrundbesitzer in Latium (und darüber hinaus) und als Eigentümer zahlreicher Häuser in Rom zog es bald viele Pächter aus der Tiber-Stadt an. Das Hospital war außerdem direkter Nachbar eines der großen Baronalgeschlechter Roms, und zwar der Orsini, denen es im späten 13. und im 14. Jahrhundert gelang, allein vier Kardinalprotektoren des Ordens zu stellen. Der Rückhalt in einem dominanten Adelsgeschlecht war eine zweischneidige Sache, geriet S. Spirito so doch zwangsläufig in den Teufelskreis der die Stadt Rom belastenden Fraktionskämpfe. Das Hospital war auch Pressionen ausgesetzt, dem großen Orsini-Clan einige Ländereien zuzuschanzen[20].

Die Ordensregel des S. Spirito[21] beschreibt natürlich den Krankendienst in vielen Einzelheiten, macht aber wenige Aussagen zur Integration des Hospitals in das römische Umfeld. Mehr Hinweise ergeben sich aus dem liturgischen Gebetsgedenken (*memoria*)[22], das in Santo Spirito in Sassia besonders gepflegt wurde. Schon die Ordensregel erwähnt das Nekrologium (*kalendarium*), das man mit dem noch heute erhaltenen sog. *Liber annualium* identifizieren kann, ein nach Monat und Tag geordnetes Verzeichnis der Mitglieder und Wohltäter, das in der ersten Hälfte des 13. Jahrhunderts einsetzt und auch einige Stiftungen mitnotiert[23]. Unter den hier erfaßten Personen dominieren die

[19] Vgl. zu den genannten Phänomenen, die keineswegs von vorneherein von der Kirche abgelehnt wurden, zum Beispiel – für die Toskana und Venedig – Marvin B. BECKER, Aspects of Lay Piety in Early Renaissance Florence, in: Charles TRINKAUS mit Heiko A. OBERMAN (Hg.), The Pursuit of Holiness in Late Medieval and Renaissance Religion. Papers from the University of Michigan Conference, Leiden 1974 (Studies in Medieval and Reformation Thought, 10), S. 177–199, hier S. 187; Brian PULLAN, Rich and Poor in Renaissance Venice. The Social Institutions of a Catholic State, to 1620, Oxford 1971 (italienische Übersetzung: La politica sociale della Repubblica di Venezia, 1500–1620, Rom 1982) S. 197ff. und – für die Lombardei – Giuliana ALBINI, Città e ospedali nella Lombardia medievale, Bologna 1993 (Biblioteca di storia urbana, 8), S. 122, 114ff, 140ff.

[20] Vgl. zur Rolle der Orsini REHBERG, I papi, l'ospedale (wie Anm. 17), bes. S. 77f., 89–93.

[21] Vgl. Francesco LA CAVA, Liber regulae S. Spiritus (Studi di Storia della Medicina, o. Bd.), Mailand 1947 und DROSSBACH, Christliche *caritas* (wie Anm. 17), S. 354–431.

[22] Vgl. hierzu den Beitrag von Thomas Frank in diesem Band.

[23] Rom, Archivio di Stato (hinfort ASR), Ospedale di S. Spirito, 72 (vormals: Rom, Biblioteca Lancisiana, 262; vgl. eine im 15. Jahrhundert angelegte Kopie: ASR, Ospedale di S. Spirito, 9), ed. EGIDI, Necrologi (wie Anm. 11), I, S. 109–111 (zur Anlage und Datierung der Schrift Ende des 13. Jahrhunderts), 112–165 (Edition); Marc DYKMANS, Les obituaires romains. Une définition suivie d'une vue d'ensemble, in: Studi medievali, ser. 3a, 19/2 (1978) S. 591–632, hier S. 627f

Ordensmitglieder, die man an der Bezeichnung *frater* oder *soror* erkennt.[24] Vor allem Italiener – darunter aber nur wenige Römer – bilden das Personal des Krankenhauses[25]. Gelegentlich trifft man auf Ordensmitglieder von jenseits der Alpen[26]. Die Namen der Päpste (Innozenz III., Innozenz IV., Alexander IV., Hadrian V. und Nikolaus III.)[27] und einiger Kardinäle und Bischöfe[28] sowie von Kurialen und Geistlichen[29] unterstreichen den engen Bezug zum Papsttum und zur Kurie. Selbst königliche Gönner – allen voran König Johann ohne Land von England[30] – fehlen nicht. Mehr Einheimische trifft man erst unter den Namen an, die im 14. Jahrhundert eingetragen wurden, als infolge des Umzugs nach Avignon die Dominanz der Kurie im Alltag des Hospitals nachließ[31]. Diese Römer waren oft *oblati* und Wohltäter des Hospitals, über die auch andere Quellen (z.B. Testamente) unterrichten. Einige Namen gehören zur politischen Klientel der Orsini, wobei aber nicht alle Wohltäter des Hospitals auch im Nekrolog verzeichnet sind, denkt man nur an die dort fehlenden Kardinäle Giacomo Stefaneschi und Giovanni Boccamazza.[32] Andere vornehme Geschlechter mit Orsini-Kontakten waren die Conti, Normanni, Malabranca, Frangipane sowie die Tartari[33]. Insgesamt fällt auf, daß im

[24] Für den weiblichen Zweig des Heiliggeist-Ordens vgl. B. RANO, Ospitaliere di Santo Spirito, in: Dizionario degli Istituti di Perfezione, VI, Rom 1980, Sp. 988–993.

[25] Zu einem solchen mutmaßlichen Römer, *frater Jacobus Porcarii*, und zu *Contius domini Mathei* aus Trastevere vgl. EGIDI, Necrologi (wie Anm. 11), I, S. 116.

[26] Vgl. Andreas REHBERG, Die *fratres* von jenseits der Alpen im römischen Hospital S. Spirito in Sassia, in: Uwe ISRAEL (Hg.), Vita communis und ethnische Vielfalt. Multinational zusammengesetzte Klöster im Mittelalter, Berlin 2006 (Vita regularis, 29), S. 97–155.

[27] Siehe EGIDI, Necrologi (wie Anm. 11), I, S. 132, 142, 148, 160, 162.

[28] Vgl. nur ibid. S. 140, 142, 152, 154, 158.

[29] Zu Mitgliedern der päpstlichen *capella* vgl. ibid. S. 126, 148. Vgl. zu Kanonikern von St. Peter, die allein schon in Anbetracht der geographischen Nähe ein enges Verhältnis zum Hospital unterhielen: ibid. S. 118, 130. Andere Beispiele ibid. S. 126.

[30] Ibid. S. 154. Die Könige von Neapel aus dem Hause Anjou leiten in das 14. Jahrhundert über: ibid. S. 154.

[31] Die Edition Egidis unterscheidet die Einträge nach dem 13., 14. und 15. Jahrhundert. Die Abgrenzung der ersten beiden Jahrhunderte ist aber aufgrund der fehlenden Jahresangaben nicht immer exakt. Zu dem ibid. I, S. 126 in der Rubrik »Sec. XIII« verzeichneten Francesco *Hominisdei*, der in Wirklichkeit 1324 gestorben ist (wenn es sich nicht um einen Namensvetter handelt), vgl. Andreas REHBERG, Die Kanoniker von S. Giovanni in Laterano und S. Maria Maggiore im 14. Jahrhundert. Eine Prosopographie, Tübingen 1999 (Bibliothek des Deutschen Historischen Instituts in Rom, 89), S. 367. Dieselbe Ungenauigkeit ist bei dem 1347 verstorbenen, aber in der Rubrik »Sec. XV« verzeichneten Bischof Omodeo Papazurri festzustellen: EGIDI, Necrologi (wie Anm. 11), I, S. 119; zur Person vgl. REHBERG, Kanoniker, S. 269.

[32] Vgl. zu ihren Stiftungen Agostino PARAVICINI BAGLIANI, I testamenti dei cardinali del Duecento, Rom 1980 (Miscellanea della Società Romana di Storia Patria, 25), S. 355, 439.

[33] Vgl. EGIDI, Necrologi (wie Anm. 11), I, S. 148, 150, 154, 164. Die im Archiv des Hospitals aufbewahrten Testamente können noch weitere Namen liefern. Ausnahmen von der Re-

14. Jahrhundert, in der Zeit der Abwesenheit der Kurie, keine Päpste und Kardinäle mehr verzeichnet wurden. Die unverkennbare Nachlässigkeit im liturgischen Gebetsgedenken wird damit greifbar.

Während das Nekrologium von S. Spirito eher eine interne Angelegenheit war und sich an die eigenen Mitglieder und Wohltäter wandte, stand die Bruderschaft (*fraternitas*), die mit dem Orden verbunden war, allen offen, die bereit waren, einen bestimmten Jahresbeitrag zur Unterstützung seiner Krankenpflege zu leisten. Bereits die Ordensregel erwähnt einen *liber fraternitatis*, der aber nicht erhalten ist. Spätestens in der Avignoneser Zeit wurde die zentrale Führung von Mitgliedslisten aufgegeben. Erst mit der Wiederbelebung der Bruderschaft unter Eugen IV. im Jahre 1446 legte man wieder ein solches Verzeichnis an, den bekannten *Liber fraternitatis*, der 1914 von Pietro Egidi ediert wurde[34]. Die großzügige Ausstattung des Hospitals mit außergewöhnlichen Ablässen[35] und das Vorbild des Papstes und einiger Kardinäle, die der Bruderschaft persönlich beitraten, führten dazu, daß sich sofort zahlreiche prominente Kuriale und Pilger in das Buch eintragen ließen. Ebenfalls aus ganz Europa kam der Zuspruch, als Sixtus IV. 1478 eine zweite, diesmal dauerhafte, Neubelebung betrieb, die mit dem Bestreben einher ging, die Stellung des S. Spirito in Sassia als – auch äußerlich unverkennbar – wichtigstes Krankenhaus der Stadt zu zementieren[36]. Wenn im *Liber fraternitatis* die Insassen ganzer nordalpiner Konvente aufgenommen wurden, so ist allerdings nicht von einer persönlichen Anwesenheit der Betreffenden in Rom auszugehen, sondern von einer Registrierung, die von einem Prokurator veranlaßt worden war[37]. Dies ist besonders bei den Einträgen gekrönter Häupter und Fürsten zu

gel sind die Namen Francesco *Hominisdei* und Omodeo Papazurri (vgl. zu ihnen Anm. 31), die sehr gute Beziehungen zu den Colonna unterhalten haben.

[34] EGIDI, Necrologi (wie Anm. 11), II, S. 107–446.

[35] Vgl. Andreas REHBERG, *Nuntii – questuarii – falsarii*. L'ospedale di S. Spirito in Sassia e la raccolta delle elemosine nel periodo avignonese, in: Mélanges de l'École française de Rome. Moyen Âge/Temps modernes 115 (2003) S. 41–132, bes. S. 120–124.

[36] Vgl. ESPOSITO, Gli ospedali romani (wie Anm. 3), S. 248f. und – für die hervorragende künstlerische Ausstattung – Eunice D. HOWE, The Hospital of Santo Spirito and Pope Sixtus IV, New York, London 1978 sowie den in Anm. 17 zitierten zweiteiligen Tagungsband.

[37] Vgl. als Beispiel die Schwestern eines Tertiarinnen-Konvents in Urach sowie die *fratres* der Filiale des Heilig-Geist-Ordens in Memmingen, *recepti ad preces fratris Iacobi Matzenberger*: EGIDI, Necrologi (wie Anm. 11), II, S. 434. Hier stellt sich das Problem, daß offenbar nicht alle, die sich bei den Entsandten des Hospitals einen Bruderschaftsbrief verschafften, auch einen Eintrag im römischen *Liber fraternitatis* erhielten (vgl. dazu das Eingeständnis des anonymen Schreibers des *Liber* in EGIDI, Necrologi (wie Anm. 11), II, S. 150). Zu den mitunter sehr zweifelhaften Methoden der Kollektoren von S. Spirito vgl. REHBERG, *Nuntii* (wie Anm. 35), S. 88, 102–119.

erkennen[38]. Der aufkommende Buchdruck trug zur größeren Verbreitung der geistlichen Anreize, die mit der Bruderschaft verbunden waren, bei. Die internationale Zusammensetzung[39] unterscheidet die Heiliggeist-Bruderschaft von anderen römischen Bruderschaften, die enger mit der Stadt Rom in Verbindung standen oder sich an einer Sprachgruppe orientierten. Konkret auf unsere Ausgangsfrage bezogen, spiegelt der *Liber fraternitatis* die besondere Rolle des Heiliggeist-Spitals für den päpstlichen Hof wider, der nach der Rückkehr aus Avignon seinen festen Platz im Vatikan gefunden hatte und nun in S. Spirito seine natürliche medizinische Versorgungsstation besaß, die auch den Römern offenstand.

2. Das Erlöser-Krankenhaus am Lateran (ein ›Bürger‹-Hospital)

Das Vorbild von S. Spirito war zu gewaltig, als daß es nicht eine Reaktion seitens der Stadt Rom und seiner Bürger hervorgerufen hätte, die die päpstliche Gründung bewunderten aber auch ihre wirtschaftliche Macht neideten. Ihre anfangs wohl noch unbewußte Antwort[40] war das Hospital des SS. Salvatore (heute S. Giovanni), ein Krankenhospiz, dessen Gründung auf die Initiative einiger römischer Bürger zurückging und das nicht von Ordensangehörigen, sondern weitgehend von Laien getragen wurde. Das Ospedale di S. Giovanni ist heute das größte Hospital Roms; seine Anfänge waren dagegen bescheiden. Die Präsenz der Laterankirche und des päpstlichen Palastes als Verwaltungszentrum der römischen Kirche, die bis zum Avignoneser Exil das Ziel zahlreicher Besucher und Pilger waren, ließ schon früh karitative Einrichtungen in

[38] Beispiele: EGIDI, Necrologi (wie Anm. 11), II, S. 141 (König Heinrich VII. von England, König Johann von Schweden), 147 (die Herzöge von Sachsen 1478, Erzherzog Maximilian 1483).

[39] Die Fremden, die im Bruderschaftsbuch von S. Spirito in Sassia verzeichnet sind, sind zum Gegenstand von Einzeluntersuchungen zur Präsenz der verschiedenen nationalen Gruppen in Rom geworden. Für einige Titel zu den deutschen Namen sei verwiesen auf REHBERG, *Nuntii* (wie Anm. 35), S. 123 Anm. 325.

[40] Hier soll nicht eine anachronistische Konfliktsituation konstruiert werden; sicher erscheint aber, daß die Gründung eines Bürgerhospizes nicht bei St. Peter sondern am gegenüberliegenden Pol der Stadt, bei der Laterankirche, zu einem Zeitpunkt, als sich der politische Schwerpunkt weg von der alten Papstresidenz hin zu der neuen am Vatikan (zumal bei der Rückkehr der Päpste) verlagerte, programmatische Bedeutung hatte. Vgl. zum urbanistischen Kontext Giovanna CURCIO, L'Ospedale di S. Giovanni in Laterano: funzione urbana di una istituzione ospedaliera, in: Storia dell'arte 32 (1978) S. 23–39; 36 (1979) S. 103–130.

ihrer Nähe entstehen[41]. Einige Häuser zwischen der Via Merulana und Via S. Giovanni (vormals Via Maior) sollen von Kardinal Giovanni Colonna von S. Prassede um 1216 gestiftet worden sein[42]. Von dieser Gründung sind die Gebäude auf der gegenüberliegenden Seite der Via Maior in Richtung SS. Quattro Coronati, die neben einer dem Erzengel Michael geweihten Kapelle (= S. Angelo) lagen, zu unterscheiden[43], die ab der 30er Jahre des 14. Jahrhunderts von der Bruderschaft der dem Bildnis Unseres Erlösers an der Sancta Sanctorum Empfohlenen (*Societas raccomandatorum imaginis Salvatoris nostri ad Sancta Sanctorum*) für einen Hospitalsbau erworben wurden. Noch heute liest man, daß Kardinal Giovanni sowohl das Hospital als auch die Sozietät gegründet habe; diese seien dann von Kardinal Pietro Colonna († 1326) als dem eigentlichen *fundator* neu geordnet worden[44]. Die Meinung, daß Pietro der Gründer der Bruderschaft war, kann sich auf das Zeugnis der ersten Jahrgedächtnis-Liste und des Katasters berufen, die Niccolò Signorili, der Martin V. (aus dem Hause Colonna!) nahestand, um 1419 angelegt hat[45]. Ohne Quellenangabe spricht er davon, daß Pietro *fuit pater fundator, benefactor et defensor dicte nostre societatis*[46]. Dieses Verdienst Pietros wird auch durch den Wunsch des Kanonikers von S. Maria Maggiore Stefano Vaschi erhärtet, der 1398 in seinem Testament verfügte, daß die Mitglieder der Bruderschaft sein Jahrgedächtnis so gestalten sollten, wie sie *faciunt in dicta ecclesia sancte Marie Maioris pro anima condam reverendissimi*

[41] Zu den bereits in Lateran-Nähe bestehenden Hospizen vgl. BIRCH, Pilgrimage to Rome (wie Anm. 7), S. 137–140.

[42] CANEZZA, Gli arcispedali (wie Anm. 7), S. 183f. Vgl. zur vermeintlichen Gründung des Kardinals von S. Prassede Georges ROHAULT DE FLEURY, Le Latran au Moyen Âge, Paris 1877, S. 164 (mit Datierung in das Jahr 1226). Zurückzuweisen sind die unfundierten elfseitigen Angaben bei Antonio PALICA, Origine e successivo sviluppo dell'Ospedale del SS.mo Salvatore in Laterano. Appunti storici, Rom 1892, besonders S. 3f. Unklar ist die Meinung, wonach die Gründung der Colonna mit einer angeblich 1289 erfolgten Auflösung eines Hospitals der Antoniter in Verbindung steht: ESPOSITO, Gli ospedali romani (wie Anm. 3), S. 236. Richtig gibt den Sachverhalt, der sich auf das Hospital S. Andrea *de Piscina* bei S. Maria Maggiore bezieht (s. Anm. 56), CANEZZA, Gli arcispedali (wie Anm. 7), S. 180 wieder; die Quelle ist Registres de Nicolas IV, ed. Ernest LANGLOIS, Paris 1898–1938 (Bibliothèque des Écoles françaises d'Athènes et de Rome 2. ser.), Nr. 1997 (1289 Dez. 23).

[43] CANEZZA, Gli arcispedali (wie Anm. 7), S. 185.

[44] Vgl. ibid. S. 187 (mit der älteren Literatur). Diese auf reiner Spekulation basierende Meinung hat bei CURCIO, L'Ospedale (wie Anm. 40), S. 26 Anklang gefunden.

[45] EGIDI, Necrologi (wie Anm. 11), I, S. 311; DYKMANS, Les obituaires (wie Anm. 23), S. 629. Eine genaue Untersuchung nach kodikologischen und paläographischen Gesichtspunkten steht noch aus.

[46] EGIDI, Necrologi (wie Anm. 11), I, S. 317 (hier Zitat). Im Kataster (bzw. *Libro dei fratelli*) ist von anderer Hand ebenfalls von Pietro als dem *fundator huius quidem Sotietatis* die Rede. DERS., Necrologi (wie Anm. 11), II, S. 455.

in Christo patris et domini domini Petri de Columpna dudum sancte romane ecclesie cardinalis[47].

Wann gründete der Kardinal die Bruderschaft? Das Gründungsjahr schwankt in der Literatur meist zwischen 1288 und 1318. Sicher, 1288 war Pietro Kardinal geworden[48]; aber erst 1318 wird die Bruderschaft in den Quellen erwähnt, als Johannes XXII. auf ihre Bitte einen Ablaß für die Besucher des Salvator-Ikone in der dem hl. Laurentius geweihten Kirche (wegen ihrer Reliquienschätze Sancta Sanctorum genannt) gewährte[49]. Die Mitwirkung der Colonna am Erwerb des Ablaßbriefes geht indirekt dadurch hervor, daß die Sigle »P. Set.« des Schreibers der Bulle mit großer Wahrscheinlichkeit auf einen Familiaren des Kardinal Pietro Colonna namens *Petrus de Setia* (Pietro aus Sezze) verweist, der gleichzeitig päpstlicher *scriptor* war (eine nicht seltene Ämter-Kombination!)[50]. Die ersten Statuten der Gemeinschaft von 1331 nehmen allerdings weder auf den fünf Jahre zuvor verstorbenen Kardinal noch auf ein Hospital Bezug[51]. Es gibt also keinen direkten Beleg für die Pietro zugeschriebene Ehre. Und doch darf man seinen Namen nicht von vorneherein verwerfen. Wenn er die Bruderschaft wahrscheinlich auch nicht persönlich gegründet hat, so muß sie doch von Anfang an unter dem Patronat des Colonna gestanden haben. Dafür gibt es nun mehrere Indizien, wenn man die Kirchenpfründen der Colonna und die Zusammensetzung ihrer Klientel betrachtet. Der Kardinal war nämlich seit 1307 Kommendatar von S. Lorenzo *ad Sancta Sanctorum*, wo das verehrte Erlöserbild aufbewahrt wurde[52]. Außerdem war er von 1306 bis zu seinem Tode 1326 Erzpriester der benachbarten Laterankirche, der die Laurentius-Kirche und damit auch deren Reliquienschatz unterstanden. Dank der im Laterankapitel sitzenden Kanoniker aus der eigenen Familie oder ihrer Klientel war der Einfluß der Colonna dort selbst im Intervall von 1326 bis 1342 recht groß, als der Archipresbyterat nicht von ih-

[47] Biblioteca Apostolica Vaticana (hinfort BAV), Archivio del capitolo di S. Maria Maggiore, cart. 71, n. 163 (1398 Juli 17–19).

[48] Für 1288 spricht sich u.a. CURCIO, L'Ospedale (wie Anm. 40), S. 26 aus. Auch Matizia MARONI LUMBROSO, Antonio MARTINI, Le confraternite romane nelle loro chiese, Rom 1963, S. 394–399, hier S. 394f., favorisiert Pietro Colonna als Gründer der Bruderschaft.

[49] Lettres communes. Jean XXII (1316–1334), ed. Guillaume MOLLAT, Paris 1904–1947 (Bibliothèque des Écoles françaises d'Athènes et de Rome, 3e série/I bis), Nr. 8347.

[50] Die Schreiber-Sigle findet sich nur in einer modernen Abschrift des Dokuments (das Original ist verloren): ASR, Ospedale di S. Spirito, 1408 (nicht paginiert). Eine weitere Kopie ibid., 1005, fol. 3r existiert nicht mehr (die ersten 13 *folia* sind herausgetrennt worden). Zu dem genannten Pietro di Sezze vgl. Andreas REHBERG, Kirche und Macht im römischen Trecento. Die Colonna und ihre Klientel auf dem kurialen Pfründenmarkt (1278–1378), Tübingen 1999 (Bibliothek des Deutschen Historischen Instituts in Rom, 88), S. 472 (P 70).

[51] Ediert in PAVAN, Gli statuti (wie Anm. 5), S. 62–68.

[52] Regestum Clementis Papae V ex vaticanis archetypis ..., cura et studio monachorum ordinis S. Benedicti, Rom 1884–1957, Nr. 2007 (1307 Nov. 8).

nen besetzt wurde. Damals, genauer im Jahre 1336, erwarben die Guardiane der Bruderschaft Giovanni di Nardo und Egidio di Andrea Franchi vom Laterankapitel einen Garten. Sechs Kanoniker, darunter drei erklärte Colonna-Freunde, nahmen damals an der Sitzung des Kapitels teil und genehmigten den Vertrag[53]. 1348 standen dann die Bauarbeiten am Hospital S. Angelo vor dem Abschluß, als der Guardian Francesco Vecchi[54] ein angrenzendes *palatium* von der Familie Novelli kaufte. Unter den vier Laterankanonikern, die damals offenbar noch im pestverseuchten, heißen Rom ausharrten und am 3. August 1348 ihre Zustimmung zu dem Besitzwechsel gaben, waren ein Colonna und ein Familiar des einen Monat zuvor verstorbenen Kardinals Giovanni Colonna[55]. Als Fazit kann man zwar weitgehend ausschließen, daß die Colonna die eigentlichen Gründer des Erlöser-Hospitals gewesen waren; man wird aber ihre Rolle bei seinen Anfängen nicht unterschätzen dürfen. Die Colonna hatten zudem ein politisches Interesse daran, dem von ihren Rivalen, den Orsini, dominierten Hospital von S. Spirito ein ›eigenes‹ entgegenzusetzen[56].

[53] Im einzelnen waren dies Giacomo di Riccardo Annibaldi, Cecco di Pietro Annibaldi, Giovanni Foschi de Berta, Pietro *Alexii*, Angelo di Giacomo Pecorari e Francesco *Guidonis*: REHBERG, Kanoniker (wie Anm. 31), S. 212. Zu den genannten Kanonikern vgl. ibid. Nr. L 4, 5, 61, 63, 64, 127.

[54] Der Notar Francesco Vecchi war eine bekannte Figur der römischen Stadtpolitik und 1354 am Sturz Cola di Rienzos, der besonders die Familie Colonna herausgefordert hatte, beteiligt. Er soll dem Tribunen angeblich auch den ersten Todesstoß versetzt haben: ANONIMO ROMANO, Cronica, edizione critica a cura di Giuseppe PORTA, Mailand 1979, S. 264 (*allora Cecco dello Viecchio impuinao mano a uno stuocco e deoli nello ventre*). Während Pietro EGIDI, Chi era l'uccisore di Cola di Rienzo, in: Miscellanea per le Nozze Crocioni-Ruscelloni, Rom 1908, davon ausgeht, daß der Mörder ein Anhänger der Colonna war, sieht in ihm Armanda COLLINS, Greater than Emperor. Cola di Rienzo (ca. 1313–1354) and the World of Fourteenth Century Rome, Ann Arbor 2002, S. 232–235 nur einen Popolanen, der mit seiner Tat Colas »obsessive, personal war with the Colonna« beenden und »a new popular regime« schmieden wollte (S. 235: Zitate). Die Amnestie der Mörder Colas wurde 1355 an der Kurie von einer parteiübergreifenden Gesandtschaft aus Rom betrieben, deren prominentestes Mitglied immerhin Stefano Colonna, Propst von Saint-Omer, war: REHBERG, Kirche und Macht (wie Anm. 50), S. 371f.

[55] Die vier Kanoniker waren Giacomo Annibaldi (auch als *Jacobus de Cavis* bezeichnet), Pietro *de Scantrilgia*, Bertoldo *Marrancii* und Pietro Camillo Colonna: CANEZZA, Gli arcispedali (wie Anm. 7), S. 187f.; REHBERG, Kanoniker (wie Anm. 31), S. 213. Zu den genannten Kanonikern vgl. ibid. Nr. L 5, 38, 95, 122.

[56] Die Einwirkung der römischen Baronalfamilien auf das Gesundheitswesen in Rom ist auch sonst nachzuweisen. So war S. Giacomo in Augusta ebenfalls eine Gründung der Colonna: CANEZZA, Gli arcispedali (wie Anm. 7), S. 203ff.; Renzo U. MONTINI, S. Giacomo in Augusta, Le chiese di Roma illustrate, Rom o. J. [1957–1959], S. 4ff. Der Kardinal Pietro Capocci († 1259) verfügte testamentarisch den Bau des Hospitals S. Andrea (*de Piscinula*) neben der Basilika S. Maria Maggiore (s. oben Anm. 42), das von einem Antoniter geleitet wurde: Agostino PARAVICINI BAGLIANI, Capocci, Pietro, in: Dizionario biografico degli Italiani, Bd. 18, Rom 1975, S. 604–608, hier S. 607.

Wenden wir uns den Raccomandati selbst zu. Unbestritten ist, daß sie schon bald mehr als nur eine Gruppe frommer Bürger waren, die sich, dem Auftrag ihrer Statuten gemäß, dem Gebet und guten Werken widmeten[57]. Daß sie von Anfang an öffentliche Wirkung entfalteten, lag im Kult des Erlöserbildes selbst begründet. Diese Ikone wurde an Mariä Himmelfahrt in einer vom römischen Magistrat begleiteten Prozession unter allgemeiner Anteilnahme und großem Aufwand von ihrer Kirche beim Lateran – symbolträchtig in einem weiten Bogen am Kolosseum und dem Kapitol vorbei – nach S. Maria Maggiore getragen und dort seiner ›Mutter‹, einer ebenfalls hochverehrten Ikone, vorgestellt. Durch die Jahrhunderte war dieser Brauch zu einer wichtigen Manifestation des Selbstbewußtseins der römischen Stadtkommune geworden, die päpstlicherseits nicht immer mit Wohlwollen betrachtet wurde[58]. Kein Wunder also, daß die Colonna, die an den beiden Basiliken des Anfangs- und Endpunktes der Prozession eine bedeutende Rolle spielten[59], an den Aktivitäten der Fraternität Anteil nahmen.

Was kann aber schon jetzt hinsichtlich der sozialen Zusammensetzung der Salvatorbruderschaft ausgesagt werden? Dazu ein kurzes Wort zur Entstehung des sog. *Liber anniversariorum*[60] und der Mitgliedsliste (*Libro dei fratelli*) der Salvatorbruderschaft[61], die beide von Niccolò Signorili in Angriff genommen wurden, nachdem offenbar bereits viel Quellenmaterial, auf das er sich ansonsten, soweit möglich, stützte, verloren war. So führt Signorili seine Güter- und Mitgliederlisten kaum in die Zeit vor das Pestjahr 1348 zurück, und auch für

[57] Paola PAVAN, La confraternita del Salvatore nella società romana del Tre-Quattrocento, in: Luigi FIORANI (Hg.), Le confraternite romane. Esperienza religiosa, società, committenza artistica (Colloquio della Fondazione Caetani, Roma 14–15 maggio 1982), in: Ricerche per la storia religiosa di Roma 5 (1984) S. 81–90, hier S. 85ff.

[58] Diesen komplexen Bezügen ist Gerhard WOLF, Salus populi romani. Die Geschichte römischer Kultbilder im Mittelalter, Weinheim 1990 nachgegangen.

[59] Die Colonna waren nicht nur an S. Giovanni, sondern auch an S. Maria Maggiore lange Zeit Erzpriester gewesen und hatten dort ebenfalls zahlreiche Kanoniker gestellt: REHBERG, Kanoniker (wie Anm. 31), S. 112–120, 128–131.

[60] Ausgangspunkt ist die Edition in EGIDI, Necrologi (wie Anm. 11), I, S. 311–541, die leider auf einer Kopie des 17. Jahrhunderts beruht (ASR, Ospedale SS. Salvatore, catasto, n. 2). Der Herausgeber mußte sechs Jahre später eingestehen, daß das verloren geglaubte Original von der Hand des Signorili (ibid. n. 1) noch existierte: EGIDI, Necrologi (wie Anm. 11), II, S. 447. Zusammen mit dem *Libro dei fratelli* müßten all diese Texte auch mit späteren Kompilationen abgeglichen werden: ibid. n. 1009 (*Liber societatis* aus dem Jahr 1462, mit der Anordnung der Jahresgedächtnisse nach Kirchen) und 1008 (*Libro degli anniversari* von 1461). Egidi selbst hat an anderer Stelle ein ebenfalls von 1461 stammendes Verzeichnis der Anniversarien, diesmal in Volgare verfaßt (ibid., catasti, n. 25), ediert: DERS., Libro di anniversari in volgare dell'Ospedale del Salvatore, in: Archivio della Società Romana di Storia Patria 31 (1908) S. 169–209. Eine Neubearbeitung des Materials könnte die Chancen einer on-line-Edition nutzen (vgl. Anm. 12).

[61] Es handelt sich um ein Original: EGIDI, Necrologi (wie Anm. 11), II, S. 447–531.

die Jahrzehnte danach ist die Überlieferung noch fragmentarisch, so daß er selbst mitunter auf die Aussagen von älteren Mitgliedern zurückgreifen mußte[62]. Da der Urkundenbestand des Archivio dell'Ospedale SS. Salvatore bis auf die rekonstruierbaren Verluste in jüngster Zeit weitgehend derselbe ist, den schon Signorili auswerten konnte, ist man für die Zeit vor 1348 auf wenige Urkunden beschränkt[63]. Hier hilft nun die prosopographische Erfassung der Namen der bekannten Mitglieder der Bruderschaft und derjenigen, die von ihr Jahresgedächtnisse feiern ließen, weiter. Eine Studie über das gesamte Material käme angesichts der enormen Bedeutung der Bruderschaft einer Analyse nahezu der gesamten gehobenen Mittel- und Oberschicht Roms im Spätmittelalter und darüber hinaus gleich. Für die Zwecke unseres Beitrags ist es ausreichend, sich auf die ältesten Einträge, die in die Zeit um 1350–1370 gehören, zu beschränken. Es ist unverkennbar, daß einige dieser Namen mit dem Colonna-Ambiente verknüpft sind[64]. Ein Vergleich hat ergeben, daß von den 72 nicht-baronalen Familien, die vor 1348 auf dem kurialen Pfründenmarkt in Kontakt mit den Colonna standen, 33 – also mit 46 % fast die Hälfte – im Laufe des Trecento und in den ersten Jahrzehnten des Quattrocento nachweisbar Verbindungen zur Salvatorbruderschaft hatten[65]. Auch wenn diese Zahlen angesichts der lückenhaften Überlieferung nur einen ersten, fragmentarischen Eindruck vermitteln und die Belege aus späterer Zeit keineswegs überbewertet werden sollen, ist die starke Präsenz Colonna-naher Familien doch deutlich. Dabei übertrifft die Zahl der Geschlechter aus der alten Aristokratie die der Familien, die der Mittelschicht zuzuordnen sind (20:13).

Die Mitgliedschaft etlicher Colonna ist ab der zweiten Hälfte des 14. Jahrhunderts belegt[66]. Der Laterankanoniker Pietro-Camillo und Matteo di Gior-

[62] Zu den Anstrengungen Signorilis vgl. ibid. I, S. 311f., 331 (Berufung auf mündliche Aussagen *antiquorum confratrum nostrorum*).

[63] Einen ersten Überblick über die Situation des Bruderschaftsarchiv bietet Anna ESPOSITO, SS. Salvatore ad Sancta Sanctorum, in: Luigi FIORANI (Hg.), Storiografia e archivi delle confraternite romane, in: Ricerche per la storia religiosa di Roma 6 (1985) S. 390–392.

[64] Vgl. EGIDI, Necrologi (wie Anm. 11), I, S. 317–319. mit Namen wie Pietro *spetiarius* (ein Ognisanti-Mancini), Stefano Tosetti (aber auch für seinen nicht verzeichneten Verwandten Lello, den ›Laelius‹ Petrarcas, war ein Anniversar vorgesehen worden!), Simone Malabranca, Giovanni Mardoni und Giannotto Boboni. Zur Identifizierung und sozialen Verortung dieser Persönlichkeiten siehe Andreas REHBERG, Familien aus Rom und die Colonna auf dem kurialen Pfründenmarkt (1278–1378), 2 Teile, in: Quellen und Forschungen aus italienischen Archiven und Bibliotheken 78 (1998) S. 1–122, 79 (1999) S. 99–214, hier I, 36, 56, 91; II, 133, 135, 186.

[65] Hinweise auf Mitgliedschaft und sonstige Kontakte (z.B. Jahrgedächtnisse) zu ihr finden sich ibid., unter den Familien-Siglen F 9, 10f., 13, 16, 17f., 21–24, 26, 28, 32, 36, 41f., 44–46, die zur alten Aristokratie zählen, und in den popularen Familien F 50f., 53, 57f., 61, 64f., 69–72, 79. Zur Präsenz sonstiger Barone in den Listen der Mitglieder und Stifter vgl. unten Anm. 73.

[66] EGIDI, Necrologi (wie Anm. 11), II, S. 468.

dano ließen ihre Seelenmessen von ihr ausrichten, wobei letzterer ihr dafür ein Viertel des Kolosseums schenkte[67]. Filippa Tedallini, die Frau des verstorbenen Bartolomeo *Fucii ex dominis de Gallicano de Columpna*, schenkte im April 1394 der Salvatorbruderschaft für eine Meßstiftung in S. Silvestro in Capite ein Haus im Rione Campitelli[68]. Es war gewiß kein Zufall, daß im Monat darauf Maria, die Frau des Landolfo Colonna von Riofreddo, den *Jacobus Johannis Andree*, der damals Guardian der Bruderschaft war, zum Schiedsrichter eines Streits zwischen ihr und *Symodea* Orsini bestellte[69].

Schon diese ersten Ergebnisse zu den Klientelbeziehungen und die Überprüfung des sozialen Hintergrundes der ersten faßbaren Mitglieder und Wohltäter relativieren die Vorstellung, daß sie vorwiegend *mercanti* gewesen waren und von einem Antagonismus ›Bürger gegen Adel‹ beseelt waren[70]. Es zeigt sich, daß man sozial und zeitlich mehr differenzieren und vor allem die nahezu alle Lebensreiche berührenden, aber vielfach unterschätzten Gegensätze zwischen den wohlbekannten Adelsparteien berücksichtigen muß[71]. Die von einer tiefen politischen Krise erfaßten Colonna dürften allerdings schon um die Mitte des 14. Jahrhunderts ihren unmittelbaren Einfluß auf die Bruderschaft verloren

[67] Ibid. I, S. 321.

[68] BAV, Arch. S. Angelo in Pescheria, I/17, not. Antonio Scambii, f. 20rf. (1394 Apr. 2); EGIDI, Necrologi (wie Anm. 11), I, S. 326 gibt aber als Ort der Meßstiftung »in eccl. S. Ioannis de Mercato, in capella S. Annae« an; vgl. Giuseppe TOMASSETTI, La Campagna Romana, antica, medioevale e moderna, hg. von Luisa CHIUMENTI, Fernando BILANCIA, 7 Bde., Florenz ²1979–1980 (Arte e archeologia. Studi e documenti, 12–18), hier III, S. 598.

[69] BAV, Arch. S. Angelo in Pescheria, I/17, not. Antonio Scambii, fol. 21r (1394 Apr. 10). Der Streit ging um sequestrierte Schweine. Das Bruderschaftsamt des Vermittlers geht hervor aus ibid. fol. 20r.

[70] Typisch für diese Sicht ist CURCIO, L'ospedale (wie Anm. 40), S. 17ff. Vgl. auch PAVAN, Gli statuti (wie Anm. 5), S. 37f. und DIES., La confraternita (wie Anm. 57), S. 83.

[71] Die römische Stadtgeschichtsschreibung hat erst jüngst damit begonnen, die Parteigegensätze in Rom in Beziehung zu den sozialen Gruppen zu setzen: vgl. REHBERG, Kirche und Macht (wie Anm. 50), S. 242–306; DERS., Clientele e fazioni nell'azione politica di Cola di Rienzo = DERS., Anna MODIGLIANI, Cola di Rienzo e il comune di Roma, I (RR inedita, 33,1), Rom 2004. Wenn PAVAN, La confraternita del Salvatore (wie Anm. 57), S. 83f., die »famiglie di recenti se non recentissime fortune« vom Schlage der Maddaleni, Porcari, Gibelli und Valentini in einem Atemzug mit alten Stadtadelsfamilien wie Galgani, Ilperini, Capogalli, Rossi, Foschi da Berta und Sordi nennt, werden die Unterschiede zwischen den beiden Gruppen zu stark relativiert, zumal sie politisch keineswegs an einem Strang zogen. Von den Familien der zweiten Gruppe standen die vier zuletzt genannten Geschlechter traditionell den Colonna nahe: REHBERG, Familien (wie Anm. 64), I, F 17; II, F 36, 41, 58. Vgl. zur gesellschaftlichen und politischen Entwicklung Roms im Hoch- und Spätmittelalter Jean Claude MAIRE VIGUEUR, Il Comune Romano, in: André VAUCHEZ (Hg.), Roma medievale (VII–XIV secolo), Rom, Bari 2001 (Storia di Roma dall'antichità a oggi, 2), S. 117–157; Sandro CAROCCI, Marco VENDITTELLI, Società ed economia (1050–1420), in: ibid. S. 71–116. Unersetzt ist weiterhin Eugenio DUPRÈ THESEIDER, Roma dal comune di popolo alla signoria pontificia (1252–1377), Bologna 1952 (Storia di Roma, 11).

haben. Ohne daß man eine Verbindung zu den Aktionen des bekannten Tribunen Cola di Rienzo († 1354) erkennen kann[72], wurde die Salvator-Sozietät immer mehr zu einem Sammelbecken der neuen kommunalen Führungsgruppe. Die wirtschaftlichen Aufsteiger drängten aber offenbar verstärkt erst im letzten Viertel des Trecento in die Bruderschaft. Damals kamen viele Mitglieder auch aus Stadtteilen, die von den Orsini dominiert wurden. Ja, selbst die Orsini und andere Baronalfamilien waren jetzt mit Familienmitgliedern und Exponenten ihrer Klientel vertreten[73]. Dieser Wandel läßt sich mit dem Erfolg der Bruderschaft erklären, der neue Kreise anzog. Den Raccomandati wuchsen sogar öffentliche Ordnungsfunktionen zu, deren wichtigste die Jurisdiktion im Bereich zwischen dem Kolosseum und dem Lateran war, die ihnen die römische Kommune 1386 überließ[74]. Von den alten Beziehungen zu den Colonna kündete bald nur noch das stets gepflegte Andenken des Gründers und die ungebrochene Präsenz einiger Familien in den Listen der Mitglieder und Stifter. Noch um 1400 waren auffällig viele Exponenten der Colonna-nahen Partei der Nobili in der Salvatorbruderschaft engagiert[75]. Unter Martin V. Colonna, der schon als Kardinal Mitglied war, erreichte die Verflechtung der Colonna und ihrer Klientel mit der Sozietät einen neuen, wenngleich nur kurzen Höhepunkt[76].

Für eine weitere Beschäftigung mit der sozialen Zusammensetzung der Salvatorbruderschaft im 15. und frühen 16. Jahrhundert muß man sich noch einmal die Struktur der beiden Hauptquellen vergegenwärtigen. Der *Libro dei fratelli* ordnet Kardinäle, Prälaten, Priester, Barone sowie die nach Stadteilen (Rioni) unterteilten sonstigen Laien in eigene Rubriken, die von den verschiedenen Kompilatoren nach Signorili weitergeführt wurden[77]. Frauen sind im

[72] Cola di Rienzo, dessen auch persönlich gefärbte Feindschaft zu den Colonna bekannt ist, nahm nie auf die Salvator-Bruderschaft Bezug und förderte sie und ihr noch junges Hospital – im Gegensatz zu S. Spirito – nicht weiter. Zu einem seiner Mörder, der offenbar Guardian der Erlöser-Bruderschaft war, vgl. oben Anm. 54.

[73] Vgl. EGIDI, Necrologi (wie Anm. 11), I, S. 324 (*Iacobellus de Ursinis*; zu dessen Tochter Giovanna vgl. S. 327), S. 328 (die Orsini-Witwe Caterina von Supino). Zu späteren Beitritten von Orsini, aber auch von Capocci, Normanni und Savelli, sowie zum Mitglied Onorato Caetani († 1400) vgl. EGIDI, Necrologi (wie Anm. 11), II, S. 468.

[74] Vgl. Pasquale ADINOLFI, Laterano e Via Maggiore. Saggio della topografia di Roma nell'età di mezzo, Rom 1857, S. 93f., 140–149; CURCIO, L'ospedale (wie Anm. 40), S. 27f.; PAVAN, Gli Statuti (wie Anm. 5), S. 43.

[75] Arnold ESCH, Bonifaz IX. und der Kirchenstaat, Tübingen 1969 (Bibliothek des Deutschen Historischen Instituts in Rom, 29), S. 244.

[76] Vgl. Andreas REHBERG, *Etsi prudens paterfamilias ... pro pace suorum sapienter providet.* Le ripercussioni del nepotismo di Martino V a Roma e nel Lazio, in: Miriam CHIABÒ u.a. (Hg.), Alle origini della nuova Roma. Martino V (1417–1431), Atti del convegno, Roma 2–5 marzo 1992, Rom 1992 (Nuovi studi storici, 20), S. 225–282, hier S. 239 und S. 263, Anm. 181.

[77] Siehe EGIDI, Necrologi (wie Anm. 11), II, S. 456–469, 505–507. Für die nicht-baronalen Laien vgl. ibid., II, S. 469–504 und 507–529.

Liber anniversariorum stark präsent[78], als Mitglieder werden sie aber im *Libro dei fratelli* erst ab dem Jubiläumsjahr 1500 verzeichnet[79]. Die Mitgliedschaft ging – wie auch die Statuten festlegen[80] – vom verstorbenen Vater auf den Sohn über[81]. Wichtig wurde, daß sich unter Martin V. die Salvatorbruderschaft, die aus Angst vor einer überhandnehmenden Klerikalisierung wiederholt den Anteil der Geistlichen auf 40 Mitglieder einzudämmen suchte (anfangs war das Verhältnis der Priester zu den Laien mit 28:72 festgelegt), auch verstärkt gegenüber dem kurialen Umfeld öffnete. Mächtige Kirchenfürsten wie Kardinal Ascanio Maria Sforza (1455–1505) sowie Barone wie der reiche Everso dell'Anguillara gehörten ihr an und vermachten ihrem Hospital großzügige Schenkungen[82]. Die Kurialen, die nicht aus Rom stammten, konnten sich über die Mitgliedschaft einen exklusiven Zugang zu den führenden Schichten der Stadt verschaffen. Etlichen der hier genannten Konsistorialadvokaten, Protonotaren etc. gelang es, ihre Familien in Rom zu verankern (genannt seien nur die Del Drago, die Spiriti – beide Familien stammten aus Viterbo –, die Pamphilj aus Gubbio[83] und die Doria aus Genua[84]). Ende des 15. Jahrhunderts schwächte sich auch das Konkurrenz-Verhältnis zwischen S. Spirito und S. Salvatore ab. Die Beziehungen verbesserten sich spürbar, was man daran erkennen kann, daß sogar zwei Präzeptoren des Heiliggeistspitals – *Pius* und *Constantius* (sie standen von 1484 bis 1495 ihrem Krankenhaus vor) – der Salvatorbruderschaft beitreten konnten und daß der Präzeptor

[78] Man vgl. nur ibid., I, S. 499. Zur Rolle der Frauen in einer römischen Bruderschaft – hier der des deutschen Friedhofs – vgl. SCHULZ, Confraternitas Campi Sancti (wie Anm. 5), S. 77–86. Ibid. S. 80 gibt zu bedenken, »daß nicht jede römische Bruderschaft auch Platz für Schwestern hatte« (vgl. auch ibid. S. 38). Ein Anziehungspunkt waren die sogenannten Dotenstiftungen: ibid. S. 82f.; Anna ESPOSITO, Le Confraternite del matrimonio. Carità, devozione e bisogni sociali a Roma nel tardo Quattrocento (Con l'edizione degli *Statuti vecchi* della Compagnia della SS. Annunziata), in: Laura FORTINI (Hg.), Un'idea di Roma. Società, arte e cultura tra Umanesimo e Rinascimento, Rom 1993, S. 7–51 (englische Version in: Renaissance and Reformation, n.s. 18 [1994] S. 5–18).

[79] EGIDI, Necrologi (wie Anm. 11), II, S. 530f.

[80] PAVAN, Gli statuti (wie Anm. 5), S. 66, 77.

[81] Beispiele aus den Familien Bonadies, Rustici und Mantaco: EGIDI, Necrologi (wie Anm. 11), II, S. 505, 524.

[82] Hier sei nur kurz auf den Kardinal Sforza eingegangen: ibid. S. 313, S. 505. Er schenkte dem Hospital zwei Casali: Marco PELLEGRINI, Ricerche sul patrimonio feudale e beneficiario del cardinale Ascanio Sforza, in: Archivio Storico Lombardo 122 (1996) S. 41–83, hier S. 77. Zum besagten Zugangslimit für Kleriker vgl. PAVAN, Gli statuti (wie Anm. 5), S. 63, 88, 93 (es handelt sich zuletzt um Statuten-Zusätze von 1474 und 1480).

[83] Zu einer Bentivoglio, verwitwete Pamphilj, und ihrem Jahrtagsamt: EGIDI, Necrologi (wie Anm. 11), I, S. 488.

[84] Ein Kleriker aus dem Hause Doria (*de Auria*) ist außerhalb seiner Rubrik verzeichnet: ibid., II, S. 525. Ein weiteres Beispiel ibid. S. 496.

Innocenzo *de Flaviis* (im Amt von 1473 bis 1484) sich ein Jahrtagsamt durch sie ausrichten ließ[85].

Welche Funktion hatte nun das Hospital am Lateran und seine Dependancen in den Vorstellungen der Mitglieder und Wohltäter der Bruderschaft? Diese wohlhabenden Damen und Herren waren mit den Bedürfnissen der Kranken, die man damals nur als bedrückend empfinden konnte, vertraut, waren sich aber auch bewußt, der vornehmsten Laienorganisation der Stadt überhaupt anzugehören. Gaben sie kein Geld, so hinterließen sie doch Kleidungsstücke oder Bettzeug und Handtücher oder eine Bettstatt, die direkt im Krankenhaus zum Einsatz kamen[86]. Auch die Schenkung von Naturalien – insbesondere Wein und Getreide – waren gern gesehen[87]. Wichtig war, daß man insgesamt auf eine Summe von 50 fl. für die Jahrtagsstiftung kam[88]. Außerdem kannte S. Salvatore die Einrichtung der Oblaten, die sich gegen Überlassung ihres Eigentums bis zu ihrem Tode ein Nutzungsrecht sicherten[89]. Zugewanderte Ausländer ließen gelegentlich ebenfalls ihre Jahrtagsämter von der Salvatorbruderschaft austragen[90]. Man darf ja nicht vergessen, daß das Hospital nicht nur Einheimische, sondern auch – obgleich dies die Statuten nicht ausdrücklich vorschreiben – Pilger aufnahm[91].

Es ist hier nicht der Ort, die Entwicklung des Hospitals im 15. Jahrhundert zu vertiefen[92]. Doch sei darauf hingewiesen, daß ihm die Päpste seit Bonifaz IX. und vor allem seit dem Römer Martin V. mehr Aufmerksamkeit widmeten[93]. Dies machte das Hospital – wie gesehen – auch für Kurienmitglieder bis hin zu Kardinälen interessant. Es erlebte eine erste wirtschaftliche Blüte und war nun fest im sozialen und religiösen Bewußtsein der Römer verankert.

Damit können wir zu zwei weiteren Beispielen von Hospitälern übergehen, denen zwar keine so glänzende Zukunft beschieden war wie den Krankenhäu-

[85] Ibid., I, S. 529; II, S. 505. Zu den genannten Präzeptoren vgl. DE ANGELIS, L'ospedale di S. Spirito in Saxia (wie Anm. 17), II, S. 530–533.

[86] EGIDI, Necrologi (wie Anm. 11), I, S. 331f., 359, 361, 395, 480 usw.

[87] Vgl. die Weinlieferungen ibid. S. 386, 459.

[88] Ein solches Rechenbeispiel bietet ibid. S. 459.

[89] Zu zwei Beispielen sei auf ibid. S. 435, 472 hingewiesen.

[90] Johanna aus Köln sorgte für ein Jahrtagsamt bezeichnenderweise in der Anima-Kirche: ibid. S. 445. Der aus Ungarn stammende Pönitentiar und Dominikaner Johannes († 1364) sah es in S. Maria sopra Minerva vor: ibid. S. 323; diese Angabe ergänzt Andreas REHBERG, Die Pönitentiare *in Urbe* während der Avignoneser Zeit. Eine prosopographische Skizze, in: Kirsi SALONEN, Christian KRÖTZL (Hg.), The Roman Curia, the Apostolic Penitentiary, and the *Partes* in the Later Middle Ages, Rom 2003 (Acta Instituti Romani Finlandiae, 28), S. 67–114, hier S. 102f. Nr. 23.

[91] PAVAN, La confraternita del Salvatore (wie Anm. 57), S. 85.

[92] Vgl. die Hinweise in ESPOSITO, Gli ospedali romani (wie Anm. 3), S. 239.

[93] Allerdings steht noch eine systematische Erfassung der päpstlichen Privilegien für das Salvator-Hospital aus. Vgl. zu diesem Defizit auch unten Anm. 152.

sern von S. Spirito und S. Giovanni, die aber zwei interessante Zeugen karitativen Einsatzes im spätmittelalterlichen Rom darstellen.

3. Das Hospital von S. Maria in Portico (Spital einer kleineren Bruderschaft)

Die *societas Sancte Marie de Porticu* bzw. Compagnia di S. Maria in Portico wurde im 15. Jahrhundert zur Unterstützung des Hospitals an der gleichnamigen Kirche (im Seicento durch den Neubau S. Maria in Campitelli ersetzt) und zur Verehrung eines dort aufbewahrten wundertätigen Muttergottesbildes gegründet. 1505 schloß sich die Bruderschaft mit der Confraternita di S. Maria delle Grazie und derjenigen della Consolazione zum Sodalizio di S. Maria ›de vita aeterna‹ zusammen, der sich vor allem um das Hospital ›della Consolazione‹ am Fuß des Kapitols (zum Forum hin) kümmerte und deshalb auch bald dessen Name (della Consolazione) übernahm[94]. Erhalten sind sowohl ein Mitglieds- wie auch ein Anniversarienverzeichnis des Hospitals von S. Maria in Portico, die allerdings erst nach ca. 1450 einsetzen und bis in die ersten Jahre des 16. Jahrhunderts weitergeführt wurden[95]. Die nicht mehr – wie in den anderen Beispielen – in Latein, sondern in Volgare geschriebenen Namen spiegeln ein ganz anderes Umfeld wider, als wir es im Falle der beiden vorausgegangenen Hospitalsgründungen kennengelernt haben. Die Personen, die um dieses Hospital ›gravitierten‹, waren Exponenten des gehobenen römischen Bürgertums mit einigen Familien der kommunalen Oberschicht[96] (wobei der

[94] Pietro PERICOLI, L'Ospedale di S. Maria della Consolazione di Roma dalle sue origini ai giorni nostri, Imola 1879; Anna ESPOSITO, Le confraternite e gli ospedali di S. Maria in Portico, S. Maria delle Grazie e S. Maria della Consolazione a Roma (secc. XV–XVI), in: Ricerche di Storia sociale e religiosa n.s. 17–18 (1979) S. 145–172; DIES., S. Maria in Portico, della Consolazione e delle Grazie, arciconfraternita, in: Storiografia e archivi 1985, S. 349–351.

[95] Leider fehlen genauere Jahresangaben, so daß man sich mit einem Abgleich der Namen mit solchen, die auch in den Anniversarienlisten der Salvatorbruderschaft vorkommen, behelfen muß (Doppelmitgliedschaft war ja grundsätzlich möglich: siehe unten Anm. 102): ASR, Ospedale della Consolazione, culto, 5; ed. ist das – nach DYKMANS, Les obituaires (wie Anm. 23), S. 630 in das Jahr 1479 zu datierende – Anniversarienverzeichnis (cc. 50–80) und das – unter Paul II. (1464–1471) angelegte – Mitgliederverzeichnis (cc. 1–49) in EGIDI, Necrologi (wie Anm. 11), I, S. 543–557 und II, S. 533–548.

[96] Man gedenkt besonders des Raffaele Pellegrini, der im Amt eines Konservators der Camera Urbis verstorben war, d. h. als Inhaber eines der höchsten Ämter der römischen Kommune. Als verdienter Guardian der Bruderschaft wurde er von seinen Mitbrüdern feierlich zu Grabe getragen: ibid., II, S. 548.

Baronaladel[97] aber völlig fehlte). Nicht minder stark war der Anteil der Mittelschicht von kleineren Händlern und Handwerkern sowie – oft von außerhalb Roms stammenden – Pfarrern und Kaplänen an sekundären Kirchen[98], während hohe Geistliche und Kuriale bis auf wenige Ausnahmen fehlten. Die Verteilung der Mitglieder auf die einzelnen Stadtteile Roms zeigt ein Übergewicht der Rioni in Tibernähe (Parione, Arenula, S. Angelo, Trastevere und Ripa) sowie von Pigna und Campitelli am Fuße des Kapitols. Mit diesen Stadtvierteln ist der Bereich Roms umschrieben, in dem sich die Bevölkerung und somit das Gewerbe und Handwerk konzentrierten[99]. Bemerkenswert ist, daß die Frauen in einer separaten Rubrik, je nach Rione, aufgeführt sind. Obwohl die römischen Namen weit überwiegen, ist es doch unverkennbar, daß viele Mitglieder zugewanderte Handwerker und Kleinhändler waren[100]. Für sie war der Eintritt in eine Bruderschaft auch ein Mittel, sich sozial in das neue Umfeld zu integrieren. Fremde von jenseits der Alpen waren aber die Ausnahme.[101] Die Tatsache, daß man etliche Namen auch in den Listen der Salvatorebruderschaft wiederfinden kann, erinnert daran, daß doppelte und mehr Mitglied-

[97] Amtsträger in den Haushalten der Barone werden als solche hervorgehoben, so der Kaplan des Kardinals Orsini, Magister Leonardo aus Velletri, oder der Kämmerer eines Kardinals Savelli und der Kanzler des Mariano Savelli (dieser Baron selbst war dagegen 1468 nicht hier, sondern in die Salvatorbruderschaft aufgenommen worden: ibid., II, S. 468): ibid. S. 536, 547.

[98] »Li nomi delli preti« sind den Laien vorangestellt: EGIDI, Necrologi (wie Anm. 11), II, 535f. Kein einziger Kanoniker der drei großen Basiliken S. Pietro, S. Giovanni in Laterano und S. Maria Maggiore ist verzeichnet. Zur sozialen Herkunft des niederen Klerus sowie des Pfarrklerus in Rom fehlen genauere Untersuchungen, doch deutet vieles darauf hin, daß eine beträchtliche Zahl von ihnen von außerhalb Roms stammte, zumal da die vornehmen Römer die Kanonikate an den bedeutenderen Kirchen der Stadt bevorzugten: REHBERG, Kanoniker (wie Anm. 31), u. a. 138f. Diese Einschätzung wird auch von den *nomina sacerdotum et clericorum* der Salvator-Bruderschaft bestätigt, unter denen sich viele Nicht-Römer finden: EGIDI, (wie Anm. 11), II, S. 462–467.

[99] Vgl. zur Topographie Roms unter diesem Aspekt als Quelle Egmont LEE, Descriptio Urbis. The roman census of 1527, Rom 1985 (Biblioteca del Cinquecento, 32) und des weiteren u. a. LORI SANFILIPPO, La Roma dei romani (wie Anm. 7); Egmont LEE, Workman and Work in Quattrocento Rome, in: Paul A. RAMSEY (Hg.), Rome in the Renaissance. The City and the Myth. Papers of the Thirteenth Annual Conference of the Center for Medieval & Early Renaissance Studies, Binghampton/NY 1982, S. 141–152; Ivana AIT, Mercato del lavoro e »forenses« a Roma nel XV secolo, in: Eugenio SONNINO (Hg.), Popolazione e società a Roma dal medioevo all'età contemporanea, Rom 1998, S. 335–358.

[100] Vgl. hier nur den *piellimantielli* ([Alt-]Kleiderhändler) Giovanni aus Cori, den *cartaro* Lorenzo aus Ferrara, den *miniatore* Bartolomeo aus Lucca, *ferraro* Ambrosio aus Mailand: EGIDI, Necrologi (wie Anm. 11), II, 539, 540, 542. Im Rione Ponte fallen mehrere Veneziamer auf: ibid. S. 538. Es kämen noch viele Auswärtige hinzu, wenn man von der berechtigten Annahme ausgeht, daß bei vielen Namen die Herkunft nicht angegeben wurde. Zum Zuzug von Fremden nach Rom siehe das nächste Kapitel.

[101] So fällt ein *Martino de Martino, todescho* auf: EGIDI, Necrologi (wie Anm. 11), II, 539.

schaften nicht ausgeschlossen waren, obgleich sie immer mehr verpönt waren[102]. Die meisten Kirchen, an denen Jahrtagsämter gehalten wurden (und in deren Nähe auch die meisten Bruderschaftsmitglieder wohnhaft waren), sind im Tiberknie und in Trastevere zu verorten, was angesichts der Herkunft der meisten Mitglieder nicht überrascht. Eine Ausnahme bildet S. Maria in Aracoeli, die Kirche des traditionell mit der römischen Kommune eng verbundenen Franziskanerkonventes auf dem Kapitol[103]. Hier ließen sich auch viele Römer bestatten, die nicht in der Nähe ansässig waren. Wenig gefragt waren Kirchen der abgelegeneren Stadtteile, wie z.B. des Rione Monti mit seinen beiden nicht berührten Basiliken S. Giovanni in Laterano und S. Maria Maggiore.

Es war aber nicht nur die Sorge um das Seelenheil, die den Eintritt in die Bruderschaft veranlaßte, sondern auch die Möglichkeit, sich in der Kirche eines Hospitals einen herausgehobenen Begräbnisplatz zu sichern. Davon zeugen einige testamentarische Bestimmungen, die Anna Esposito gesammelt hat[104]. Selbst der – relativ – kleine Mann hatte ein ausgeprägtes Bedürfnis, sich der Gebete und *memoria* der Nachwelt, und sei es nur im Kreise seiner Mitbrüder, zu vergewissern. Auch hier war wichtig, daß man demselben sozialen Milieu angehörte[105].

4. Das Hospital der Anima
Spital einer landsmannschaftlichen Bruderschaft

In Rom, einem Zentrum des internationalen Pilgerwesens und Sitz des Hauptes der Christenheit, konnte es nicht ausbleiben, daß sich Menschen, die eine

[102] Vgl. zu dieser Tendenz ESPOSITO, Men and Women in Roman Confraternities in the Fifteenth and Sixteenth Centuries. Roles Functions, Expectations, in: Nicholas TERPESTRA (Hg.), The Politics of Ritual Kinship. Confraternities and Social Order in Early Modern Italy, Cambridge 2000 (Cambridge Studies in Italian History and Culture [o. Bd.]), S. 82–97, hier S. 84, 87. Stefano de Satro (vgl. Anm. 104) ließ ein Jahrgedächtnis auch von der Salvatorbruderschaft ausrichten: EGIDI, Necrologi (wie Anm. 11), I, S. 442.

[103] Zur Verbindung des Konventes mit dem römischen Stadtregiment vgl. u.a. Giulia BARONE, I Francescani a Roma, in: Storia della città 3/9 (1978) S. 33–35.

[104] ESPOSITO, Le confraternite romane (wie Anm. 3), S. 111f. (insbesondere die beiden Testamente aus dem Jahr 1482) des Stefano de Satro und des *sutor* (Schuster) Egidio *Ippoliti*.

[105] Vgl. zur Bedeutung der Schichtzugehörigkeit bei den karitativen testamentarischen Verfügungen u.a. Gunnar MEYER, Milieu und Memoria – Schichtspezifisches Stiftungsverhalten in Lübecker Testamenten aus dem 2. Viertel des 15. Jahrhunderts, in: Zeitschrift des Vereins für Lübeckische Geschichte und Altertumskunde 78 (1998) S. 115–141. So erhielt das Leprosenspital St. Jürgen in Lübeck überdurchschnittliche Zuwendungen von ärmeren Erblassern: ibid. S. 138f., 141.

gemeinsame Sprache besaßen, solidarisch zusammentaten, wenn sie in dieser Stadt Hilfe oder nur eine vorübergehende Bleibe suchten. Die Pilgerquartiere (*scholae peregrinorum*) einiger großer nordalpinen Volksstämme (Langobarden, Franken, Friesen und Angelsachsen) sind deshalb schon im Frühmittelalter entstanden, gerieten dann aber in Schwierigkeiten[106]. Das erste Hospital der ›Deutschen‹, oder besser der Franken, wird mit Karl dem Großen in Verbindung gebracht, ging aber bald ein, sieht man von seinem Begräbnisplatz an der Peterskirche ab[107]. Der Zustrom der Pilger erlebte mit der Einführung der Jubeljahre durch Bonifaz VIII. im Jahre 1300 einen erneuten Aufschwung, der logistische Probleme für die überforderte Stadt Rom mit sich brachte[108].

Wenn wir uns im folgenden einem prominenten Beispiel eines von Nicht-Römern getragenen Spitales – nämlich dem von ›Deutschen‹ begründeten Hospiz der Anima – zuwenden, so geschieht dies nicht mehr mit der nationalgeschichtlichen Perspektive, die lange das Bild dieser Stiftungen in der Literatur geprägt hat[109]. Das besagte Hospiz war aber nicht die erste deutsche karitative Initiative in Rom: der aus dem preußischen Kulm stammende Kleriker

106 Die Literatur zu den *scholae* findet sich zitiert in BIRCH, Pilgrimage to Rome (wie Anm. 7), S. 131–133, 140f.; Letizia PANI ERMINI, Dai complessi martiriali alle »civitates«. Formazione e sviluppo dello »spazio cristiano«, in: DIES., Paolo SINISCALCO (Hg.), La comunità cristiana di Roma. La sua vita e la sua cultura dalle origini all'alto medioevo, Città del Vaticano 2000 (Atti e documenti, 9), S. 397–419, bes. 403f.; Letizia PANI ERMINI, La »Schola Saxonum« e le »Scholae Peregrinorum« nella »Civitas Leoniana«, in: L'Antico Ospedale di Santo Spirito 2001, S. 37–46. Zur Entwicklung der Hospitäler mit Herbergsfunktionen vgl. allgemein einige Beiträge in: Hans Conrad PEYER, Von der Gastfreundschaft zum Gasthaus. Studien zur Gastlichkeit im Mittelalter, Hannover 1987 (Monumenta Germaniae Historica. Schriften, 31).

107 Zur *schola Francorum*, die an der Salvatorkirche (spärliche Reste von ihr sieht man noch neben dem Palast des Hl. Officiums) zu verorten ist, vgl. Rudolf SCHIEFFER, Karl der Große, die *schola Francorum* und die Kirchen der Fremden in Rom, in: Römische Quartalschrift 93 (1998) S. 20–37.

108 Die Literatur zu den Heiligen Jahren in Rom ist auch mit Blick auf das letzte Jubeljahr (2000) noch einmal angeschwollen. Vgl. allgemein Marcello FAGIOLO, Maria Luisa MADONNA (Hg.), La storia dei giubilei, I: 1300–1423; II: 1450–1575, Rom 1997. Zum Pilgerwesen allgemein siehe unten Anm. 177.

109 Nationales Pathos durchzieht vor allem Joseph SCHMIDLIN, Geschichte der deutschen Nationalkirche in Rom S. Maria dell'Anima, Freiburg i. Br., Wien 1906. Vgl. zu dem genannten Perspektivenwechsel Paul BERBÉE, Von deutscher Nationalgeschichte zu römischer Lokalgeschichte. Der Topos vom »nationalen Pilgerheim« am Beispiel des deutschen Frauenhospizes St. Andreas in Rom (1372–1431), in: Römische Quartalschrift 86 (1991) S. 23–52. Für die Bedeutung der Gemeinsamkeiten von Sprache, Herkunft und Geschichte unter den Mitgliedern der deutschrömischen Bruderschaften, die aber auch interne regional geprägte Gruppenbildungen kannten, vgl. jetzt Knut SCHULZ, Was ist deutsch? Zum Selbstverständnis deutscher Bruderschaften im Rom der Renaissance, in: Andreas MEYER, Constanze RENDTEL, Maria WITTMER-BUTSCH (Hg.), Päpste, Pilger, Pönitentiarie. Festschrift für Ludwig Schmugge zum 65. Geburtstag, Tübingen 2004, S. 135–179.

Nicolaus Henrici[110], Kaplan an S. Lorenzo in Panisperna, fügte nämlich ab 1372[111] mehrere Häuser in der Nähe von S. Biagio de Oliva (heute Via di Monte della Farina) zu einem Wohnort für ca. 30 fromme Witwen und Jungfrauen zusammen, die – wie ihr geistlicher Gönner selbst – als Pilger von jenseits der Alpen nach Rom gekommen waren und hier ein neues Zuhause und eine neue Lebensaufgabe gefunden hatten. Die traditionelle Annahme, daß der Geistliche sich mit seiner Gründung der deutschen Pilger erbarmt habe, die im Jahre 1350 zum zweiten Jubiläumsablaß oder infolge der Rückkehr der Kurie nach Rom im Jahre 1377 an den Tiber gekommen waren, ist mittlerweile widerlegt[112]. Die anfangs noch relativ geringe Rolle ›nationaler‹ Motive wird auch dadurch deutlich, daß der Deutsche die Hilfe des Engländers Andreas Alanus für die Errichtung der Hospizkapelle gewann, die seinem Namenspatron geweiht wurde[113]. Obwohl das Andreas-Hospiz als Beginenkonvent einzustufen ist, diente es im Jubeljahr 1390 vorübergehend auch deutschen Pilgern als Anlaufstelle[114]. Nicolaus Henrici blieb seiner Gründung, die er selbst leitete, bis zu seinem Tod im Jahre 1412 verbunden. Danach folgte eine Phase der Mißwirtschaft (so jedenfalls wurde von Seiten wohl auch frauenfeindlicher Kreise kolportiert), die zum Übergang in den Besitz der Anima im Jahre 1431 führte[115]. Festzuhalten ist, daß Nicolaus Henrici und die Frauen von St. Andreas auch eine bislang kaum beachtete Dimension der Zuwanderung nach Rom aus religiös-spirituellen Motiven verkörpern[116], die von anderer Art war als die eines klassischen Rom-Pilgers, eines Handwerkers oder Kaufmanns.

Die anderen ›nationalen‹ Spitals-Gründungen, die ab der zweiten Hälfte des 14. Jahrhunderts entstanden, hatten ebenfalls diesem Trend zu entsprechen und außerdem der nicht minder wichtigen Präsenz von Handwerkern und Kurialen Rechnung zu tragen. In der kleinen englischen Kolonie von einigen Dutzenden von Haushalten – zusammengesetzt aus kleinen Straßenhändlern, Rosenkranzverkäufern, Mühlenarbeitern, Schneidern (*sutores*) und (allerdings wenigen) Kaufleuten – regte sich im Jahre 1362, als die Kurie vorübergehend

[110] BERBÉE, Von deutscher Nationalgeschichte (Anm. 109), bes. 34ff. (zur Person und zu den Anfängen des heute nicht mehr bestehenden Hospizes St. Andreas an der heutigen Via di Monte della Farina).

[111] Franz NAGL, Urkundliches zur Geschichte der Anima in Rom. I. Theil der Festgabe zu deren 500-jährigen Bestehen, in: Mittheilungen aus dem Archiv des deutschen Nationalhospizes S. Maria dell'Anima, Rom 1899 (Römische Quartalschrift. Supplementheft, 12), S. 1–88, hier S. 44ff.

[112] BERBÉE, Von deutscher Nationalgeschichte (wie Anm. 109), S. 35.

[113] Ibid. S. 36f.

[114] Ibid. S. 38f.

[115] Vgl. Elisja SCHULTE VAN KESSEL, The *quietus* to a German hospice in Rome. The annexation of Santi Andrea e Birgitta to the Anima (1431), in: Mededelingen van het Nederlands Instituut te Rome 53 (1994) S. 1–17.

[116] Vgl. BERBÉE, Von deutscher Nationalgeschichte (Anm. 109), S. 46f., 51f.

in Rom weilte, das Bedürfnis, in der Nähe der heutigen Piazza Farnese zu Ehren des hl. Thomas ein Hospiz zu gründen[117]. Natürlich ist zwischen den Gründungen der Katalanen und Kastiliern zu unterscheiden, die auch nach der Union der Königreiche Aragon und Kastilien im Jahre 1479 getrennte Institutionen blieben. Für die Pilger und Armen aus Aragon stifteten zwei aus Barcellona und Mallorca stammende Frauen zwischen 1352 und 1363 zwei Häuser, denen sich 1380 der König von Aragon annahm. Die Kastilier erhalten mit S. Giacomo degli Spagnoli erst Mitte des 15. Jahrhunderts einen festen religiösen Bezugspunkt[118]. Die erst wieder nach 1417 in Rom stärker präsenten Franzosen hatten mehrere Anlaufstellen. 1473 fanden sich vier Einzelbruderschaften (Franzosen, Burgunder, Lothringer und Savoyarden) – in deren Reihen die Handwerker überwogen – in der Bruderschaft »der vier Nationen« beziehungsweise der »Transalpinen« zusammen, während die vornehmeren Kurialen und die Händler *curiam Romanam sequentes* nur fünf Jahre später die bekanntere Bruderschaft des hl. Ludwig gründeten, die an der eigens errichteten gleichnamigen Kirche ein Spital unterhielt[119]. Selbst die Portugiesen wollten da nicht zurückstehen[120].

In diesen Kontext ist nun auch das ›deutsche‹ Hospital S. Maria dell'Anima zu verorten. Wie bei den anderen Hospizen steht an seinem Anfang keine von oben angeordnete Staatsaktion (obwohl Kaiser Sigismund 1433[121] und Friedrich III. 1452 auf ihren Romzügen dazu Gelegenheit gehabt hätten); die Initiative ging ›von unten‹ aus. Das Hospital wurde um 1398 (dem Jahr eines ersten

[117] Margaret HARVEY, The English in Rome 1362–1420. Portrait of an Expatriate Community, Cambridge 1999 (Cambridge Studies in Medieval Life and Thought. Fourth Series, 45).

[118] Justo FERNÁNDEZ ALONSO, Las iglesias nacionales de Espana en Roma. Sus orígenes, in: Anthologica annua 4 (1956) S. 9–96; Manuel VAQUERO PIÑEIRO, Proiezione sociale e risorse economiche di San Giacomo degli Spagnoli alla fine del '400, in: Studi Romani 38 (1990) S. 69–82; DERS., Una realtà nazionale composita: Communità e chiese »spagnole« a Roma, in: Sergio GENSINI (Hg.), Roma capitale (1447–1527), Pisa 1994 (Collana di Studi e Ricerche, 5 = Pubblicazioni degli Archivi di Stato. Saggi, 29), S. 473–491.

[119] Vgl. Pierre LA CROIX, Mémoire historique sur les institutions de la France à Rome, puisé dans leur archives et autres documents la plupart inédits, 2 éd. révue, annotée et considérablement augmentée par Jean ARNAUD, Rome 1892, S. 41ff.; Jean-François ARRIGHI, Des confréries françaises aux Pieux Établissements, in: Les fondations nationales dans la Rome pontificale, Rome 1981 (Collection de l'École française de Rome, 52), S. 1–10.

[120] Die erste Gründung eines portugiesischen Hospizes (1363) geht auf eine Frau, Guiomar, zurück, über die nähere Angaben fehlen: Maria DE LURDES PEREIRA ROSA, L'ospedale della nazione portoghese di Roma, sec. XIV–XX. Elementi di storia istituzionale e archivistica, in: Mélanges de l'École française de Rome. Italie et Méditerranée 106 (1994) S. 73–128, hier S. 75ff.

[121] Der Kaiser selbst zeigte sich allerdings nicht sehr großzügig: Clifford W. MAAS (†), The German Community in Renaissance Rome, 1378–1523, hg. von Peter HERDE, Freiburg i. B. 1981 (Römische Quartalschrift für christliche Altertumskunde, Supplementheft, 39), S. 83.

päpstlichen Ablaßbriefes) wohl mit Blick auf das Jubiläumsjahr 1400[122] von einem Ehepaar aus Dordrecht – der Mann, Johann Petri, war ein päpstlicher *serviens armorum*, also Leibgardist, gewesen – gegründet. Der reiche Kuriale Dietrich von Niem unterstützte die Gründung großzügig. Auf seine Initiative geht wohl auch die Etablierung einer Bruderschaft von in Rom residierenden deutschen Handwerkern und Kurialen an der Anima zurück. Die Mitgliedschaft war formell an keinen Stand oder eine bestimmte Nationalität geknüpft, wobei allerdings die Herkunft aus dem deutschsprachigen Raum (von Ostpreußen bis Brabant und Flandern) dominierte. Viermal im Jahr war eine Spende fällig. Der glücklicherweise erhalten gebliebene *Liber confraternitatis* der Anima-Bruderschaft, dessen erster Teil erst 1449 bzw. 1463/4 aufgrund von verlorengegangenen Vorlagen von Heinrich Marwede überarbeitet wurde, gibt wieder Aufschluß über ihr Innenleben[123]. Der *Liber* hat acht, nicht immer scharf getrennte Teile:

Der erste kurze Abschnitt führt die Päpste von Klemens VI., unter dem man die – fiktive – Gründung des Hospitals im Jahre 1350 ansetzte, bis zu Alexander VI. (1342 bis 1503) auf, wobei allerdings nur wenige direkte Bezüge zur Anima (z.B. eine Privilegierung des Hospitals) erwähnt werden[124]. Dieselbe Funktion, das Hospital in direkten Kontakt zu den Spitzen von Kirche und Reich zu bringen, erfüllt die kurze Liste von Kaisern bzw. römischen Königen von Karl IV. bis Maximilian I.[125]. Die Auswahl der Namen hat auch den Zweck, die Gründung der Anima mit dem Jubiläum von 1350 in Verbindung zu bringen. Der dritte Teil enthält nun erstmals die Namen von Persönlichkeiten mit näheren Verbindungen zur Kirche der Deutschen. Dies waren Kardinäle (allen voran Nicolaus Cusanus[126]), Erzbischöfe, Bischöfe, Äbte und führende Kuriale, die manchmal hier nur deshalb aufgeführt wurden, weil sie in der

[122] Zur Debatte um das Jahr der Gründung vgl. ibid. S. 70f. und Joseph LENZENWEGER, Sancta Maria de Anima, Erste und zweite Gründung, Wien 1959, S. 12–18.

[123] EGIDI, Necrologi (wie Anm. 11), II, S. 3–105. Für die Einträge in das Bruderschaftsbuch nach 1500 ist immer noch die Edition von Karl JAENIG, Liber confraternitatis b. Marie de Anima Teutonicorum de Urbe ..., Romae 1875 heranzuziehen. Im Archiv der Anima habe ich eine fotomechanische Reproduktion konsultiert. Zum Aufbau und zur Einführung vgl. Alois LANG, Studien zum Bruderschaftsbuche und den ältesten Rechnungsbüchern der Anima in Rom. II. Theil der Festgabe zu deren 500-jährigen Bestehen, in: Mittheilungen aus dem Archiv 1899, S. 89–155 (S. 96 zum Anteil Marwedes); MAAS, The German Community (wie Anm. 121), S. 148ff; Christiane SCHUCHARD, Die Deutschen an der päpstlichen Kurie im späten Mittelalter (1378–1447), Tübingen 1987 (Bibliothek des Deutschen Historischen Instituts in Rom, 65), S. 326–329 (mit Korrekturen an den Ergebnissen von Maas).

[124] EGIDI, Necrologi (wie Anm. 11), II, S. 9–11.

[125] Ibid. S. 11f.

[126] Vgl. zu seiner großzügigen Stiftung zugunsten der Anima Hermann J. HALLAUER, Das St. Andreas-Hospiz der Anima in Rom. Ein Beitrag zur Biographie des Nikolaus von Kues, in: Mitteilungen und Forschungsbeiträge der Cusanus-Gesellschaft 19 (1991) S. 25–52.

1431 errichteten Kirche (die noch einmal ab 1499 durch einen prächtigen Neubau ersetzt wurde[127]) ihre Bischofsweihe erhalten hatten[128]. Der vierte Teil ist Königen, Herzögen, Markgrafen, Grafen, Baronen und anderen Adeligen vorbehalten[129]. Man erkennt sofort, daß es sich bei diesen Herren meist um vornehme Pilger (zumal in den Jahren 1450 und 1500) oder Begleiter der beiden vorgenannten Kaiser handelt. Die eigentlichen in Rom wohnhaften Vollmitglieder der Bruderschaft findet man eher in den folgenden Rubriken: In der fünften sind die Kleriker und Kuriale verzeichnet[130]. Die sechste Sektion ist den verstorbenen Geistlichen reserviert[131]. Die nächsten beiden Teile (der siebte und achte[132]) umfassen die lebenden und verstorbenen Laien – darunter viele Frauen! – unter den Mitbrüdern und Wohltätern. Nach 1475[133], als der Anteil der Laien zurückging, wurden hier auch verstorbene Geistliche eingetragen.

Da die Verzeichnisse nicht immer chronologisch geordnet sind und einige Mehrfachnennungen und sonstige Widersinnigkeiten enthalten[134], ist ihre statistische Auswertung sehr schwierig. Um letzte Klarheit zu gewinnen, bedarf es einer Neuedition des *Liber fraternitatis*; Christiane Schuchard hat seine Einträge mit dem noch unedierten *Liber receptorum* abgeglichen. In diesem ältesten Einnahmebuch mit Einträgen von 1426 bis 1515[135] wurden die Teilnehmer an den Mitgliedsversammlungen der Anima-Bruderschaft und ihr finanzieller Beitrag verzeichnet. In dem oben genannten Intervall (genauer von 1428 bis 1514) ist der Beitritt von insgesamt 90 männlichen Laien, von 45 Frauen und dreimal so vielen Klerikern (433) dokumentiert. Die zeitliche

[127] Barbara BAUMÜLLER, S. Maria dell'Anima Santa Maria dell'Anima in Rom. Ein Kirchenbau im politischen Spannungsfeld der Zeit um 1500. Aspekte einer historischen Architekturbefragung, Berlin 2000.

[128] EGIDI, Necrologi (wie Anm. 11), II, S. 12–23.

[129] Ibid. S. 23–28. Auffallend ist, daß der *Liber fraternitatis* die Amtsinhaber deutscher Städte mit römischen Amtstiteln wie *senatores*, *conservatores* und *proconsules* versieht. Immerhin findet sich ein *baro romanus* (Guglielmo Savelli): ibid. S. 23.

[130] Ibid. S. 50–69. Da MAAS, The German Community (wie Anm. 121), S. 149 aus nicht ersichtlichem Grund von einer Trennung unserer fünften Rubrik in eine 5. und 6. »section« ausgeht, kommt er auf eine Gesamtzahl von neun Rubriken.

[131] EGIDI, Necrologi (wie Anm. 11), II, S. 69–91.

[132] Ibid. S. 92–96 und 96–105.

[133] Vgl. ibid. S. 103–105 (die ersten hier verzeichneten Geistlichen waren 1478 gestorben).

[134] MAAS, The German Community (wie Anm. 121), S. 131–173.

[135] Christiane SCHUCHARD, Die deutschen Kurialen und die Anima-Bruderschaft in der zweiten Hälfte des 15. Jahrhunderts, in: Stephan FÜSSEL (Hg.), Deutsche Handwerker, Künstler und Gelehrte im Rom der Renaissance. Akten des interdisziplinären Symposions vom 27. und 28.5.1999 im DHIR, Pirckheimer Jahrbuch für Renaissance- und Humanismusforschung 15/16, Wiesbaden 2001, S. 26–45, hier S. 4. Frau Schuchard hat die Eintritte in die Bruderschaft von 1428 bis 1460 bereits in DIES., Die Deutschen (wie Anm. 123), S. 329–346 analysiert.

Verteilung verfeinert nur das bereits Gesagte: besonders auffallend ist der Zuwachs der Geistlichen nach 1450, der die Dominanz der Laien in den Jahren 1434 bis 1443 ablöste[136]. Der Vergleich zwischen den Eintragungen des *Liber receptorum* mit denen des *Liber confraternitatis* zeigt, daß letzterer 29 datierte Einträge hat, die im *Liber receptorum* fehlen. Es handelt sich um Ehefrauen und Kinder, die von einem Haushaltsvorstand abhingen (der als Beitragszahler figuriert), sowie Personen, die bei ihrer Aufnahme kein Geld, sondern Sach- oder Arbeitsleistungen erbrachten[137]. Im Verlauf der zweiten Hälfte des 15. Jahrhunderts geht die Gesamtzahl der Beitragszahler von rund 60 Mitgliedern zurück und erreicht ihren Tiefststand am Anfang des 16. Jahrhunderts mit nur noch vier bis fünf Mitgliedern[138]. Der zeitliche Längsschnitt belegt die größere Seßhaftigkeit der Handwerker, während die Kleriker oft nicht so lange in Rom verblieben[139]. Trotz der eklatanten Dominanz der Kurialen ist aber vor vorschnellen Schlüssen aus diesen Resultaten und der voreiligen Konstruktion eines Gegensatzes Kurialen-Handwerker zu warnen, zumal es zwischen beiden Gruppen eine Reihe von verwandtschaftlichen, sozialen und wirtschaftlichen Kontakten gab[140].

Obgleich es richtig ist, daß sich nun viele durchreisende Geistliche und Adelige in das Bruderschaftsbuch der Anima eintrugen, ist es unangemessen, dieses Buch als »a guest book«[141] zu bezeichnen. Rein formal gab es keinen Unterschied zwischen aktiven Bruderschaftsmitgliedern in Rom und solchen Mitbrüdern in der Ferne. Klar, daß letztere nicht am geistlichen Gemeinschaftsleben (Gottesdiensten, Begräbnissen) an der Anima teilnehmen konnten; sie sahen sich dennoch – wie im Falle der Hospitalsbruderschaft von S. Spirito in Sassia – als Mitbrüder und erwartcten dieselben spirituellen Gnaden (Ablaß, Gebetsgedenken), die den in Rom Wohnenden zukamen. Wie im Falle des Heiliggeist-Krankenhauses profitierte auch die Anima von den Hei-

[136] Ein Grund für das damalige Übergewicht der Laien war zweifellos die Abwesenheit der Kurie aus Rom, gehörten ihr doch zahlreiche deutsche Kleriker – und damit potentielle Mitglieder der Anima – an: Christiane SCHUCHARD, Die Anima-Bruderschaft und die deutschen Handwerker in Rom im 15. und frühen 16. Jahrhundert, in: Knut SCHULZ unter Mitarbeit v. Elisabeth MÜLLER-LUCKNER (Hg.), Handwerk in Europa vom Spätmittelalter bis zur Frühen Neuzeit, München 1999 (Schriften des Historischen Kollegs. Kolloquien, 41), S.1–25, hier S. 5 (auch zu den genannten Zahlen). Zu einer weiteren Analyse des sozialen Wandels in der Zusammensetzung der Bruderschaft vgl. SCHULZ, Confraternitas Campi Sancti (wie Anm. 5), S. 50–52.

[137] SCHUCHARD, Die Anima-Bruderschaft (wie Anm. 136), S. 8.

[138] Ibid. S. 10ff.

[139] Ibid. S. 13f.

[140] Ibid. S. 20ff.

[141] MAAS, The German Community (wie Anm. 121), S. 92, 94. Vgl. schon die Klarstellung in SCHUCHARD, Die Deutschen (wie Anm. 123), S. 328f.

ligen Jahren, nur, daß in ihrem Fall es vorwiegend Deutsche waren, die sich in die Bruderschaft einschrieben[142].

Die Deutschen verfügten aber noch – sieht man von den Bruderschaften ihrer Handwerksgruppen ab – über eine weitere geistliche Sozietät: die Bruderschaft am Campo Santo Teutonico neben der Peterskirche. Sie wurde erst 1454 für Deutschsprachige gegründet und unterhielt anfangs ebenfalls ein Hospital.[143] Ihre Mitgliedslisten setzen aber erst im Jahre 1500 ein[144]. Sie war aber schon vorher gerade bei den einfachen Leuten und insbesondere den in Rom ansässigen Handwerkern – die man an der Anima verpönte – sehr beliebt, zumal man sich hier auch günstig bestatten lassen konnte[145]. Und es war dieses Anliegen der »Einbindung in die Gemeinschaft der Lebenden und Toten«, das einem Grundbedürfnis der Deutschen (und nicht nur dieser!) in der Fremde entsprach und den Erfolg der Bruderschaft am Campo Santo Teutonico ausmachte, wobei auch das Gesellige und das Gemeinschaftsbewußtsein gepflegt wurden[146]. Dagegen stagnierte – wenn auch auf hohem sozialen Niveau – die Anima-Bruderschaft, die über keinen großen Friedhof verfügte. Die Krankenpflege trat dagegen in beiden Bruderschaften (aber auch bei anderen ähnlich strukturierten ›nationalen‹ Stiftungen) bald in den Hintergrund, was dazu führte, daß die Hospize der Fraternitäten dieses Typs sich nicht zu eigentlichen Krankenhäusern entwickelten. Der landsmannschaftliche Zusammenschluß, der sich von der Stadt Rom und ihrer Bevölkerung abkehrte, versperrte ihnen die Chance einer wirtschaftlichen Expansion, die erst den Unterhalt einer anspruchsvolleren Krankenpflege gewährleistet hätte. Hinzu kommt, daß sich mitunter gleich mehrere Bruderschaften, die sich an dieselbe landsmannschaftliche Klientel wandten, gegenseitig Konkurrenz machten; es

[142] MAAS, The German Community (wie Anm. 121), S. 97f.

[143] SCHULZ, Confraternitas Campi Sancti (wie Anm. 5), S. 46f., weist aber darauf hin, daß die um 1490 verfaßten »ersten« *Statuta et capitula* der Bruderschaft keine Aussagen mehr über eine Armen- und Krankenfürsorge enthalten. Das Hospital war aufgegeben worden, da seine Führung vom mächtigen Ospedale di S. Spirito beansprucht wurde. Erst 1511 schritt man zum Bau eines – eigenen – kleinen Hospitals.

[144] Vgl. zu den Anfängen der Bruderschaft ibid. sowie MAAS, The German Community (wie Anm. 121), S. 114–125; Albert WEILAND, Der Campo Santo Teutonico in Rom und seine Grabdenkmäler, Rom u.a. 1988 (Römische Quartalschrift für christliche Altertumskunde. Supplementheft, 43), S. 57ff., 61 Anm. 116 (zu den Mitgliedslisten); Knut SCHULZ, Die Anfänge der Bruderschaft des Campo Santo Teutonico (bis zum ersten Viertel des 16. Jahrhunderts), in: Römische Quartalschrift 93 (1998) S. 38–61, bes. S. 56–60 (prosopographische Analyse).

[145] Allerdings wurde der Campo Santo als Bestattungsplatz erst attraktiv, als 1500 die neue Kirche der Bruderschaft eingeweiht wurde. Zuvor ließen sich viele deutsche Handwerker an S. Gregorio al Celio bestatten, da das dortige Olivetaner-Kloster großes Ansehen genoß: MAAS, The German Community (wie Anm. 121), S. 88; SCHULZ, Die Anfänge (wie Anm. 144), S. 46, 55f.; SCHULZ, Confraternitas Campi Sancti (wie Anm. 5), S. 55f.

[146] Ibid. S. 56f.; SCHULZ, Die Anfänge (wie Anm. 144), S. 61 (hier Zitat).

gab ja auch noch eigene deutsche Handwerkerbruderschaften wie die der Bäk-ker, Weber und Schuhmacher etc.[147]. Zu erinnern ist auch an eine bereits vor 1427 existierende Bruderschaft der sprachverwandten Flamen, die ein eigenes Hospiz bei S. Giuliano ›dei Fiamminghi‹ unterhielten[148]. Diese Konkurrenz-Situation, die natürlich auch gewisse soziale, kulturelle, politische und sprachliche Differenzen widerspiegelt, haben wir ja schon bei den Franzosen und Spaniern angetroffen[149]. Aber auch die Florentiner hatten mehrere Konfraternitäten (Confraternita della Pietà di S. Giovanni dei Fiorentini, di S. Giovanni Decollato usw.)[150]. Die einzelnen landsmannschaftlichen Bruderschaften gingen auch in den nachfolgenden Jahrhunderten oft separate Wege, wobei ihre unterschiedliche Bindung an die Monarchen ihrer Heimatländer hervorgehoben sei: Die Könige der ›Nationalstaaten‹ Frankreich und Spanien spielten Ende des 15. und Anfang des 16. Jahrhunderts eine größere Rolle als das Reich bzw. der Kaiser für die Anima[151].

[147] Vgl. Knut SCHULZ, Deutsche Handwerkergruppen im Rom der Renaissance. Mitgliederstärke, Organisationsstruktur, Voraussetzungen. Eine Bestandsaufnahme, in: Römische Quartalschrift für christliche Altertumskunde 86 (1991) S. 3–22; SCHUCHARD, Die Anima-Bruderschaft (wie Anm. 123), S. 17f. Zu den Deutschen in der internationalen Heiliggeistbruderschaft vgl. Anm. 39.

[148] Vgl. Maurice VAES, Les fondations hospitalières flammandes à Rome du XVe au XVIIe siècle, Bulletin de l'Institut historique belge de Rome 1 (1919) S. 161–371; Elisja SCHULTE VAN KESSEL, Le istituzioni fiamminghe e olandesi a Roma durante il Rinascimento, in: Anne-Claire DE LIEDEKERKE (Hg.), Fiamminghi a Roma 1508–1608; artisti dei Paesi Bassi e del Principato di Liegi a Roma durante il Rinascimento, Mailand 1995, S. 61–66.

[149] Vgl. insgesamt die instruktive Karte zu den »nationalen« Bruderschaften und Handwerkerbruderschaften in Knut SCHULZ, Deutsche Handwerkergruppen im Rom des 15. und beginnenden 16. Jahrhunderts, in: FÜSSEL, Deutsche Handwerker (wie Anm. 135), S. 11–25, hier S. 25.

[150] Vgl. Claudia CONFORTI, La »natione fiorentina« a Roma nel Rinascimento, Donatella CALABI, Paola LANARO (Hg.), La città italiana e i luoghi degli stranieri (XIV–XVIII secolo), Rom 1998 (Biblioteca di cltura moderna, 1141), S. 171–191; Irene POLVERINI FOSI, I fiorentini a Roma nel Cinquecento: storia di una presenza, in: Roma capitale (wie Anm. 118), S. 389–414. Zur Konkurrenzsituation der landsmannschaftlichen Bruderschaften untereinander vgl. Anna ESPOSITO, I »Forenses« a Roma nell'età del Rinascimento: Aspetti e problemi di una presenza »atipica«, in: Gabriella ROSSETTI (Hg.), Dentro la città. Stranieri e realtà urbane nell'Europa dei secoli XII–XVI, Neapel 1993, S. 163–175, überarbeitet in: DIES., Un'altra Roma Minoranze nazionali e comunità ebraiche tra Medioevo e Rinascimento, Rom 1995, S. 75–92, hier vor allem S. 89. Die Präsenz von Italienern aus anderen Regionen und Städten in Rom kann hier nicht vertieft werden. Stellvertretend für die Vielfalt dieser Gruppen sei auf Giuseppe BONACCORSO, I veneziani a Roma da Paolo II alla caduta della Serenissima: l'ambasciata, le fabbriche, il quartiere, in: La città italiana, S. 192–205 hingewiesen.

[151] Als Beispiel sei auf den Einfluß der spanischen Könige auf ihre in Rom weilenden Untertanen hingewiesen: vgl. Alessandro SERIO, Modi, tempi e uomini della presenza hispana a Roma nel primo Cinquecento (1503–1527), in: Francesca CANTÙ, Maria Antonietta VISCEGLIA (Hg.), L'Italia di Carlo V. Progetti, politiche di governo e resistenze all'impero nell'età

Schlußbetrachtung

Mehr als der meist allgemein gehaltene Wortlaut der Statuten ermöglicht im Falle der Stadt Rom die prosopographische Analyse der Mitglieder der sie tragenden Bruderschaften die Rekonstruktion des sozialen Hintergrunds der Entstehung und indirekt auch des eigenen Geschichtsbildes, der Ziele und der Bedürfnisse der unterschiedlichen Stifter-Kreise und ihrer Hospitäler. Erst die Verankerung der karitativen Stiftungen in die gesellschaftlichen und wirtschaftlichen Gegebenheiten der sie umgebenden Stadt, gewährleistete ihnen – unabhängig davon, ob sie päpstlicherseits oder von privater Seite initiiert worden waren – einen bleibenden Erfolg. Obgleich im Rahmen der vorliegenden Betrachtung einige nicht minder wichtige Faktoren für die Gründungsgeschichte der besagten Einrichtungen (wie die noch einer modernen Untersuchung harrende Privilegierung durch die Päpste[152]) nur am Rande behandelt wurden und trotz der Beschränkung auf nur vier Beispiele[153], lassen sich aus dem Gesagten dennoch einige allgemeine Feststellungen zu unserer Ausgangsfrage treffen. Als Motive der Hospitalsgründungen in Rom erkennt man – wie anderenorts – das Bedürfnis nach einer sanitären Grundversorgung und den religiös motivierten Drang zum Dienst am Nächsten und zur Sicherung des Seelenheils sowie den Wunsch nach einer sozialen oder landsmannschaftlichen Gemeinschaftsbildung in Form einer Bruderschaft. Hinzu kommen auch Rom-spezifische Bedingungen, wie die dominante Rolle des Papstes als Stadtherr, aber auch Schirmherr der Pilger und Kurialen, die dem schwachen römischen Stadtregiment keinen Entfaltungsspielraum beließ. War das Ordenskrankenhaus von S. Spirito das Hospital der Kurie, so übernahmen die vorrangig von Laien getragenen Häuser der Salvatorbruderschaft – wenn auch erst recht spät – kommunale Versorgungsaufgaben. Beide Institutionen waren zeitweise starken Pressionen des römischen Adels ausgesetzt. Der starke Einfluß des päpstlichen Stadtherrn und des Baronaladels auf Rom bedingten den

di Carlo V. Atti del congresso internazionale (Roma, 3–4–5 aprile 2001), Rom 2003, S. 433–476. Immerhin wurde 1518 die Anima von Kaiser Maximilian unter den Schutz des Reiches gestellt. LENZENWEGER, Sancta Maria (wie Anm. 122), S. 27.

152 Unzulänglich ist Benedetto DA ALATRI, Gli ospedali di Roma e le bolle pontificie (Aspetti giuridici), Viterbo 1950. Für S. Spirito vgl. REHBERG, I papi, l'ospedale (wie Anm. 17), S. 42–53.

153 So konnte nicht auf die nicht minder wichtigen, wenn auch kleineren Hospitäler wie S. Giacomo in Augusta unweit der Piazza del Popolo (s. Anm. 56), das Magdalenen-Hospital in der Nähe des Pantheon oder die Hospitäler der unter dem Namen Gonfalone vereinten Bruderschaften eingegangen werden: vgl. zu ihnen DA ALATRI, Il medio evo (wie Anm. 7), S. 161–179; Anna ESPOSITO, Le confraternite del Gonfalone (secoli XIV–XV), in: Le confraternite romane 1984, S. 105–136; DIES., Gli ospedali romani (wie Anm. 3), S. 241f. (mit weiterführender Literatur).

besonderen Charakter der römischen Hospitallandschaft, die den Trend zur ›Kommunalisierung‹ nicht mitmachte, den man besonders für die deutschen Lande[154], aber auch für die Stadtrepubliken Florenz, Venedig, Mailand, Bologna[155] etc. betont hat. Besonders Florenz wird eine Vorreiterrolle zuerkannt, die auf das Fehlen von »competing forces« wie einer starken Monarchie, eines Hofes oder eines ausgeprägten Stadtadels zurückgeführt wird, die die Ausprägung eines kommunalen Gesundheitswesens behindern hätten können.[156] Es ist für das mangelnde Engagement – oder besser: den mangelnden Spielraum – der römischen Kommune bezeichnend, daß das einzige in den Stadtstatuten von 1360/63 namentlich genannte Hospital S. Spirito in Sassia ist; ihm wird die Exemtion von Abgaben zugesichert[157]. In Nachahmung des Vorbildes, das Cola di Rienzo gegeben hatte[158], verfügten die Statuten immerhin, daß sich der Senator der Hospitäler, der Witwen, Minderjährigen und Armen anzunehmen habe[159]. Dieses erste Engagement hängt natürlich mit der Abwesenheit der

[154] Maßgeblich hierfür ist immer noch REICKE, Das deutsche Spital (wie Anm. 6), I, S. 196–277 (Reicke spricht vom »Prozeß der Verbürgerlichung des Spitalwesens«), II, S. 53–116 (»Das bürgerliche Spital«). Vgl. Uta LINDGREN, Hospital, in: Lexikon des Mittelalters, V, München, Zürich 1991, Sp. 133–137 und – mit einer differenzierenden Sicht – Gisela DROSSBACH, Das Hospital – eine kirchenrechtliche Institution? (ca. 1150–ca. 1350), in: Zeitschrift der Savigny-Stiftung für Rechtsgeschichte. Kanonistische Abteilung 118 (2001) S. 510–522, hier S. 517f.

[155] Vgl. hier nur – aus einer reichen Literatur – Brian PULLAN, Rich and Poor in Renaissance Venice. The Social Institutions of a Catholic State, to 1620, Oxford 1971, S. 197ff. (ital. Übersetzung: La politica sociale della Repubblica di Venezia, 1500–1620, Rom 1982); Philip GAVITT, Economy, Charity, and Community in Florence, 1350–1450, in: Aspects of Poverty in Early Modern Europe, ed. Thomas RIIS, Florenz 1981, S. 79–118; DERS., Charity and Children in Renaissance Florence. The Ospedale degli innocenti, 1410–1536, Ann Arbor 1990 (Studies in Medieval and Early Modern Civilization), S. 13, 61ff.; John HENDERSON, Piety and Charity in Late Medieval Florence, Oxford 1994, S. 241–252, 354–410; Nicholas TERPESTRA, Lay Confraternities and Civic Religion in Renaissance Bologna, Cambridge 1995 (Cambridge Studies in Italian History and Culture [o. Bd.]), S. 179ff.; Giuliana ALBINI, La riforma quattrocentesca degli ospedali nel Ducato di Milano, tra poteri laici ed ecclesiastici, in: Vera ZAMAGNI (Hg.), Povertà e innovazioni istituzionali in Italia. Dal Medioevo ad oggi, Bologna 2000, S. 95–109.

[156] Vgl. BECKER, Aspects of Lay Piety (wie Anm. 19), bes. S. 182f., 198. Ibid. S. 184 unterstreicht nochmals, daß ein Hauptgrund für die »democratization of spiritual life« in der Tatsache zu suchen sei, »that the city had no proper nobility to monopolize the spiritualities«.

[157] Vgl. Camillo RE, Statuti della città di Roma, Rom 1883 (Biblioteca dell'Accademia storico-giuridica, 1), S. 156; Alain DE BOÜARD, Le régime politique et les institutions de Rome au Moyen-Âge, 1252–1347, Paris 1920 (Bibliothèque des Écoles françaises d'Athènes et de Rome, 118), S. 195f.

[158] Die von Cola erlassenen *ordinamenti dello buono stato* sahen Zahlungen der städtischen Kasse an Witwen und Waisen vor: ANONIMO ROMANO, Cronica (wie Anm. 54), S. 155.

[159] Nach seinem Amtseid gehört es zu seinen Pflichten, »hospitalia et religiosa et pia loca manutenere et defensare, et in causis eorum ac viduarum, pupillorum, pauperum et miserabi-

Kurie in Avignon zusammen. Anders als in den zu diesem Punkt zum Teil sehr ausführlichen Statuten anderer mittel- und norditalienischen Städte[160], geht der römische Text über die zitierte allgemeine Absichtserklärung nicht hinaus. Zu gering waren die finanziellen und politischen Mittel der Kommune, um in diesem Bereich gestalterisch tätig zu werden. Allerdings setzen für Rom erst 1515 die Stadtratsprotokolle ein, die jedoch ebenfalls zeigen, daß der Magistrat direkt nur eingriff, wenn eine Pestwelle die öffentliche Ordnung gefährdete[161]. Wie um sich bewußt von der päpstlicherseits favorisierten Organisationsstruktur des Hospitals von S. Spirito in Sassia abzusetzen, folgte man immerhin in der Mitte des 15. Jahrhunderts am Erlöser-Krankenhaus dem Vorbild des Florentiner Hospitals S. Maria Nuova[162]. Noch in der frühen Neuzeit war das Sanitärwesen in Rom fest in der Hand von Bruderschaften (von denen es Ende des 16. Jahrhunderts 107 gab, die sich immer spezielleren Aufgaben zuwandten), während der päpstliche Stadtherr – insbesondere über die Gewährung von Privilegien – nur mäßig dirigierend eingriff[163].

Relativ frei von kurialer und kommunaler Bevormundung entwickelte sich dagegen eine Vielzahl von kleineren Hospizen, für die das Spital der Consolazione und das der Anima repräsentativ sind. Letztere war eine ›nationale‹ Gründung. Daß man sich das Europa im Mittelalter im wahrsten Sinne des Wortes ›in Bewegung‹ vorstellen muß, daß es geprägt war von einem steten Kommen und Gehen von Kaufleuten, Geistlichen, Söldnern, Pilgern und

lium personarum et dotum mulierum procedere et procedi facere«: RE, Statuti (wie Anm. 157), S. 205f. (III § 9), vgl. S. 79 (I § CXXII).

160 In diesem Zusammenhang sei nur auf das Mailänder und Florentiner Gegenbeispiel – mit ihren reichen Quellen – verwiesen: Angelo Francesco LA CAVA, Igiene e sanità negli statuti di Milano del sec. XIV, Mailand 1946 (Studi di storia della medicina, 3); BECKER, Aspects of Lay Piety (wie Anm. 19), S. 177ff.; HENDERSON, Piety and Charity (wie Anm. 155), S. 241–410. Vgl. allgemein auch André VAUCHEZ, Assistance et charité en Occident, XIIIe–XVe siècle, in: Vera BARBAGLI BAGNOLI (Hg.), Domanda e consumi. Livelli e strutture (nei secoli XIII–XVIII), Florenz 1978, S. 151–162; ALBINI, Città e ospedali nella Lombardia (wie Anm. 19); Ospedali e città 1997 (darin u. a. Charles M. DE LA RONCIÈRE, Città e ospedali: bilancio di un convegno, S. 255–272). Vgl. außerdem Gian Maria VARANINI, Per la storia delle istituzioni ospedaliere nella città della Terraferma veneta nel Quattrocento, in: ibid. S. 107–178, hier S. 120f., 131f.

161 Vgl. Andreas REHBERG, Die ältesten erhaltenen Stadtratsprotokolle Roms (1515–1526). 3 Teile, in: Quellen und Forschungen aus italienischen Archiven und Bibliotheken 80 (2000) S. 266–359; 81 (2001) S. 278–350; 82 (2002) S. 231–403, hier II, Nr. 152a und III *ad indicem* (Pest).

162 ESPOSITO, Gli ospedali romani (wie Anm. 3), S. 240.

163 Vgl. Paolo SIMONCELLI, Note sul sistema assistenziale a Roma nel XVI secolo, in: Timore e carita (Anm. 4), S. 137–156, bes. S. 143 (zur Zahl der Bruderschaften); Christopher F. BLACK, Italian Confraternities in the Sixteenth Century, Cambridge u.a. 1989, S. 190–196 (ital. Übersetzung: Le confraternite italiane del Cinquecento, Mailand 1992).

Handwerkern, ist mittlerweile eine allgemein akzeptierte Tatsache[164]. Bekannt sind die italienischen und hansischen Kaufmannskolonien[165]. In vielen Städten Europas gab es Handelskontore und von auswärtigen Handwerkern und Spezialisten[166] geprägte Straßenzüge[167]. Aber so unbestritten es ist, daß sich diese Gruppen oft bruderschaftlich organisierten und bedürftige Landsleute zu unterstützen bereit waren, so muß man doch feststellen, daß die (medizinische) Grundversorgung und Beherbergung der unbemittelten Fremden in Rom eine besondere Herausforderung waren. Diesen Aufgaben stellte sich dagegen beispielsweise die von deutschen Handwerkern getragene S. Barbara-Bruderschaft in Florenz nicht; anders verhielt es sich wiederum in Trient, das als wichtige Zwischenstation für den Handel über die Alpen und aufgrund der Nähe zum deutschen Sprachraum einen hohen deutschen Einwohneranteil besaß und viele Durchgangsreisende zu bewältigen hatte. Hier wurden Pilger und Wandergesellen auch von örtlichen deutschen Bruderschaften, zumal im Ospedale Alemanno, mitversorgt.[168] Die Gepflogenheiten hansischer und italienischer

[164] Aus einer breiten Literatur sei nur verwiesen auf die Sammelbände Unterwegssein im Spätmittelalter, hg. von Peter MORAW, Berlin 1985 (Zeitschrift für historische Forschung. Beiheft, 1); Simonetta CAVACIOCCHI (Hg.), Le migrazioni in Europa, sec. XIII–XVIII. Atti della »Venticinquesima Settimana di Studi«, 3–8 maggio 1993, Florenz 1994 (Istituto internazionale di storia economica »F. Datini«. Serie II, Atti delle »Settimane di studio« e altri Convegni 25) und Siegfried DE RACHEWILTZ, Josef RIEDMANN (Hg.), Kommunikation und Mobilität im Mittelalter. Begegnungen zwischen dem Süden und der Mitte Europas (11.–14. Jahrhundert), Sigmaringen 1995. Für Italien nun grundlegend: Uwe ISRAEL, Fremde aus dem Norden. Transalpine Zuwanderer im spätmittelalterlichen Italien, Tübingen 2005 (Bibliothek des Deutschen Historischen Instituts in Rom, 111).

[165] Vgl. Arnold ESCH, Viele Loyalitäten, eine Identiät. Italienische Kaufmannskolonien im spätmittelalterlichen Europa, in: Historische Zeitschrift 254 (1992) S. 581–608 sowie die Sammelbände Dentro la città (wie Anm. 150) und La città italiana (wie Anm. 150).

[166] Die Deutschen waren beispielsweise vor allem als Bäcker, Weber, Herbergswirte und Schuhmacher renommiert. Die klassische Studie für die Präsenz der Deutschen in Italien ist immer noch Alfred DOREN, Deutsche Handwerker und Handwerkerbruderschaften im mittelalterlichen Italien, Berlin 1903. Vgl. jetzt – wenn auch stark auf Rom bezogen – Knut SCHULZ, Deutsche Handwerker in Italien, in: Kommunikation und Mobilität 1995, S. 115–133.

[167] Vgl. als Beispiel Philip BRAUNSTEIN, Appunti per la storia di una minoranza: la popolazione tedesca di Venezia nel Medioevo, in: Rinaldo COMBA, Gabriella PICCINNI, Giuliano PINTO (Hg.), Strutture familiari, epidemie, migrazioni nell'Italia medievale. Atti del convegno internazionale problemi di storia demografica nell'Italia meridionale (Siena, 28–30 gennaio 1983), Neapel 1984 (Nuove ricerche di storia, 2), S. 511–517. Das Phänomen der Konzentration der deutschen Handwerker auf ganz bestimmte Berufsfelder hängt wohl auch mit dem um 1400 aufkommenden Gesellenwandern zusammen: SCHULZ, Deutsche Handwerkergruppen (wie Anm. 147), S. 21f.

[168] Die Weber aus den deutsch-flämischen Landen organisierten sich in Florenz erstmals in der Mitte des 14. Jahrhunderts in einer Bruderschaft, die 1446 vom Florentiner Stadtregiment offiziell anerkannt wurde: Mario BATTISTINI, La Confrérie de Sainte-Barbe des Flamands à Florence. Documents relatifs aux tisserands et aux tapissiers, Bruxelles 1931, S. 6ff.; Franco FRANCESCHI, I tedeschi e l'Arte della lana a Firenze fra Tre e Quattrocento,

Kaufleute in Brügge und Antwerpen[169] (aber man könnte auch an die anderen Stapelplätze der Hanse in London, Bergen und Nowgorod denken[170]) belegen, daß die Errichtung eines Hospitals nicht zu den Prioritäten der sich dort etablierenden landsmannschaftlichen Bruderschaften und ›Kolonien‹ gehörte[171]. Während die Italiener (wobei man natürlich zwischen Genuesen, Venezianern, Florentinern und Lucchesen zu unterscheiden hat!) im Norden – wohl auch wegen der höheren Sprachbarriere – nicht selten zur sozialen Abkapselung gegenüber der sie umgebenden städtischen Gesellschaft neigten[172], waren die (Nieder-)Deutschen in Flandern so gut integriert, daß ihnen der Gedanke, Hospitäler für eigene Landsleute zu stiften, wohl erst gar nicht gekommen sein mag, zumal das Gesundheitswesen in Städten wie Antwerpen schon fest unter kommunaler Aufsicht stand. Hier liegt nun das Besondere des Standortes Rom, der sich dadurch auszeichnete, daß er nicht nur ein ökonomisch interessantes Ziel von Händlern aus ganz Europa war (wie dies z.B. in Brügge oder Lyon der Fall war) und auch nicht nur – wie Santiago di Compostela – ausschließlich ein Pilgerzentrum. An den Tiber kam man meist mit mehreren Absichten! Hier lockten nicht nur die heiligen Stätten, sondern man konnte in Rom auch – denken wir nur an die vielen Möglichkeiten, die die Kurie bot –

in: Dentro la città (wie Anm. 150), S. 257–278. Vgl. zu Trient Serena LUZZI, Stranieri in città. Presenza tedesca e società urbana a Trento (secoli XV–XVIII), Bologna 2003 (Annali dell'Istituto storico italo-germanico in Trento. Monografie, 38), bes. S. 198, 211. Zu den Unterschieden von Stadt zu Stadt, die an dieser Stelle nicht vertieft werden können, vgl. jetzt ISRAEL, Fremde aus dem Norden (wie Anm. 164).

169 Renée RÖSSNER, Hansische Memoria in Flandern. Alltagsleben und Totengedenken der Osterlinge in Brügge und Antwerpen (13. bis 16. Jahrhundert), Frankfurt a. M. u.a. 2001 (Kieler Werkstücke, Reihe D: Beiträge zur europäischen Geschichte des späten Mittelalters, 15: Hansekaufleute in Brügge. Teil 5); ESCH, Viele Loyalitäten (wie Anm. 165).

170 Vgl. RÖSSNER, Hansische Memoria (wie Anm. 169), S. 226–232.

171 Vgl. Herman LELOUX, Kirche und Caritas im Leben der Genossenschaft des Deutschen Kaufmanns zu Brügge, in: Hansische Geschichtsblätter 91 (1973) S. 34–45 (S. 44 erwähnt nur eine Hospitalsgründung in Hoek bei Rotterdam). Es wäre lohnend, die Bestandsdauer der in der Regel sehr kleinen Hospitäler der landsmannschaftlichen (Handwerks) Bruderschaften im einzelnen zu überprüfen und zu vergleichen. So ging die Bruderschaft der deutschen Schuster in Florenz, die Mitte des 15. Jahrhunderts ein Hospital besaß, 1502 mit zuletzt nur noch drei deutschen Mitgliedern in der Bruderschaft ihrer italienischen Kollegen auf: FRANCESCHI, I tedeschi e l'Arte della lana 1993, S. 260.

172 ESCH, Viele Loyalitäten 1992, S. 590ff.; Giovanna PETTI BALBI, Mercanti e nationes nelle Fiandre: i genovesi in età bassomedievale, Pisa 1996 (Piccola biblioteca GISEM 7); RÖSSNER, Hansische Memoria (wie Anm. 169), S. 249–253 (auch mit Nachweisen für Integrationsbemühungen). Vgl. zur Präsenz anderer Volksgruppen (Spanier, Portugiesen, Engländer etc.) in Brügge und Antwerpen ibid. S. 243–248. Umgekehrt spielten die Fremden als Träger von Hospitälern in Genua offenbar keine Rolle: vgl. Carlo MARCHESANI, Giorgio SPERATI, Ospedali genovesi nel medioevo, Atti della Società Ligure di Storia Patria, n.s. 21, fasc. 1 (1981) (gesamter Bd.).

›Geschäfte‹ und Karriere machen[173]. Jüngst hat man darauf hingewiesen, daß viele, die als Pilger nach Rom gekommen waren, aus religiösen Motiven in der Stadt blieben[174]; aber oft dürften auch ganz humane Gründe eine Rolle gespielt haben (man kann dabei mit den Vorteilen des Klimas beginnen). Andere fanden eine wirtschaftliche Nische und praktizierten ihr angestammtes Handwerk. Der karitative Auftrag war in Rom aber auch deswegen so ausgeprägt, da hier nicht Kaufleute und Transitreisende, sondern Kleriker[175] die einflußreichsten Förderer der ›nationalen‹ Gemeinden waren und der Ansturm von Pilgern zumal zu den Heiligen Jahren so groß war, daß eine Lösung unabdingbar war. Ganz unberücksichtigt muß vorerst die Frage bleiben, wie viele Pilger und Reisende tatsächlich bei ihren Landsleuten oder bei den anderen größeren, besser ausgestatteten Krankenhäusern der Stadt unterkamen[176]. Ein Monopol bestand nicht und war auch niemals intendiert, da es die Strukturen der kleinen Hospize für die Auswärtigen überfordert hätte. Wenn selbst in Florenz (einer wichtigen Reiseetappe auf dem Weg an den Tiber) während des Jubeljahres 1450 die Präsenz von Fremden in den Krankenhäusern anstieg[177], kann man ermessen, welchen Ansturm die Stadt Rom zu verkraften hatte. Und es ist be-

[173] Für die Vielfalt der Motive, die die Menschen nach Rom führte und die hier nur angedeutet werden kann, vgl. Michael MATHEUS, Fremde im Rom des Mittelalters und der Renaissance, in: Fremdsein – Historische Erfahrungen, Essen 1995(Essener Unikate 6/7), S. 43–52 (mit weiterer Literatur) und Arnold ESCH, Deutsche im Rom der Renaissance: Indizien für Verweildauer, Fluktuation, Kontakte zur alten Heimat, in: Brigitte FLUG, Michael MATHEUS, Andreas REHBERG (Hg.), Kurie und Region. Festschrift für Brigide Schwarz zum 65. Geburtstag, Stuttgart 2005 (Geschichtliche Landeskunde, 59), S. 273–287 (jeweils mit weiterer Literatur).

[174] Vgl. Anm. 116.

[175] Vgl. zum hohen Anteil der Kurialen und Kleriker an den einflußreichen Fremden in Rom Pierre HURTUBISE, La présence des »étrangers« à la cour de Rome dans la première moitié du XVIe siècle, in: Forestieri e stranieri nelle città basso-medievali, Atti del seminario internazionale di studio, Bagno a Ripoli (Firenze, 4–8 giugno 1984), Florenz 1988 (Quaderni di storia urbana e rurale, 9), S. 57–80. Auf die durch die Kurie bedingte besondere Rolle Roms für die in Italien operierenden deutschen Handwerker hat schon Knut SCHULZ, Deutsche Handwerkergruppen (wie Anm. 147), S. 3–22, bes. S. 19 (mit weiterer Literatur zu anderen Städten) hingewiesen.

[176] Für das Florentiner Hospital S. Matteo hat Lucia SANDRI, Stranieri e forestieri nella Firenze del Quattrocento attraverso i libri di ricordi e di entrata e uscita degli ospedali cittadini, in: Forestieri e stranieri (wie Anm. 175), S. 149–161 festgestellt, daß von den 1276 in den Jahren von 1413 bis 1456 im Hospital Verstorbenen 18 % von jenseits der Alpen stammten (davon waren 40 % Deutsche, 16 % Franzosen, 5,3 % Flamen etc.). Zum Pilgerwesen im Mittelalter gibt es eine kaum noch zu überblickende Literatur: vgl. hier nur Klaus HERBERS (Hg.), Stadt und Pilger. Soziale Gemeinschaften und Heiligenkult, Tübingen 1999 (Jakobus-Studien 10); Michael MATHEUS (Hg.), Pilger und Wallfahrtsstätten in Mittelalter und Neuzeit, Stuttgart 1999 (Mainzer Vorträge, 4) und Luisa D'ARIENZO, (Hg.), Gli Anni Santi nella Storia. Atti del convegno internazionale di studi (Cagliari 16–19 ottobre 1999), Cagliari 2000.

[177] SANDRI, Stranieri e forestieri (wie Anm. 176), S. 152.

zeichnend für den konservativen Zug im Gesundheitswesen im päpstlichen Rom selbst des 16. Jahrhunderts, daß man noch im Vorfeld des Heiligen Jahres 1550 die Gründung neuer Hospize für Pilger der Initiative einzelner Gruppen frommer Menschen überließ und noch nicht als allgemeine ›öffentliche‹ Aufgabe begriff[178].

[178] SIMONCELLI, Note sul sistema (wie Anm. 4), S. 143.

Andreas Meyer

Das Proprium des spätmittelalterlichen und frühneuzeitlichen Hospitals

Zusammenfassung

Was waren die Erwartungen? Die Tagung hatte sich ausdrücklich nicht das Ziel gesetzt, nach dem Gemeinsamen der einzelnen Hospitäler zu suchen, sondern zunächst einmal ihre Heterogenität wahrzunehmen und ihre institutionelle Vielfalt zu erforschen[1]. Das hieß fürs erste, sich auf eine Vielzahl von Themen einzulassen, die von der inneren Verfassung der Hospitäler, von den für sie respektive in ihnen geltenden Normen über die Finanzierung ihrer Wohltätigkeit und über ihr soziales Leben, wie es sich etwa in der *memoria* ausdrückt, bis hin zu ernährungsgeschichtlichen und medizinhistorischen Fragen reicht. Dabei leitete uns die Erkenntnis, daß es das mittelalterliche Hospital nicht gab, sondern daß jede einzelne Einrichtung, jeder Hospitalverbund viele unterschiedliche institutionelle Details in unterschiedlichem Ausmaße aufweist. Somit ist jedes konkrete Hospital vorerst einmal von einzigartiger Beschaffenheit, gleichsam ein Spiegel der Welt, die es umgibt. Diese Individualität galt es zu beachten, obwohl sie den Vergleich erheblich erschwert. Dennoch erschien eine Gegenüberstellung deutscher, französischer und italienischer Hospitäler als wünschenswert, nicht zuletzt, weil die Forschung, wie weiter oben einleitend dargestellt, in den genannten Ländern bereits seit langem in besonderem Maße aktiv ist. Das Kolloquium strebte also ganz bescheiden das Ziel an, die durch unterschiedliche methodische Ansätze und unterschiedliche Quellen gewonnenen Ergebnisse jüngerer Forscher einander gegenüberzustellen.

Was hat die Tagung erbracht? Es mag erstaunen, daß gerade an dieser Stelle als Quintessenz eines intensiven Arbeitstages der Versuch gewagt wird, das Proprium, das Eigene, das Wesenstypische des spätmittelalterlichen Hospitals vor allem in seiner Abgrenzung gegenüber anderen Einrichtungen zu skizzieren. Dieses Vorhaben erscheint mir aber als durchaus sinnvoll. Denn die Alternative wäre gewesen, die oben präsentierte Flut von Detailinformationen zu

[1] Gisela Drossbach, Hopitaux en France, en Allemagne et en Italie. Une histoire comparée (Moyen Âge et Temps Modernes) – Hospitäler in Frankreich, Deutschland und Italien. Eine vergleichende Geschichte (Mittelalter und Neuzeit), in: Zeitschrift der Savigny-Stiftung für Rechtsgeschichte 121, Kanonistische Abt. 90 (2004) S. 638–641.

bündeln und zu kategorisieren. Doch wie sollte dies angesichts von unterschiedlichen Quellenbeständen, unterschiedlichen Strukturen, unterschiedlichen politischen, sozialen und wirtschaftlichen Wirklichkeiten geschehen, die zudem alle dem allgemeinen historischen Wandel, dem ›Zeitgeist‹ des Spätmittelalters und der beginnenden Moderne, unterworfen waren? Außerdem ist die Auswahl der vorgestellten Objekte weder hinreichend noch zwingend noch repräsentativ, was meines Erachtens ein solches Unterfangen noch arbiträrer gemacht hätte. Ich bin mir durchaus bewußt, daß ich im Folgenden meinen ganz persönlichen Ertrag beschreibe – andere Teilnehmer haben gewiß anderes von der Tagung mit nach Hause genommen.

Ausgehend von der an sich banalen Feststellung, daß das Hospital eine Institution zwischen Erde und Himmel, zwischen Laien und Kirche oder, besser gesagt, Kloster war, dennoch beiden die mittelalterliche Welt so sehr prägenden Lebenskreisen in erheblichem, aber von Institution zu Institution variierendem Maße angehörte, verstehe ich das Hospital im Wesentlichen funktional.

Welche Elemente also gehören den beiden Lebenswelten an? Das Vorbild für den meist einschiffigen Hallenbau des spätmittelalterlichen Spitals stammt zweifellos aus der kirchlich-monastischen Welt. Der frühe städtische Spitalbau, der durchaus auch einen Kreuzgang und weitere Gebäude umfassen konnte, orientierte sich an den eher schmucklosen Bauten der frühen Bettelordenskirchen. Der Krankensaal gleicht architektonisch einer Kirche, worauf auch der an prominenter Stelle errichtete Altar hinweist, und nimmt – mindestens aus heutiger Sicht – zunächst auf seinen eigentlichen Verwendungszweck kaum Rücksicht. Ist der Krankensaal verziert, folgt sein Schmuck ebenfalls einem kirchlichen Vorbild, wobei der thematische Schwerpunkt des Bildprogramms interessanterweise häufig bei den sogenannt letzten Dingen liegt. Besonders beliebt scheinen Bilder des Jüngsten Gerichts gewesen zu sein, das unmittelbar an die Endlichkeit des menschlichen Daseins erinnert. Die erbauliche Ermahnung an die zeitliche Beschränktheit unserer Existenz auf Erden (oder unserer Anwesenheit im Spital) übte auf die Verantwortlichen offenbar eine besonders große Faszination aus. Während die *memoria* als Aufgabe eher dem monastischen Lebenskreis zuzuordnen ist, oblag die *caritas* zweifellos auch jedem Laien. Doch wesentlich ist, daß *memoria* und *caritas* das Hospital gemeinsam prägten, wie mehrfach gezeigt wurde. Zudem machte sich die ›Welt‹ im Laufe der Zeit im Hospital – früher und stärker als in anderen kirchlichen Institutionen – durch eine immer intensiver werdende politische und administrative Kontrolle bemerkbar.

Das Spital unterscheidet sich prinzipiell sowohl von monastischen wie auch von laikalen Institutionen darin, daß es im Gegensatz zu beiden gleichzeitig zwei Gemeinschaften mit je eigenen Interessen und Bedürfnissen in sich beherbergt, nämlich die Gemeinschaft des ›Personals‹ und jene der ›Insassen‹, die aber untrennbar miteinander verbunden, ja sogar grundsätzlich aufeinander angewiesen waren. Denn die eine konnte ohne die andere im Spital nicht existieren. Dieses Merkmal dürfte für alle Hospitäler in variablem Maße gegolten haben – mit Ausnahme vielleicht der Häuser für Sondersiechen, was sich aber medizinhistorisch erklären läßt. Die beiden Gruppen innerhalb des Spitals unterscheiden sich vor allem bezüglich der Dauer ihrer jeweiligen Anwesenheit in der Einrichtung. Das Personal gehörte vom Zeitpunkt des freiwilligen Beitritts an idealerweise unwiderruflich zum Hospital. Die Insassen hingegen, seien es nun Waisen, Verletzte, chronisch Kranke, Alte oder Pilger, verbrachten nur einen bestimmten, vom Zweck des Spitals definierten Zeitabschnitt ihres Lebens darin. Die Insassen gehörten dem Hospital also nur für einen begrenzten Zeitraum an, weshalb sich auch ihre Rechtsstellung von jener des Personals unterscheidet.

Das Personal des Spitals könnte man als das Subjekt der *caritas* bezeichnen. Es unterscheidet sich von den Laien, aber auch von den Insassen durch seine Tracht, deren schlichte Gestaltung die individuelle Armut ausdrückt und sich oft an den damals führenden religiösen Bewegungen orientierte. Die ›corporate identity‹ des Personals, um dieses hier durchaus passende Modewort zu verwenden, drückte sich gelegentlich auch in einem Abzeichen aus, etwa dem *Tau* von Altopascio oder der Leiter von Santa Maria della Scala. Diese Zeichen wiederum schieden ihre Träger deutlich von der restlichen Welt und machten sie überall als Angehörige des Hospitals erkennbar. Weitere monastische Elemente finden sich im Gelübde auf Armut, Gehorsam und Keuschheit, die der traditionellen Trias für kirchliche Gemeinschaften entsprechen, sowie in den Geboten, täglich am Gottesdienst teilzunehmen und regelmäßig zu beichten. Schließlich stammen auch der gemeinsame Eß- und Schlafsaal aus der klösterlichen Kultur. Das Gehorsamkeitsgelübde hatte bei Verstößen und Ungehorsam Strafen zur Folge. Das Spital unterschied sich jedoch vom Kloster, weil es keine absolute Klausur kannte, sondern seinem Personal tagsüber Freigang erlaubte und es meistens nur in der Nacht einschloß. Wer immer wieder hartnäckig gegen die Regeln verstieß, dem drohte im Extremfall der Ausschluß aus der Gemeinschaft. Er wurde aber nicht eingekerkert, wie wir es bei ungehorsamen Mönchen und Nonnen kennen. Zu guter Letzt manifestierte sich der Gottesdienst im Hospital als Hinwendung zum Mitmenschen und nicht als Weltflucht in Gebet und Andacht. In den Nutznießern des Spitals erkannte man Christus. Dem Herrn diente man, indem man den Bedürftigen half. Die Regeln und Statuten des Spitals sowie das Gelöbnis ließen für das Personal einen gegenüber der Laienwelt privilegierten Raum entstehen, was sich möglicherweise motivierend auf den Beitritt zur Gemeinschaft ausgewirkt hatte. Die tägliche Arbeit bestand fortan im Dienst am anderen. Der Verzicht auf persönliches Gewinnstreben fand im »ewigen Lohn« seinen Ersatz.

Die Insassen des Hospitals ihrerseits waren die Objekte der *caritas*. Ganz allgemein gesprochen bildeten sozial oder ökonomisch Benachteiligte oder

Bedürftige die Zielgruppe des Hospitals. Ihnen kamen die Werke der Barmherzigkeit zugute, welche das Spitalpersonal täglich erbrachte. Daher funktionierte das Hospital genauso gut als Haus für Findelkinder wie für Leprosen, als Herberge für Heimatlose und Reisende wie als Pflegeanstalt für Verletzte, chronisch Kranke oder Alte. Natürlich waren auch die Insassen gewissen Vorschriften unterworfen, doch war die sie betreffende Regelungsdichte weit geringer. Meistens waren sie auch weniger privilegiert als das Personal.

Auch wenn der Hauptzweck des Hospitals die gelebte *caritas* war, so erschöpfte er sich nicht darin. Die beiden Gemeinschaften des Personals und der Insassen bildeten Tag für Tag nicht nur eine Gebets- und eine Gedächtnisvereinigung, sondern eben auch eine Gemeinschaft von Lebenden und Toten, weshalb oft ein Friedhof zum Hospital gehörte.

Schließlich war das Hospital ein Hort der medizinischen Versorgung, zunächst einmal auf der Basis der Volksheilkunde, später aber immer stärker auch unter Einbeziehung der akademischen Medizin. Die dem Hospital obliegende *cura corporis et animae* verbindet daher formelhaft die beiden Pole Welt und Kirche, zwischen denen sich das Hospital befand: in der Welt wurzelten Schutz, Ernährung und medizinische Pflege (*cura corporis*), in der Kirche die Seelsorge (*cura animae*).

Was wäre noch wünschenswert? Ohne Zweifel die weitere Erschließung und Auswertung von bislang unberücksichtigten Quellen auf der Ebene der einzelnen Hospitäler. Dabei sollten aber die Quellen nicht vergessen werden, die wie etwa Ratsprotokolle oder Notarsregister Hospitäler nur indirekt betreffen, denn auch sie sind im Einzelfall äußerst fruchtbar.

Auf der Ebene der mehr hospitalbezogenen Quellen drängt sich bei den Ordnungen oder Statuten eine vergleichende Analyse auf, wobei man meines Erachtens dabei ›Einhaushospitäler‹ und ›Mehrhaushospitäler‹ gesondert betrachten müßte. Die Statuten der ordensähnlichen Hospitalverbünde (Santo Spirito in Sassia, Altopascio, Antoniter und ähnliche) wären außerdem hinsichtlich ihres Vorbildes und ihrer gegenseitigen Abhängigkeit genauer zu untersuchen. Einhaushospitäler unterscheiden sich wiederum bezüglich ihrer Stifter und des Zeitpunktes ihrer Stiftung so sehr, daß möglicherweise das Gemeinsame im Unterschiedlichen untergeht. Zudem sollte dabei die Problematik des mittelalterlichen Stiftungsrechtes nicht vergessen werden. Weiter ist daran zu denken, daß in den Hospitälern die Regelungsdichte mit der Dauer der Existenz der Einrichtung enorm ansteigt.

Brauchen wir eine Bestandsaufnahme aller abendländischen Hospitäler mit anschließender Auswertung hinsichtlich Stifter, Entstehungszeit, Finanzierung und Funktion? – Für einen abendländischen Hospitälerkatalog, der knapp und präzise über die Geschichte der einzelnen Institutionen informiert, könnte ich mich durchaus begeistern. Denn als Forscher begegnet man den Hospitälern wegen ihren vielfältigen Funktionen in vielen Zusammenhängen und oft wüßte man gerne mehr über diese Einrichtungen. Dennoch erscheinen mir persönlich die individuellen Züge der einzelnen Institutionen als zu gewichtig, als zu prägend, als daß sich das Fernziel einer »Histoire totale des hôpitaux« unmittelbar aufdrängt.

VERZEICHNIS
DER AUTORINNEN UND AUTOREN

Priv-doz. Dr. Gisela DROSSBACH
Ludwig-Maximilians-Universität München/Technische Universität Dresden

Dr. Beate Sophie FLECK, Bistumsarchiv Münster

Priv-doz. Dr. Thomas FRANK, Freie Universität Berlin

Dr. John HENDERSON, Birkbeck University of London

Dr. Christine JÉHANNO, Université du Littoral, Boulogne-sur-Mer

Priv-doz. Dr. Brigitte KURMANN-SCHWARZ, Universität Zürich

Prof. Dr. Andreas MEYER, Philipps-Universität Marburg

Prof. Dr. Werner PARAVICINI, Deutsches Historisches Institut Paris

Dr. Andreas REHBERG, Deutsches Historisches Institut Rom

Prof. Dr. François-Olivier TOUATI, Université Paris XII

Bei Fragen zur Produktsicherheit wenden Sie sich bitte an:
If you have any questions regarding product safety,
please contact:

Walter de Gruyter GmbH
Genthiner Straße 13
10785 Berlin
productsafety@degruyterbrill.com